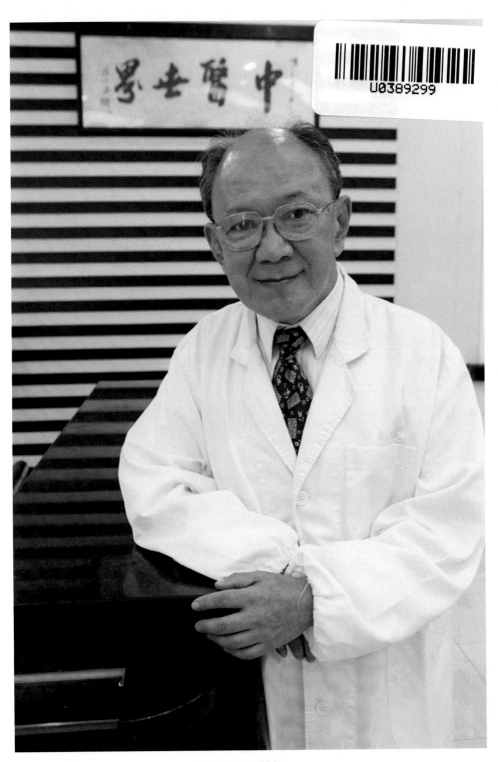

石印玉教授

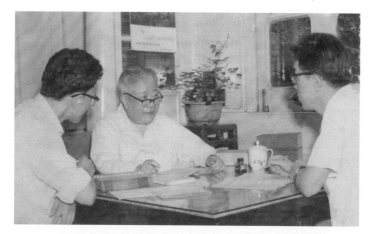

石印玉教授和父亲石幼山先生一起探讨诊治心得

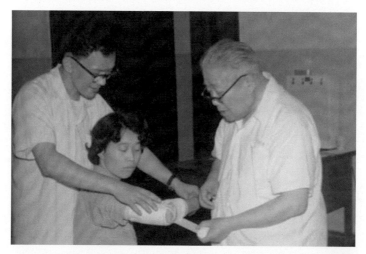

石印玉教授和父亲石幼山先生一起诊治患者

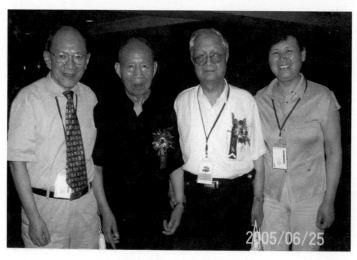

石印玉教授与全国骨伤同道

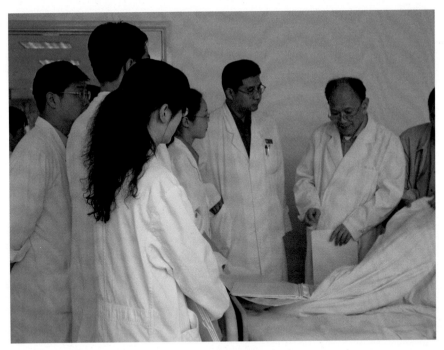

石印玉教授查房

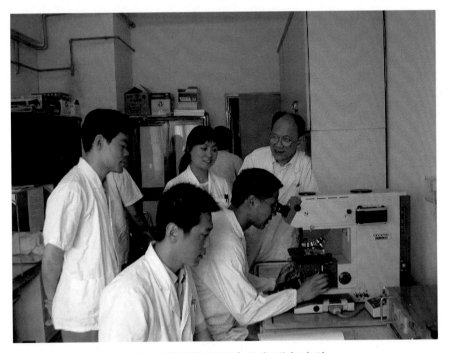

石印玉教授指导研究生们进行实验

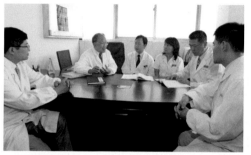

石印玉教授和学生们一起讨论读书心得

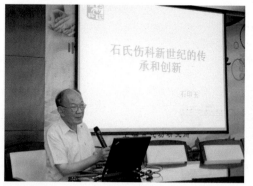

石印玉教授讲课

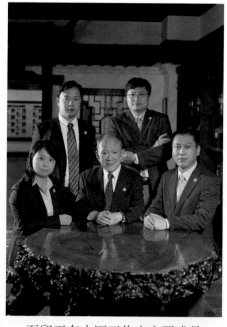

石印玉名中医工作室主要成员

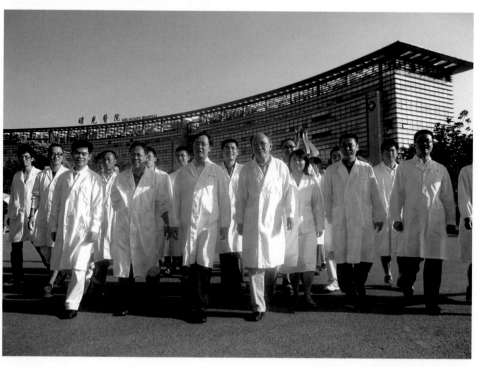

上海中医药大学附属曙光医院骨伤科团队

海派中医伤科系列丛书

石氏伤科石印玉临证经验集萃

石 瑛 詹红生 主编

科学出版社
北京

内 容 简 介

本书介绍了海派中医流派——"石氏伤科"代表性传承人石印玉教授的临证经验，其中，从整体观、气血、筋骨、筋伤、痿痹、经络、方药、针灸、手法导引、经典等方面阐述了石印玉教授的治伤理论特色，列举了石印玉教授在颈臂痛、腰腿痛、骨关节病、骨质疏松症、强直性脊柱炎、股骨头缺血坏死、颅脑损伤等骨伤科常见疾病方面的治伤经验，并收录了石印玉教授的常用方药和文选精萃。

本书内容翔实、经验实用、治疗方案效果显著，适合广大骨伤、针灸、推拿医师及中医爱好者阅读。

图书在版编目(CIP)数据

石氏伤科石印玉临证经验集萃 / 石瑛，詹红生主编.
—北京：科学出版社，2019.1
（海派中医伤科系列丛书）
ISBN 978 - 7 - 03 - 058276 - 8

Ⅰ.①石…　Ⅱ.①石…②詹…　Ⅲ.①中医伤科学－中医临床－经验－中国－现代　Ⅳ.①R274

中国版本图书馆 CIP 数据核字(2018)第 158973 号

责任编辑：潘志坚 / 责任校对：谭宏宇
责任印制：黄晓鸣 / 封面设计：殷　靓

科学出版社 出版
北京东黄城根北街 16 号
邮政编码：100717
http://www.sciencep.com
南京展望文化发展有限公司排版
广东虎彩云印刷有限公司印刷
科学出版社发行　各地新华书店经销

*

2019 年 1 月第　一　版　开本：B5(720×1000)
2025 年 1 月第十二次印刷　印张：12　插页：2
字数：242 000

定价：60.00 元
（如有印装质量问题，我社负责调换）

《石氏伤科石印玉临证经验集萃》
编辑委员会

前　言

　　石印玉教授出身在伤科世家,幼承庭训,耳濡目染,对伤筋断骨的治疗有一定的感性认识。20世纪70年代,由大学安排师从石幼山先生,学习伤科有关理论知识。在石氏伤科实践的过程中,石印玉教授全面收集了石筱山、石幼山先生一代的文稿、讲稿、医案、方药笔记等材料,并对石氏伤科的发展轨迹、理论要点、手法规范、经效验方、临床医案等作了系统的整理。石印玉教授注重读书学习,在工作早期,他通过当时能找到的医学杂志中与伤科、骨科有关的文章来学习相关知识。其后,他一直关注与临床有关的基础知识进展,并广泛地向各种有实践经验的人学习,将基础知识和实践经验谨慎地运用到自己的临床诊疗中,积累经验。

　　近20年,骨伤科患者的特点是中老年为主,夹杂病多,且多以影像学检查结果作为诊断依据。石印玉教授认为,多数情况下影像学改变只能说明该部位生理性退变,未必是产生症状的原因,医生在诊断时要同时了解患者的全身情况及局部改变,不要只注意影像学上的"病",而要充分全面了解"人"。"治伤先识人"的整体观贯穿于石印玉教授整个临床诊疗过程中。在他的带领下,石氏伤科形成了一个富有创新精神、充满凝聚力的学术团队。

　　为了继承与弘扬石印玉教授的临证学术经验,我们系统地回顾和整理了石印玉教授多年来有关临床、教学和科研等方面的文稿、讲稿和笔记,并以此为基础编著成书。全书分为石印玉教授治伤理论特色、经验撮要、常用方药及文选精萃。由于时间仓促,加之学生水平有限,文中不当之处敬请赐教。

石印玉名中医工作室

2018年9月

石印玉教授简介

石印玉,男,1942年11月出生,江苏无锡人。上海中医药大学附属曙光医院(以下简称"我院")骨伤科主任医师,终身教授。我国著名骨伤流派"石氏伤科"代表性传承人,也是我国著名的中医骨伤科专家。1964年,石印玉教授自上海中医学院毕业后一直工作在中医药临床、教学、科研第一线,以"中医药防治骨关节病损"而享誉海内外,并积极致力于推动中医骨伤科学的传承与发展。

曾任中华中医药学会骨伤科专业委员会副会长、中华中医药学会常务理事、上海市中医药学会骨伤科分会主任委员、上海市中西医结合学会骨伤科分会副主任委员、上海市医学会骨质疏松专业委员会委员、国家新药审批委员会委员、国家自然科学基金评审专家等职。

一、传承发扬,立足临床显奇效

石印玉教授自工作以来,一直在门诊、急诊、病房的第一线。如今尽管年逾古稀,仍然坚持开设普通门诊和特需门诊,诊室常常人满为患。石印玉教授常常把一些老年患者和生活条件困难的患者约到普通门诊,解决患者的挂号困难,也减少了生活条件困难患者的经济负担,并以良好疗效彰显石氏伤科的传统声誉。

石印玉教授家学渊源,学生时期就定时为父亲石幼山先生侍诊抄方,工作后经主管部门安排正式作为继承老中医经验的学员跟随石幼山先生学习经典。石印玉教授凭借扎实的理论与临床功底,在二十世纪九十年代整理编撰《石筱山、石幼山治伤经验及验方选》,该书被学界视为"石氏伤科"理论研究的里程碑,并获得国家中医药管理局中医药基础研究三等奖。

石印玉教授平时一直关注临床基础知识的进展,进行各种实践经验的积累。尤其是二十世纪八十年代中期起,大众出现了以筋骨痹痛为主要表现的颈、腰、肩、髋、膝退行性疾病。他提出了"治伤识人、以气为主、以血为先、复元图本;顾及兼邪、注重痰湿、内外并重、整体调治"的学术理论,并结合石氏伤科的药物、手法、针刺、练功等各种治疗方法,进行针对性的相关临床探索、研究和总结。例如,通过广泛收集文献作出归纳分析后改进的"膝骨关节炎针刺和错缝手法技术"临床疗效显著,成为科室的特色技术,并被纳入国家中医药管理局颁布的诊疗常规中。

二、开拓创新，勇攀学术新高峰

石印玉教授以常见老年性骨关节疾病作为研究攻关重点，研究老年性骨关节疾病的生物学基础及中医药作用的机制，其牵头组建的课题组先后获得国家863项目、国家"九五"攻关课题、国家自然科学基金项目等研究项目资助。以开展骨质疏松症临床和实验研究为例，石印玉教授系统地研究了骨质疏松症的中药治疗，研制成上市新药"芪骨胶囊"，获得了上海市卫生局临床医学成果奖三等奖、上海市科委科技进步三等奖等奖励。研究成果之一"补肾中药综合改善骨骼质量作用优势的新认识"获得了教育部科技进步奖自然科学一等奖。由于石印玉教授十几年从临床与基础研究两方面对中医药防治原发性骨质疏松症所做的工作，其在2005年的国际骨质疏松大会上被授予学科成就奖。中华医学会老年分会骨质疏松委员会颁发其"终身成就奖"。

石印玉教授针对膝骨关节炎为代表的退行性关节病，制成新药"芍药舒筋片"，目前已进入三期临床试验，前期相关研究成果获得了国家中医药管理局中医药基础研究三等奖、上海市科技进步三等奖、上海市卫生局中医科技进步一等奖。

三、老骥伏枥，教书育人不言歇

对中医药学的热爱，让石印玉教授仍然活跃在教学的第一线。从教50余年来，以身为范、精心施教、桃李芬芳。1989年起担任研究生导师，共培养博士16名、硕士24名、博士后2名，以及其他各类人才培育计划11名。如今，他仍然承担本科生、研究生的授课任务，培养出一大批优秀的中医药人才，包括上海市名中医、国务院政府特殊津贴专家、全国百名杰出青年中医、全国首批优秀中医临床人才、中华中医药科技之星、中国中医药十大杰出青年、教育部新世纪优秀人才、上海领军人才、上海市中医领军人才、上海市优秀学科带头人、上海市曙光学者、霍英东教育基金会高等院校青年教师奖、上海市"银蛇奖"获得者等。石印玉教授主编的《中西医结合骨伤科学》等规划教材，被全国各大中医药高校引为中医骨伤科学教学的重要教材；作为国家级和市级老中医药专家学术经验继承工作指导老师，石印玉教授不囿门户，对学生知无不言，以家传医学技术倾囊相授。正是由于石印玉教授对中医骨伤科事业的执着，对中医药的学术传承做出的卓越贡献，中华中医药学会授予石印玉教授首届"全国骨伤名师"的称号。

目　　录

第一章　石印玉治伤理论特色

第一节　整体观——筋骨并重、兼及全身

人是有机的整体。构成人体的各脏腑、器官、经络在结构上不可分割，在功能上相互协调、互为补充，在病理上相互影响。人体与自然界也是密不可分的，自然界的变化随时影响着人体，人类在能动地适应自然和改造自然的过程中维持着正常的生命活动。这种机体自身的整体性和内外环境的统一性的思想即整体观念。整体观念是中国古代唯物论和辩证思想在中医学中的体现，它贯穿了中医学的生理、病理、诊法、辨证和治疗等各个方面。

骨伤科的损伤疾病中很大一部分是伤筋动骨。《黄帝内经》曰："有诸内必形诸于外。"可见在外损的同时还应认识到有内伤的存在。例如，从高处坠下导致脊柱压缩性骨折的患者，往往会伴有腹胀、便秘等相应节段内脏的症状。中医伤科认为这不仅是一个外伤骨折，还伴有脏腑受损、气滞血瘀的内伤存在。这与现代医学认为创伤可引起心血管、肺、肾、脑等重要器官的功能变化，严重创伤可引起多系统、多脏器的功能衰竭相一致。

石氏伤科在诊治疾病的过程中也非常注重整体观念，提倡"十三科一理贯之"的理念，十分推崇陆师道在《正体类要》序文中指出的"肢体损于外，则气血伤于内，营卫有所不贯，脏腑由之不和"。石印玉教授也重视从整体上辨证，"治伤先识人"。石筱山先生和石幼山先生都有治老人骨折"先理其虚，待虚损得复，始攻其瘀"的经典案例，而不是按通常所说的三期治疗，先攻、继和、后补。即使是损伤积瘀，见诸肿胀、疼痛、瘀斑等瘀实症状，整体自然是"虚"，而且瘀积越重，虚亦越甚。只是在急性损伤早期，瘀积的征象为主，掩盖了虚损，待瘀去则虚象毕现。明代大医家薛己就说过："余治百余人，其杖后血气不虚者，惟此一人耳。"虽非绝无，亦只仅有。因此三期治法中，后期是补，无虚不补，即要补必有虚。瘀既得去，虚象渐现，唯补为要，这也是全身整体观的体现。结合现代骨伤科诊治病种，以骨与关节退行性疾病为主体，石印玉教授认为现在的患病人群以中老年为主，往往有多系统疾病同时存在，辨证必须综合其所有全身表现，全身与骨伤病兼顾，用八纲辨证框定属虚属实、属寒属热、属阴属阳。而虚实夹杂、寒热并存又是当代病情、病证的特点。

另外，以往骨伤科就诊患者多为体力劳动者，由劳动损伤、感受风寒湿邪交杂

而为病。因此,传统应用的活血固腰药,如当归、红花、川续断、狗脊,以及相关的祛风药,如羌活、独活等,多属性温之品。而如今患者以办公室人员居多,多为持续保持于某个体位,又少运动锻炼造成的筋骨劳损,与以往患者不同。此外,因工作紧张、压力重重、心绪操劳,一方面劳损瘀阻,日久而郁,瘀郁而化热;另一方面,生活工作压力易致内火偏旺。相当数量的患者既表现出石筱山、石幼山先生提及的劳伤元气虚弱征象,又有瘀热内伤阴分的表现。其疼痛特点,一是每于卧床休息后、晨间起床时疼痛最重,活动后减轻;二是临床体格检查时有浅表、广泛、敏锐的压痛。亦可问及阴虚内热症状,如口干欲饮、饮而不多、尿色偏深、大便干结等,且舌质多偏红,脉见数。如此症状、征象,内服宜入清热养阴之药物。

此外,石氏伤科还注重对"兼邪"的治疗。石氏认为:"凡非本病,其发生不论先后,而有一个时期与本病同时存在的,都叫兼邪。"如劳力受寒,劳力内伤气血为本病,外感寒邪为兼邪。又如腰痛,外伤、伤肾、风寒湿等都可引起,其中外伤腰痛是本病,若与本病在某一时期同时并存,则伤肾、风寒湿均谓兼邪。对于这类病例须"审症辨因"正确施治,才能有效。损伤的患者,外受风寒暑湿,内有七情六欲,且体质有虚羸壮实之异。一旦受损除了损伤局部见有肿胀、瘀斑、畸形等诸症状外,尚有身热、口渴、纳呆、便秘等症,石筱山先生和石幼山先生往往把这些凡因损伤而出现的一切症状都称兼症。此外,或损伤时有恼怒惊恐等情志变化,或损伤后感受风寒,则又有一番相关症候,更多见的于损伤后气血失和,易致风寒湿邪外袭,或因气血不和,痰湿内生阻络。这些情况,必须辨证施治,否则,若独以损伤为治,恐难得功效。《医宗金鉴·正骨心法要旨》"内治杂证法"中也专论"挟表",辨形气虚实而分立处方。

石印玉教授提出,兼邪就本着重从患者的全身情况入手,辨证求因而治。"损伤变证"也属兼邪。损伤变证是指因损伤而起,期间变生他证。并且此"证"非个别的症状,而是病症,如伤后结毒就不仅是郁瘀化热,结毒由损伤起因,却与损伤并存之病症。且损伤气血属气闭窍凝之类,易积痰为患。《医碥》中认为痰"积久聚多,随脾胃之气以泛,则流溢于胃肠之外、躯壳之中,经络为之窒塞,皮肉为之麻木,甚至结成窠囊,牢不可破,其患固不一矣。"《本草纲目》云:"痰涎之为物,随气升降,无处不到……入于经络则麻痹疼痛,入于筋骨则头项胸背腰痛,手足牵引隐痛。即为其症。"

石氏认为"痰"之现象,由于气血不和,运行不畅,导致气血壅滞,津液凝积,进而聚积成痰。痰之生成,一方面涉及外感内伤各个方面,是遭受多种致病因素所形成的病理产物;但另一方面,当因痰导致某一病证之后,则痰已成为直接发病之因,每与原始病因或其他同期病理产物合邪而致病。故在疑难杂症辨治中,必须分别考虑痰的先后双重因素作为辨治根本。不论任何病变,凡表现有"痰"的特异性证候的,俱可根据异病同治的精神而从痰论治。沈金鳌在《杂病源流犀烛·湿》中曰:"以故人之初生,以到临死皆有痰,皆生于脾,而其为物,则流通不测,故其为害,上到巅顶,下到涌泉,随气升降,周身内外皆到,五脏六腑俱有。"对于此类颈椎病症,石印玉教授牢牢抓住痰湿致病之因,针对性地采用化痰利水、通络散结之法,特别是对牛蒡子、僵蚕药对的运用独具特色。牛蒡子,性凉、味辛苦,祛痰消肿,通行经络;《药品化义》曰其"能升能降,主治上部风痰",《太平圣惠方》用其"治痰厥头痛,头痛连睛,并目昏涩不明"。僵蚕,性平、味辛咸,祛风化痰散结;《本草求真》曰其为"祛风散寒,燥湿化痰,温行血脉之品";《玉楸药解》用其"治头痛胸痹"。由此牛蒡子、僵蚕两者配伍应用可通行经脉,开破痰结,导其结滞,宣达气血,滑利脉络。同时再结合玉真散中天南星和防风两两组合,从而病症得解。《本经》载有天南星主"筋痿拘缓",李时珍总结此药能够"治风散血";《魏氏家藏方》用其"治风痰头痛不可忍";《本草经疏》认为防风为治风通用之药,能升发而散,主治"大风头眩痛"。古人认为,天南星用防风配伍,可制约天南星之毒,服之不麻人。石印玉教授指出,天南星既可行血祛滞,又能化痰消积,防风导气行血,畅通经脉,两药相合,行无形之气,化有形之郁,使痰瘀化散,气血流通。

随着社会的进步,石印玉教授还拓展了对"兼邪"的认识。尤其是中国逐渐进入了老龄化社会,许多就诊的患者都是老年患者,本身也有许多其他方面的疾病。我们对前来骨伤科就诊的患者做过一个不完全的调查,其中 80.15% 的患者都有一种或一种以上的其他科的疾病,主要是高血压、冠心病、胃病等。因此,石氏认为骨伤科医师诊病的视野要广及全身而不仅仅局限于所谓的伤病。治疗方案也可由各科的经验中借鉴,变通化裁。这样既能对骨伤疾病有治疗,又能对患者的其他科兼并疾患起治疗作用,避免了患者"吃药量多于吃饭"的尴尬局面。这是新的疾病状态下应用"兼邪"学说的延展。

第二节　气血篇——气、血、痰

气血是构成人体和维持人体生命活动的基本物质,亦是阴阳的物质基础。生理上气血是相互依附、互生互用的,外而充养皮肉筋骨,内而灌溉五脏六腑,气血调和则阳气温煦,阴精滋养;病理状态下,若气血运行失度,或气血虚损,便会百病丛生,无所不及。伤科诸疾无论病在皮肉、筋骨、脏腑、经络,皆离不开气血阴阳平衡失调之变故。更因气血为病可互为相及,气血同病恒为常见,区别仅仅在于或偏于气、或偏于血而已。有鉴于此,石氏伤科以为,气血病机是伤科疾病之核心病理,气血辨证是伤科辨证论治之总纲,气血兼顾是内治法则之准绳。然而气血以其功能各有所司,其为病亦不尽相同。临床既有气伤及血,亦有血伤及气,大多先痛而后肿为气伤形,先肿而后痛为形伤气,气血两伤多肿痛并见。此盖中医气血辨证之重要依据。石印玉教授以为,形体之抗拒外力,百节能以屈伸活动,气之充也;血之化液濡筋,成髓养骨,也有赖于气化。因此,"气血兼顾"宜"以气为主";倘若积瘀阻络,妨碍气行,又当祛瘀,则应"以血为先"。由于气血之病病机复杂,症情变化多端,临证之时须当随机应变,根据"在气""在血"或"气血同病"的具体情况,做到准确地治气、治血或气血兼治。

气是脏腑组织的机能活动,其病理变化多表现为各脏腑组织机能的不足或障碍,亦即气虚、气陷、气滞、气逆。① 气虚:多由久病体虚、劳累过度、年老体弱等因素引起,临床表现以精神倦怠、四肢乏力、脉虚无力等全身机能活动低下的症状为主。② 气陷:气虚未得及时治疗,进一步发展,或劳累过度造成中气当升不升而反下陷所致。临床表现以脘腹胀坠、脱肛久泄、神疲乏力、舌淡苔白、脉弱为主。③ 气滞:病邪内阻,七情郁结,或阳气虚弱,温运无力,使气机阻滞,运行不畅而引起。气滞证的临床特征为胀闷疼痛,据气滞部位的不同,胀痛部位也有区别,如肝郁气滞一般为胸胁胀痛,胃气郁滞则为胃脘胀痛。④ 气逆:七情、外邪、痰浊、食积、火热均可壅阻气机,使气当降不降而反上逆。临床常见以咳嗽气喘为主的肺气上逆、以呃逆、嗳气为主的胃气上逆,以头晕目眩、头痛、昏厥为主的肝气上逆三种气逆证。

血行脉中,运行全身,起滋养濡润全身脏腑组织的作用。瘀血为血液运行不畅而阻滞于脉中,或溢于脉外,凝聚于某一局部而形成的病理产物。产生后的瘀血又可影响血液的正常运行而成为一些疾病的致病因素,导致许多新的病证。瘀血的形成,主要有两个方面:一是因气虚、气滞、血寒等原因,导致血行不畅而凝滞于脉中;二是因外伤或其他原因造成内出血,离经之血不能及时消散或排出,停留于体内所形成。瘀血的病证特点有刺痛、肿块,固定不移,出血色紫暗或夹有瘀块,面、唇、爪甲发绀,舌质紫暗等。血病主要表现为血虚不足、血行障碍、血热妄行等类型,即血虚、血瘀、血热、血寒。① 血虚:大病、久病、产后、外伤等耗伤阴血,或脏腑功能减弱,影响血的化生,均可形成血虚证。血虚证的临床表现为头晕眼花,心悸失眠,手足发麻,面色萎黄无华,爪甲淡白,舌淡,脉细等。② 血瘀:七情郁结,寒邪侵袭,气虚无力推动或跌打损伤等均可导致血液运行不畅、停滞不行,出现血瘀证。其临床特征是固定性刺痛、拒按,甚者有肿块,面唇晦暗,舌有瘀点、瘀斑,脉涩等。③ 血热:由外感温热病毒,或脏腑火热炽盛,热迫血分而成。血热证的临床表现,如为温热病可以为高热、神昏、咳血、吐血、尿血、衄血,或皮肤斑疹,舌红绛,脉弦数等。一般杂病可为各种出血,皮肤痒疹等。④ 血寒:由阴寒之邪侵犯血分,以致血脉凝滞、收引而成。血寒证临床表现为手足或少腹冷痛,手足厥冷、色青紫,妇女月经衍期、痛经、经色紫黯夹有血块,舌暗淡、苔白、脉沉涩等。

运用中医气血理论,对四诊所得临床资料进行综合分析,以判断气血病变状态,为治疗提供依据的辨证方法。为了使这方面理论系统化,近代学者确立了"气血辨证"概念。它着重于分析疾病与气血的关系,确定病变是否在气或在血,继而判断气血的虚实盛衰,临床常需与脏腑辨证结合使用。因为气血是脏腑功能活动的物质基础,亦是脏腑功能活动的具体表现,因而脏腑病变与气血病变常常相伴出现,互相影响。此外,气血辨证尚须结合八纲辨证以进一步确定气血病变的性质,如气虚、血虚为虚证,气滞、气逆、血瘀为实证,血热属热证等均是两种辨证方法结合运用的结果。石氏伤科"以气为主,以血为先",即"气血兼顾"的重要学术思想,既是对传统中医学气血理论的总结与发展,更是对传统中医骨伤科疾患病理机制与理伤原则的全面总结与高度概括,是石氏伤科伤病内治的理论基础与核心思想,至今对中医骨伤科临床与研究仍然具有非常重要的学术价值。

一　气血并病与"气血兼治"

在气血的病理关系上,气结则血凝,气虚则血脱,气迫则血走;反之,血凝则气滞,血虚则气虚,血脱则气亡。因此,伤气者,每多兼有血瘀,而血伤瘀凝,必阻碍气机流通,终致气血俱病之患。肢体损伤诸症,多伤及气血,伤气则气滞,伤血则血凝。气滞每致血凝,血凝则碍气行,以致气血两伤、肿痛并见之气滞血瘀证。气血滞于肌表则为青紫肿痛,阻于营卫则郁而生热,积于胸胁则为痞满胀闷,结于脏腑则为癥积聚。对于气血两伤肿痛并见之证,治须理气活血同时并进。代表方有和营理气丸等。

二　损伤及气与"以气为主"

人体之气,外布于肌表,内行于脏腑,升降出入,周流全身,气顺则平,气逆或气滞则病。外伤及气多系卒然而至,倘因过度负重用力,或屏气举重呼吸失调,或暴力跌仆闪挫,或击撞胸胁,均可致气机运行失常,出现气滞或气结于内的病理现象。气本无形,故郁滞则气聚,聚则似有形而实无质,气机不通之处,即伤病所在之处,必出现胀痛、闷痛或窜痛,其特点为外无肿形,自觉疼痛范围较广,痛无定处,体表无明显压痛点。气滞在伤科中多见于胸胁损伤,如胸胁迸伤、挫伤后,则出现胸胁部闷胀作痛,呼吸、咳嗽,或转侧时均可牵掣作痛或肋间隐痛等。气滞之治当宗"疏其血气,令其条达,而致和平"(《素问·至真要大论》)的原则。由于气机郁滞相关脏腑之异,病情兼夹之殊,故在具体组方时尚需注意配伍活血化瘀、顺气肃肺、祛痰除湿、散寒或清热诸法。综观石印玉教授理气诸方,每多注重损伤部位之用药,如头部内伤常用柴胡细辛汤、胸胁内伤常用胸胁内伤方、腹部内伤常用复元活血汤或小柴胡汤、会阴部内伤常用柴胡桔梗汤等。

三　损伤及血与"以血为先"

血之在身,随气而行,常无停积,倘因跌打坠堕、辗轧挤压、拳击挫撞,以及各种机械冲击伤及经络血脉,以致损伤出血,或瘀血停积,便会出现血瘀之证。血有形,形伤肿,瘀血阻滞,不通则痛,故血瘀会出现局部刺痛,痛有定处,伤处胀满。血瘀之证的治疗总以祛瘀生新为原则。综观石氏伤科理瘀之方,可归纳为以下诸法。① 理气化瘀法:多用于损伤初期气滞血瘀证,代表方有理气止痛丸、和营理气丸等;② 清热化瘀法:用于瘀血化热、郁热互结之瘀热证,代表方有鲜金斛汤、地龙汤等;③ 通利泻瘀法:多用于损伤初期恶血留内、腹胀便秘证,代表方有麒麟散等;④ 痰瘀兼治法:多用于损伤后期气血失和、痰瘀相兼为患之证,代表方有牛蒡子汤等;⑤ 扶正化瘀法:多用于气虚血瘀证,或血虚血瘀证,代表方有腰背和营汤、调中保元汤等;⑥ 祛风化瘀法:多用于损伤后期局部卫阳不固、风寒湿邪乘袭之证,或血虚生风证,代表方有活血舒筋丹等。

四 "以气为主,以血为先"与"十三科一理贯之"

石氏伤科"以气为主,以血为先"的重要思想语意概括,内涵丰富,不能简单地理解成"以气为主,以血为次"或"以血为先,以气为后"。从文法上分析,该行文当属互文见义修辞之法,文简而意赅,即应理解成"以气血为主,以气血为先",即"气血兼顾"或"气血并重"之意。文中对于气与血皆言"主"与"先",意在把气与血放在同等重要的地位,言气而确及血,举血而实赅气,语词避复而互备焉。

从历史渊源而言,石氏伤科"气血并重而不可偏废"的理伤原则实继承于传统中医学基础理论之精髓,其中"十三科一理贯之"之论盖启发于明代薛己的《正体类要》序文。其云:"肢体损于外,则气血伤于内,营卫有所不贯,脏腑由之不和……太史公有言:'人之所病,病疾多;医之所病,病道少。'吾以为患在不能贯而通之耳。"薛氏所谓"不能贯而通之"实喻指"气血"耳。在此基础上,石氏伤科正式提出"十三科一理贯之"的学术思想。此"一理"实指"气血之理"。因此,"十三科一理贯之"实际上是"以气血为主,以气血为先"的另一简要提法,同样在于强调理伤须"气血兼顾"。从临床意义上讲,石印玉教授认为"以气为主,以血为先"论不仅是对"跌打损伤之证,专从血论"(《医宗金鉴·正骨心法要旨》)和"损伤一证,专从血论"(《玉机微义·损伤门·论损伤宜下》)的补充与修正,而且是对"若专从血论,乃一偏之说也"(《伤科汇纂·治血》)的继承与发展。关于"以气为主,以血为先"的临床运用,即气血辨治的基本原则,石印玉教授在传承先辈有关理论与实践的基础上,对其多有阐发,其最要者可归结为以下几点。① 损伤轻重有别论:石印玉教授以为,对于一般新近内伤,发作较缓,治多"以气为主"而予以通气、利气;倘为骨折、伤筋、脱臼等严重外伤,其病态立现,其治就须"以血为先"而予以活血祛瘀。② 常法与变法论:石印玉教授以为,"以气为主"是"常法","以血为先"是"变法"。有关常法与变法的立论依据与使用原则,石氏历代传人皆未明言之。石印玉教授以为,"以气为主"是基于气之属阳、主动的生理特点,从"气为血之帅"中隐喻"气血兼顾",故恒为理伤之"常法"。诚如李中梓《医宗必读·医论图说》所云:"气血俱要,而补气在补血之先；阴阳并需，而养阳在滋阴之上。"《温病条辨·治血论》亦云："故善治血者，不求之有形之血，而求之无形之气。"血属阴，主静，"以血为先"盖单指祛瘀之法，是从属于常法的变法。该原则尚可从石印玉教授诸多理伤处方中多种补气药（如黄芪、党参、白术）与理气药（如柴胡、青皮、木香）的君药地位得以求证。③ 治标之法与图本之计论：石幼山先生有言"气血兼顾，以血为先是临床常用的治标之法，以气为主的气血兼顾为刻刻留意的图本之计"。对此石印玉教授以为，肢体损伤早期，瘀血内阻，其证属实，治以祛瘀为法，当属"急则治其标"；损伤中后期，多为气血并病，虚实夹杂，治当气血兼顾，以活血理气或益气活血法，故为"缓则治其本"的图本之计。④ 分期论治论：石氏伤科对于骨折、脱位及伤筋的分期内治，无论在早期、中期或晚期，都贯穿着"气为主而血为先"的原则。一般而言损伤早期宜活血化瘀，佐以理气；中期宜调和气血；后期则宜益气养血，调补肝肾。⑤ 损伤部位有别论：损伤瘀血有在经在络、在脏在腑之别，其为治亦当有殊。石印玉教授以为，在经络者主气，在脏腑者多血，以之治脏，多血中之气药；以之治经，多气分之药。是故四肢的损伤多主血瘀，治宜活血化瘀为主，稍佐理气药物；躯干损伤则往往气血兼顾。

由此可见，"气血兼顾"是为石氏伤科理伤的基本原则，在此原则的指导下，进一步确立或以气为主，或以血为先，或气血兼治的具体治法。然而石氏临证之时仍须依据损伤病证之标本、症情之缓急、损伤部位之异同，以及症状出现与发展之先后而有所侧重，做到原则性与灵活性的高度统一。

第三节　筋骨篇——"骨错缝、筋出槽"与"筋""骨"之辨

一 骨错缝、筋出槽论治伤科疾病

中医"骨错缝、筋出槽"理论是中医伤骨科理论重要组成部分，是中医手法存在和发展的理论基石，同时也是手法治疗骨伤科常见疾患的靶点。因此，无论是在基础，还是临床，中医"骨错缝、筋出槽"的研究为历代医家所重视。

（一）"骨缝"和"筋"的基本概念

骨缝，是指骨关节的正常间隙，如《伤科补要》提出"髃骨者，肩端之骨，即肩胛骨也。其臼含纳臑骨上端，其处名肩解，即肩骨头与臑骨合缝处也"。中医骨伤科诊疗过程中，历来十分重视对骨缝的检查与整复。如唐·蔺道人《仙授理伤续断秘

方》说"凡左右损处,只须相度骨缝,仔细捻捺、忖度,便见大概";《御纂医宗金鉴·正骨心法要旨》认为"盖骨离其位,必以手法端之,则不待旷日迟久,而骨缝即合"。

根据《素问·五藏生成》篇"诸筋者皆属于节"的论述,可以认为,筋是指紧密连接于骨关节的一部分组织,如现代解剖学之关节囊、滑囊、滑膜、肌腱、韧带、肌筋膜、软骨和椎间盘等组织,可归之为"筋"的范畴。

正常情况下,筋、骨紧密相连,各归其位,筋的"束骨"作用,维系着骨关节及其与周围组织的正常结构关系,并完成生理范围内的各种功能活动。

(二)"骨错缝、筋出槽"病机理论的渊源

如果骨关节正常的间隙或相对位置关系发生了细微的改变,并引起关节活动范围受限时,则称为"骨错缝"。"骨错缝"的提出,始见于清代吴谦所著《医宗金鉴·正骨心法要旨》,"若脊筋陇起,骨缝必错,则成伛偻之""或因跌仆闪失,以致骨缝开错""又或有骨节间微有错落不合缝者,是伤虽平,而气血之流行未畅";《伤科补要》"脊背骨伤"章节中记有"若骨缝叠出,俯仰不能,疼痛难忍,腰筋僵硬";《伤科汇纂》载有"大抵脊筋离出位,至于骨缝裂开弸将筋按捺归原处,筋若宽舒病体轻"。古文献记载"骨错缝"术语虽不尽同,然其义大体相同,都是指关节位置发生异常,只是骨错缝的不同程度而已,依其错缝病理程度由轻至重依次为"骨节间微有错落不合缝""骨缝参差""骨缝开错""骨缝叠出""骨缝裂开"等。

"筋出槽",则是指筋的形态结构、空间位置或功能活动发生了异常改变,可表现为筋强、筋歪、筋断、筋走、筋粗、筋翻、筋弛、筋纵、筋卷、筋挛、筋转、筋离、筋长、筋骤、筋缩等多种形式。早在《仙授理伤续断秘方》对"筋出槽"的描述有筋"差爻""缝纵""乖纵""乖张""偏纵"等对"筋出槽"最明确、最详尽的阐释当首推《伤科大成》,其对"筋出槽"阐释是"骨有截断、碎断、斜断之分,骱有全脱、半脱之别,筋有驰纵、卷挛、翻转、离合各门""或因筋急难于转摇,或筋纵难运动"。

临床上,筋出槽者,未必骨错缝;而骨错缝时,必有筋出槽。"骨错缝、筋出槽"可发生于任何关节部位,而脊柱则是好发的部位之一。《医宗金鉴·正骨心法要旨》说"背骨,自后身大椎骨以下,腰以上之通称也。先受风寒,后被跌打损伤者,瘀聚凝结,若脊筋陇起,骨缝必错,则成伛偻之""或因跌仆闪失,以致骨缝开错,气血瘀滞,为肿为痛",并指出脊柱部位"骨错缝、筋出槽",临床还可表现为"面仰头不能重,或筋长骨错,或筋骤,或筋强骨随头低"。清·钱秀昌《伤科补要》在论述背脊骨伤中指出"若骨缝叠出,俯仰不能,疼痛难忍,腰筋僵硬"。

(三)脊柱"骨错缝、筋出槽"说的临床基础

大量临床研究结果表明,包括颈椎和腰椎在内的椎间盘病症皆普遍存在相应

的脊椎关节位置关系异常或(和)活动受限,即"骨错缝、筋出槽"。手法治疗可恢复脊椎关节正常的位置关系和活动范围。

有研究者通过测量颈椎功能位 X 线片椎体的水平位移和角度位移,发现符合神经根型颈椎病标准的患者与健康受试者相比,$C_4 \sim C_5$ 和 $C_5 \sim C_6$ 椎体分别水平位移 1.57 mm 和 1.67 mm,椎体分别角度位移 2.16° 和 4.68°,差异具有统计学意义。椎动脉型颈椎病患者有意义的椎体位移则发生在 $C_3 \sim C_4$ 和 $C_4 \sim C_5$,水平位移分别为 0.93 mm 和 1.18 mm,角度位移分别为 2.65° 和 1.04°,经旋转手法治疗后均恢复到正常水平。石印玉教授领导的课题组的一项研究结果显示,椎动脉型颈椎病患者与健康受试者相比,颈椎功能位 X 线片上有意义的椎体位移同样发生在 $C_3 \sim C_4$ 和 $C_4 \sim C_5$,水平位移分别为 1.93 mm 和 2.02 mm,经拔伸整复手法治疗后也恢复到正常水平。

对 1596 例腰椎间盘突出症患者 X 线片的测量结果显示,有 1519 例(占95.2%)存在腰椎间隙狭窄,具体表现为前窄后宽或前后等比例变窄,提示腰椎间盘突出患者存在椎体前倾或后仰移位,由此可导致腰椎关节突关节的位置异常和活动受限,经手法调整治疗后恢复到正常水平。

在基于大量临床观察的基础上,当代骨伤科专家冯天有明确提出:"椎间盘突出症的病理变化应该包括纤维环的破裂、髓核突出和患椎关节突关节的错缝及椎间韧带的损伤。"在治疗方面,"目前临床上对腰椎间盘髓核突出,可导致患椎关节突关节错缝,未予重视,在治疗时,亦未能主动纠正患椎关节突关节错缝,往往患者虽已临床治愈,但患椎关节突关节仍有错缝,遗有轻重不等的腰部症状、体征,使本病由明显的临床表现转入间歇期,一旦遇适宜刺激仍可复发"。因此,"为了预防椎间盘突出症的复发,必须强调手法复位时要纠正患椎关节突关节的错缝"。

(四) 脊柱"骨错缝,筋出槽"说的实验依据

"髓核突出后破坏了脊柱的内在平衡,进而使内、外平衡失调,即可导致两椎体相对位置的改变。因为椎体和棘突、关节突是一个整体,所以棘突和关节突的相对位置也必然起变化,表现在棘突的偏外、关节突关节的错缝"。

颈椎解剖学研究结果表明,由于椎间盘突出症引起的椎间隙狭窄与椎间孔大小存在密切关系。椎间隙狭窄 1 mm,椎间孔的面积就会减少 20%～30%;椎间隙狭窄 2 mm,椎间孔的面积就减少 30%～40%;椎间隙狭窄 3 mm,椎间孔的面积则减少 35%～45%。在椎间隙不同程度的狭窄后,椎间孔现存的横切面差异具有统计学意义。这种由于椎间隙狭窄后所导致的神经根在椎间孔内受到压迫的情形不能被忽视,它可能是引起神经根型颈椎病发病的直接原因。

在人体颈椎寰枢关节标本上所进行模拟触诊力所致的寰枢椎位移的实验结果显示,由于解剖结构的不对称(错缝),受试标本中都表现出各自的运动特征和不同

程度的不对称性（如小关节的倾斜度为 $17°\sim35°$），所以不对称性的关节解剖结构可引起不对称的关节动力学特征。它对于甄别生理性还是病理性骨错缝具有参考意义。

用立体定标方法测量发现，进行腰椎斜扳法时，一侧 L_4 小关节面之间可产生 4 mm 以上的分离。此时关节的间隙或容积增加，伴随着滑膜关节内压力的下降，关节内滑膜液的气体被释放出来形成气泡，同时，关节腔内的关节液流到关节内压力较低的部位引起气泡的崩解，所产生的能量可触发"咔哒"样声响，提示关节面之间发生了一定位移。因此，这种声响也常常被用来作为错缝关节得到复位的标志。

按脊学椎体半脱位的概念同中医"椎骨错缝"在临床表达上是一致的，中医脊柱推拿手法整复脊椎"骨错缝、筋出槽"的效果在长期的临床实践中得到了验证。但从以往文献来看，"骨错缝、筋出槽"仅局限于关节和韧带的"形态结构异常"，而这种认识有时会无法解释临床现象。例如，在临床实际中，有部分颈椎病患者，虽然 X 线检查颈椎"椎骨关节结构"无明显异常，但患者表现为严重颈椎活动受限和颈项疼痛感等症状，临床推拿医生经动静态触诊等功能检查，其颈椎某一或多节段颈椎椎间松动度异常并伴有压痛。此时，临床推拿医生对触诊异常的椎骨施以"骨错缝、筋出槽"矫正手法，如果手法运用得当，往往很快就收到满意疗效。

由此可见，"骨错缝、筋出槽"除了以往文献提出的关节和韧带的"形态结构异常"，理应包括"关节功能异常"的涵义。对于"关节功能异常"主要靠临床医生对关节的活动度、动静态触诊等功能检查方法来评价。所以，参照西方按脊学"半脱位"概念涵义，并结合脊柱"骨错缝、筋出槽"推拿临床实际，本课题组提出，脊椎"骨错缝、筋出槽"的临床特征应包括脊柱筋、骨、节等结构解剖位置关系异常（结构异常），和（或）脊柱关节生理活动功能异常（功能异常）两方面内容。

对于"骨错缝、筋出槽"的治疗，《医宗金鉴》指出"手法者，正骨之首务""当先揉筋，令其和软，再按其骨，徐徐合缝，背膂始直"。《伤科补要》云："轻者仅伤筋肉易治，重则骨缝参差难治，先以手轻轻搓摩，令其骨合筋舒。"清·胡廷光《伤科汇纂》则说："脊背腰梁节节生，原无脱髎亦无倾，腰因挫闪身难动，背或伛偻骨不平。大抵脊筋离出位，至于骨缝裂开弓朋，将筋按捺归原处，筋若宽舒病体轻。"

可以看出，手法是治疗"骨错缝、筋出槽"的首选方法。对于单纯的筋出槽病症，治疗较易，以松解类手法令其和顺、归槽即可；而对于既有筋出槽，又有骨错缝者，当先揉筋，轻轻搓摩，令其和软，将筋按捺归原处，再施以矫正关节类手法，使手法作用力深达骨关节部位，令骨缝对合，最终恢复"骨合筋舒"的正常状态。

二 骨关节炎的"筋""骨"之辨

骨关节炎的病名来自西方"Osteoarthritis"之中文翻译，由前缀"Osteo"可知，早先西方医界认为其病在骨而非软骨。在我国，西医疾病概念被中医学者接受是一个逐渐包容吸收的过程,如骨关节炎在中医典籍中并无该病名记载,通过从理论到临床的实践,现代许多医家认为骨关节炎属于中医学"骨痹"或"骨痿"的范畴,亦是由于认为病位在骨。民间甚至有以"骨质增生""骨刺"代称骨关节炎者。

在现代医学,骨关节炎较为明确的定义始于 1986 年美国风湿病学会,认为骨关节炎是"关节软骨完整性受破坏,关节边缘和软骨下骨发生相应的病理改变而引起的关节症候群",而目前较为普遍认可的定义为"骨关节炎疾病是机械性和生物性因素的作用,破坏了关节软骨细胞、细胞外基质和软骨下骨正常合成与降解耦联的结果。尽管骨关节炎可由多种因素引发,包括遗传、发育、新陈代谢和创伤因素,骨关节炎疾病可累及可动关节的全部组织。最终,骨关节炎通过软骨细胞和细胞外基质在形态学、生物化学、分子生物学和生物力学方面的改变表现出来,这些改变导致关节软骨的软化、纤维化、溃疡、缺失,软骨下骨的硬化和骨质象牙化,骨赘形成和软骨下囊变"。从现代医学的角度来看,骨关节炎累及软骨、软骨下骨、骨骼肌等可动关节的全部组织,可以肯定的说不是一种单纯的"骨"病。如果单纯从解剖学角度来看,现代医学的"骨"基本与中医的"骨"相对应,而现代医学中的软骨、骨骼肌、肌腱、韧带、筋膜等组织基本属于中医学"筋"的范畴。从临床的角度看,首先可以明确的是骨关节炎的既定内涵,同时结合其诊断标准可以界定其外延。由于中医学的术语体系是没有"骨关节炎"这一词汇的,通过对其内涵外延的中医解读,主要根据临床表现,可以发现与中医学中的"痹"和"痿"具有较大的交集。"痹"首见于《黄帝内经》。《素问·痹证篇》曰:"风寒湿三气杂至,合而为痹也。"又《中藏经·论痹》记载:"痹者闭也。五脏六腑,感于邪气,乱于真气,闭而不仁,故曰痹。"《素问·痹证篇》又提到"痹在于骨则重,在于脉则血凝而不流,在于筋则屈不伸,在于肉则不仁,在于皮则寒……"而在《素问·长刺节论》提及:"病在骨,骨重不可举,骨髓酸痛,寒气至,名曰骨痹。"《医宗必读·痹》:"骨痹即寒痹、痛痹也。"同时,《素问·长刺节论》又说:"病在筋,筋挛节痛,不可以行,名曰筋痹。"可见,痹者病机为经脉痹阻,病因可为风寒湿等邪气,而在骨则重痛,在筋则屈伸不利。综合上述,提示骨关节炎并不仅仅在"骨","筋"也是重要的病变部位。

石印玉教授认为,临证时,在重视全身脏腑气血的同时,也要注重局部筋骨病变的诊治,如骨关节炎疾病的特点是关节局部症状明显,经络气血不贯、筋骨不和而有定位,针对关节局部的外治法常可获效。因此,骨关节炎的"筋""骨"之辨,其意义不仅在于辨清病机,更在于指导临床治疗,特别是手法、针灸等外治法的应用。体格检查常可以发现在骨关节炎患者关节周围的肌肉起止点、腘窝部位、韧带等部位有明显触痛或经关节活动诱发疼痛;有的患者关节周围更是可以触及软组织的结节状条索状物,包括伴有腘窝囊肿、痉挛的肌肉纤维等;骨骼肌的肌力改变甚至发生萎缩,可导致关节活动受限;半月板或韧带的病变也常可同时见到,并可通过体格检查与 MRI 检查发现。这一系列症状在中医骨伤学中可归属于"筋出槽"范畴。"筋出槽"包含了筋的形态结构、空间位置或功能状态的异常改变,具体形式则有筋强、筋歪、筋断、筋弛、筋纵、筋挛、筋长、筋缩、筋结等。针对这些问题,可选用手法理筋顺筋、舒筋通络,小针刀松解筋节,关节镜清理关节滑膜软骨等从筋论治的方法,都能取得不同的疗效。以上从治疗角度证明从筋论的合理性。从骨的角度,骨关节炎关节存在骨质增生、软骨下骨密度异常、关节力线改变等病变,且常发生在疾病的中后期,骨的病变常常继发于筋的病变。相应的抗骨质疏松药物治疗、截骨手术治疗可以认为是针对骨的治疗,也仅适用于少部分疾病后期患者。对于近年来开展的针对病变后期的关节置换治疗,骨骼肌功能等的保存与康复也是取得优良手术疗效的保障。由上可见,在骨关节炎治疗中"筋"的病变是需要解决的主要矛盾。骨关节炎患者最迫切希望解决的是疼痛及伴随的功能受限。而目前骨关节炎疼痛原因被认为是多因素的,尚不能用一元的假说来解释。从文献报道与临床实践来看,手法、针灸、熏蒸、小针刀、刮痧、敷贴、内服药物、玻璃酸钠注射等疗法的应用,都只能改善骨关节炎的部分症状,而不能解决所有问题,也佐证了骨关节炎多元致痛学说。在西医学中,这种多元因素被认为包含了神经、肌肉、滑膜、半月板、骨等;在中医学中,则认为涉及筋、骨、气、血、经、络等。因此,骨关节炎的病变以筋骨为主,但又不止于筋骨,故从筋骨论治不等于不顾脏腑、气血、经络。由脏腑内外络属来看,因于"五脏皆有合,病久而不去者,内舍于其所合也。故骨痹不已,复感于邪,内舍于肾","筋痹不已,复感于邪,内舍于肝"(《素问·痹论》)。筋属肝,骨属肾,肝肾同源,肝肾病变常并见且相互转化,因此补益肝肾、通络开痹是中医药治疗的常用治法。

综前所述,我们认为在骨伤炎诊治中需要"筋骨并重",且"以筋为主",但不可遗漏整体脏腑、气血、经络。

第四节 筋伤篇——伤筋动骨的诊断与治疗

伤筋动骨,历来是伤科诊疗的主要内容,近四十年来由于社会发展和大众生活状态的巨大变化,筋骨损伤的病例已由伤科治疗的主要病种变化为仅占百分之十几的少见病种,即使是损伤也由生活中的损伤改变为生活伤与灾难所致的集团性复杂损伤。通常临床诊治的"病",以筋骨退行性疾病为基础而发生,以疼痛为主症的病为主,以致入职多年的青中年医生对筋骨损伤还不甚了解。

伤筋动骨的诊断与治疗,首先强调的是全局观,创伤会造成肢体畸形,往往会以此为主来诊断治疗,致使表现较为"隐蔽",而实际上是更为严重的损伤漏诊。例如,头面部遭受由前而来的打击,面青鼻肿极为明显,而向后撞击颅腔后侧骨壁所造成的内出血及脑实质损伤往往会延时反映出症状,失予检查及留察会造成一旦症状显现即已较难处理。再如,由下向上的暴力会造成跟骨损伤,进而造成腰椎损伤,甚至颅脑损伤。胸廓受碾压会致多数肋骨骨折,心肺损伤摄片时会有所察觉,而脾包膜下破裂往往没有明显症状或症状被胸廓严重损伤所掩盖。一旦延时稍久,包膜破裂呈主要症状,往往施治束手无策。复杂的多发损伤也会重视明显而严重的损伤而忽略不甚明显的某些损伤,等到严重损伤施治而症情稳定时才察觉那些损伤,有时因已入后期而治疗困难。肢体被压较久,一旦解压得救甚或动作如常人,而肌肉受压损伤,失压后代谢产物入血会致急性肾衰竭,必须严密检查与观察及必要的复查。

严重的颅脑损伤目前多用中西两法综合治疗。中药扶正救逆及逐瘀醒脑的适时应用极有效果,相对较轻的损伤可用柴胡细辛汤或防风归芎汤(头面部有瘀斑、血肿时),有些眩晕或是颈椎(中颈段较多)小关节错缝所致,手法治疗有特殊疗效。头部帽状腱膜下血肿可外用阳和痰核膏加黑虎丹合内服。

颈椎损伤中环椎脱位,齿状突骨折,椎弓根部、上下关节突间及棘突骨折可能表现为以双手捧住颈部来诊,多角度摄片或 CT 检查能明确是否有骨折脱位及严重程度。MRI 检查可明确是否有脊髓及软组织损伤(有固定式金属义齿能否做此检查必须先明确)。

肋骨骨折主要是确定及处理内脏损伤。骨折的治疗主要是围扎固定以止痛。老年人胸胁痛无明显外伤的很可能是因为骨质疏松症导致胸椎轻度的压缩性骨折。胸椎段的椎管内肿瘤也会表现为胸胁病,往往有胸椎段受压的表现——踝阵挛及步态改变,肿瘤多数为良性肿瘤,及时治疗预后良好。

腰椎骨折主要发生在老年骨质疏松的基础上受到轻微的外力,如轻微负重(胸椎段或稍剧烈的咳嗽)。下胸段及腰椎骨折早期多有便秘,凡有轻微外伤后便秘的老年人即应疑有腰椎骨折。尾骨骨折或脱位手法复位不能完成概念上的复位,但必须做肛内手法梳理骨骼外的软组织,否则患者尾骨痛难以消失,畏于久坐。往往医者一次手法即可得以缓解。

四肢骨折的治疗目的是恢复功能,骨折复位同时梳理筋脉极为重要,筋理顺了才能早期开始功能锻炼。长骨干骨折除前臂双骨折需做到接近解剖复位外,其他长骨干骨折达到功能复位对预后都无明显影响,老年人的肱骨外科颈骨折、桡骨远端骨折更不必过度追求解剖复位。不建议一定要通过手术内固定达到解剖复位,经典的桡骨远端骨折叙述者 Colles 曾随访该骨折 2 年后的患者,基本上都无碍于生活和工作。肘、膝关节内骨折应达到解剖复位,踝关节骨折是筋骨皆伤,无移位或稍有移位而不涉及负重关节面的骨折本身不至于影响功能,要点是妥善处理筋伤。不过早负重活动,传统中医治疗疏理经络,活动关节,外敷、内服活血消肿止痛都能短期康复,如今的问题是拍片一无骨折就仍然活动负重以致症状迁延日久难得消除。

外展嵌顿型股骨颈骨折只要卧床,患肢不内收、不外旋、不负重,3 个月可以愈合,实际上 3～4 周已相对稳定,早期即可坐起,其他类型皆宜手术,无移位者可用多枚钉内固定,余则以人工关节置换为宜。股骨粗隆间骨折宜早期手术,非手术治疗会带来因长期卧床所呈现的护理及易有并发症等临床难题。

肘、膝关节有一种急性伤筋——关节囊内瘀血,传统称为"筋出槽"。多为青年,关节局部肿胀在鹰嘴两侧或髌上两侧,屈伸障碍。手法被动屈伸关节极为重要,手法后肿胀消失,屈伸基本自如,但手法时酸痛明显,术后宜外敷及适当内服中药,否则瘀肿时间极长且消除不彻底。研究认为,酸痛明显是因为手法时使血肿壁破裂而积血弥散入肌肉间。

第五节　痿痹篇——本痿标痹,痹痿并存

膝骨关节炎为骨伤科临床常见疾病,以关节疼痛、僵硬、活动受限为临床病症特点。中医学一直认为其属于"痹"的范畴,如《中医病证诊断疗效标准》,谓其为"骨痹",而2010年国家中医药管理局发布的中医临床路径中称为"膝痹病(膝关节骨性关节炎)"。然而,学术精神在于质疑,非此则妄谈学术之发展与理论之创新。石印玉教授在二十世纪九十年代即倡膝骨关节炎为"本痿标痹,痿痹并存"的学术观点,及至今日多有呼应者。

何为"痹"?"痹"字据考在中医文献中原作"畀","畀"最早见于帛书《足臂十一脉灸经》。"痹"字,最早见于《黄帝内经》,共有42篇、170处论及"痹",其中《素问》设有"痹论",且全书17篇81处、《灵枢》25篇90处出现;《黄帝内经》也是最早阐述痹证理论的典籍。而"痹病"一词,首见于窦材《扁鹊心书·痹病》"风寒湿气合而为痹,走注疼痛,或臂腰足膝拘挛,两肘牵急,乃寒邪凑于分肉之间也。方书谓之白虎历节风……。痹者,气血凝滞而不行,留滞与五脏之外,合而为病"。由于宋以后"辨病"渐被"辨证"所取代,故自宋代以后的医书中很少见到"痹病",而被"痹证"所取代。《素问·痹论》曰:"风寒湿三气杂至,合而为痹也。"之后,历代医家皆遵《黄帝内经》论点为圭臬,虽千年未脱其窠曰。却又有《中藏经·论痹》记载:"痹者闭也。五脏六腑,感于邪气,乱于真气,闭而不仁,故曰痹。"《症因脉治·卷三》云:"痹者闭也,经络闭塞,麻痹不仁,或攻注作痛,或凝结关节,或重著难移……故名曰痹。"郑玄在《易经通注》中进一步释谓"气不达为痹",广其义为凡闭阻不通之疾皆可谓之痹。可见,"痹"者在病机为经络闭阻,气血失和,或因风寒湿热,或因痰瘀等,其症在肢体表现为疼痛、麻木、活动功能受限。

何为"痿"?"痿"源于"萎"。《医方考》云:"痿犹萎也,痿躄者,手足不用之意。"萎原指草木枯萎不荣。《诗经·小雅》:"无草不死,无木不萎。"又《礼记·檀弓上》:"泰山其颓乎?梁木其坏乎?哲人其萎乎?"郑玄注云:"萎,病也。"痿的记载,首见于《黄帝内经》。《素问·痿论》论述到"五脏因肺热叶焦,发为痿躄"。《吴越春秋》载有"寡人念吴,犹躄者不忘走",可知病躄者见腿脚不利。又《素问·痿论》云:"故肺热叶焦,则皮毛虚弱急薄,著则生痿躄也。"王冰注曰:"躄为挛躄,足不得伸以行

也。"《吕氏春秋·重己》云:"多阳则痿。"高诱注曰:"痿蹙,不能行也。"可见,古人一直以足不能行为痿之主症。《素问·痿论》又述及"肾气热,则腰背不举,骨枯而髓减,发为骨痿"。"有所远行劳倦,逢大热而渴,渴则阳气内伐,内伐则热舍于肾。肾者水脏也,今水不胜火,则骨枯而髓虚,故足不任身,发为骨痿。"张从正也认为"弱而不用者为痿"。基于《黄帝内经》及后世医家的论述可知,痿的表现以软弱无力或挛急强直为特征;其病机,如《素问·痿论篇》云:"肺者,藏之长也,为心之盖也;有所失亡,所求不得,则发肺鸣,鸣则肺热叶焦,故曰,五藏因肺热叶焦,发为痿蹙,此之谓也。"《难经·十四难》曰:"一损损于皮毛,皮聚而毛落;二损损于血脉,血脉虚少,不能荣于五脏六腑也;三损损于肌肉,肌肉消瘦,饮食不为肌肤;四损损于筋,筋缓不能自收持;五损损于骨,骨痿不能起于床者死。"陈无择更指出:"痿则内脏不足所致,但不为任用,更无痛楚,此血气之虚。"强调为内脏不足,血气之虚所致。故五脏虚损,血气空虚,不荣四末为其病机。

"本痿标痹"者何? 研究表明,在膝骨关节炎起病之前,关节周围骨骼肌的肌力减退、肌肉萎缩业已开始发生;关节软骨与软骨下骨的退变也远早于疼痛等临床症状出现,包括软骨细胞功能异常的数量与软骨基质的代谢失衡;而在关节退变的早期,软骨下骨发生骨质疏松样改变;在晚期,股四头肌萎缩、乏力,膝关节活动受限更是成为主要的临床表现。临床医学认为该疾病不同于风湿性关节炎、类风湿性关节炎等,属于"非炎性"关节炎,为一种退行性的疾病,随着年龄增加患病率明显上升,且在诊断标准中明确提出以"中老年患者(≥40岁)"作为诊断成立的条件之一。可见,增龄衰老被认为是其较为明确的发病危险因素,在内表现为相关组织退变,在外表现为肌力减退、肌肉萎缩、膝关节功能障碍的临床症状,现代医学认为其属于退行性疾病。以中医语境而言,认为本病多发中老年以后,以女子六七,男子六八,肝气衰,筋不能动,进而肾脏衰,形体皆极,临床所见,呈筋急而挛,膝软动作牵强,或呈痿软而肌力减退等,病机上有肝肾不足的发病基础,故谓"本痿"。膝骨关节炎以痹痛为主要症状,疼痛特点为病程长而呈间断性,多数患者在大多时间疼痛属轻中程度,拍打按摩则可舒缓,辨证属于虚证;同时"瘀""寒""湿""风""痰"常为兼邪,兼症症状表现较轻。然患者前来就诊的主诉总是"关节疼痛",而现代医学诊断标准也将"关节疼痛"症状作为诊断确立之必要条件,且无论虚实终属经络闭阻、气血失和,故谓其"标痹"。

以发展的观点来看,膝骨关节炎病程呈阶段性的进展变化,在不同阶段具有不同的病证特点,石印玉教授据其病情变化特点而提出"痹痿并存"的观点。已于前述,该病以病痿为本、痹为标,但是在一定阶段痹也可成为主证。在症状发作的一定阶段尤其是早中期,疼痛可以为中重度的持续疼痛且需要服止痛药才能缓解,同时或可伴有关节肿胀、皮温升高,是时实证的"痹"痛表现非常突出,辨证以痹为主证,治疗则以开痹通络为主;经治疗后前述显著的症状又能得到缓解,进入一个相对缓和的阶段,是时疼痛症状常由肢体关节活动诱发,静息时缓解,肿胀程度较轻,痿又成为主证，治予通络开痹之外，更宜养血柔肝、补肾健骨。此外，如《医学入门·外集》提出"痹久亦能成痿"；叶天士指出"大凡邪中於经为痹，邪中於络为痿，今痹痛全止，行走痿弱无力，经脉受伤，阳气不为护持，法当温养通补……"也说明在疾病的不同阶段，痹与痿是可以转化可以并存的。见在骨关节炎的后期，虽仍有骨节疼痛症状，经前述"痹"痛间断发作进展，则致肢体弱而不任身、骨节僵而不可用的"痿"蹙表现更甚。故在膝骨关节炎诊治中，不可或忘痹痿并存，更需分清主次缓急。对于骨关节炎病程中"痹痿并存"的认识，其意义在于通过对病程变化的把握而指导临床实践，或开痹通络或补益肝肾，见是证而用是法，方从法出而不谬。

故膝骨关节炎虽名"膝痹""骨痹"，当慎而不使名害于实；石印玉教授立是论以"本痿标痹"诠病理病机、"痹痿并存"释病程变化，厘清名实，虽仅八字却言简意深、直指本原。

第六节　经络篇——经络辨证

《灵枢·经脉篇》"经脉者，所以决生死，处百病，调虚实，不可不通"说的是十二经脉可以决定人的生死，可以调理人体的虚实治疗百病，做医生的人不可以不精通。《灵枢·经脉篇》说："夫十二经脉者，人之所以生，病之所以成，人之所以治，病之所以起，学之所始，工之所止也。"这里说的是人的形成和生长、疾病的发生和发展，疾病能得到治疗，人体能维持健康，都是因为十二经脉；开始学医，要从十二经脉开始；精通十二经脉，是成为高明医生必备的条件。

经络是人体经气运行的通道，又是疾病发生和传变的途径。其分布周身，运行全身气血，联络脏腑肢节，沟通上下内外，使人体各部相互协调，共同完成各种生理活动。故当外邪侵入人体，经气失常，病邪会通过经络逐渐传入脏腑；反之，如果内脏发生病变，同样也循着经络反映于体表，在体表经脉循行的部位，特别是经气聚集的腧穴之处，出现各种异常反应，如麻木、酸胀、疼痛，对冷热等刺激的敏感度异常，或皮肤色泽改变，或见脱屑、结节等。

经络在内连属于腑脏，在外联络于筋肉、皮肤。经络系统是由经脉、络脉、经筋、皮部等组成。

经脉可分为正经和奇经两类。正经有十二，即手、足三阴经和手、足三阳经，合称"十二经脉"，是气血运行的主要通道。十二经脉有一定的起止、循行部位和交接顺序，在肢体的分布和走向有一定的规律，同体内脏腑有直接的络属关系，即《灵枢海论》："夫十二经脉者，内属于腑脏，外络于肢节。"奇经有八条，即督脉、任脉、冲脉、阴跷脉、阳跷脉、阴维脉、阳维脉，合称"奇经八脉"，有统率、联络和调节十二经脉的作用。十二经别是从十二经脉别出的分支，它们分别起自四肢，循行于体腔脏腑深部，上出于颈项浅部，能补正经之不足。

络脉是经脉的分支,有别络、浮络、孙络之分。别络是较大的和主要的络脉。十二经脉与督脉、任脉各有一支别络,再加上脾之大络,合为"十五别络"。浮络是循行于浅表部位而常浮现的络脉。孙络是最细小的络脉。它们主要是加强各部联系和网络经脉不及的部分。

经筋和皮部,是十二经脉与筋肉和体表的连属部分。经筋是十二经脉之气"结、聚、散、络"于筋肉、关节的体系,是十二经脉的附属部分,所以称"十二经筋"。经筋有联缀四肢百骸、主司关节运动的作用。全身的皮肤是十二经脉的功能活动反映于体表的部位,也是经络之气的散布所在,所以,把全身皮肤分为十二个部分,分属于十二经脉,称"十二皮部"。

十二经脉对称地分布于人体的两侧,分别循行于上肢或下肢的内侧或外侧,每一经脉分别属于一个脏或一个腑。手经行于上肢,足经行于下肢;阴经行于四肢内侧,属脏,阳经行于四肢外侧,属腑。

手足三阴、三阳,通过经别和别络互相沟通,组合成六对表里相合关系。《素问·血气形志篇》:"足太阳与少阴为表里,少阳与厥阴为表里,阳明与太阴为表里,是为足阴阳也。手太阳与少阴为表里,少阳与心主为表里,阳明与太阴为表里,是为手之阴阳也。"相为表里的两条经脉,都在四肢末端交接,都分别循行于四肢内外两个侧面的相对位置,分别络属于相为表里的脏腑。

十二经脉分布在人体内外,经脉中的气血是循环贯注的,即从手太阴肺经开始,依次传至足厥阴肝经,再传至手太阴肺经,首尾相贯,如环无端。而且与前后正中的督脉和任脉也相通。十二经脉的流注次序也就是营气的运行顺序。

十二经脉的病理表现有三个特点:一是经脉受邪,经气不利出现的病证与其循行部位有关,如膀胱经受邪,可是腰背、腋窝、足跟等处疼痛;二是与经脉特性和该经所属脏腑的功能失调有关,如肺经为十二经之首,易受外邪侵袭而致气机壅塞,故见胸满、咳喘气逆等肺失宣降的症状;三是一经受邪常影响其他经脉,如脾经患病可出现胃脘疼痛、食后作呕等胃经病证。可见十二经病证是有一定规律可循的,掌握其规律和特点,便可以帮助我们推求出病因、病机与病名,更好地指导临床进行治疗。

经络辨证,是以经络学说为理论依据,对患者的若干症状、体征进行综合分析,以判断病属何经、何脏、何腑,从而进一步确定发病原因、病变性质、病理机转的一种辨证方法,是中医诊断学的重要组成部分。

经络辨证与脏腑辨证互为补充,两者不可截然分开。脏腑病证侧重于阐述脏腑功能失调所出现的各种症状,而经络病证则主要是论述经脉循行部位出现的异常反应,对其所属脏腑病证论述较为简略,是脏腑辨证的补充,对临床各科,特别是针灸、按摩、气功等治疗具有重要意义。

第七节　方药篇——方药琐谈与治痹经验

一　石印玉教授方药琐谈

"石氏伤科"流派,作为国家非物质文化遗产已具有 150 余年发展历史。其一直推崇薛己"十三科一理贯之"——整体调治的诊疗观念,并在此基础上提出"以气为主,以血为先"的学术观点。相对于西医的"治病",石氏伤科更注重于"治人",治病的人,而不单单是治人的病,应"治伤先治人"。读《薛氏医案》温补居多,《儒门事亲》攻利为先,而法虽两岐其取效若一,何也? 此皆因地、视人、机灵法活,所以术并青囊,能苏白骨者也。

先如朱丹溪治老人坠马,腰痛不可转侧,脉散大,重取则弦小而长。朱丹溪曰:恶血虽有,不可驱逐,且补接为先,用苏木、党参、黄芪、川芎、当归、陈皮、甘草。服半个月,脉散渐收,食进,以前药调下自然铜等药,一个月愈。后有石筱山先生治老人左腿股粗隆骨折,已经四天,瘀阻肿痛,兼挟暑湿,肌热,早轻暮重,纳呆,口渴,大便不行,苔干,脉微弦滑。伤后气化失和,湿滞交阻。先拟清化佐以祛瘀之品。方拟葛根、佩兰、天花粉、薏苡仁、蔻仁、丹参、赤芍、山楂、楂芸曲、竹茹、更衣丸。三诊时见,神疲朦胧,夜寐不宁。舌苔干黄转薄腻,脉形略有间歇。正气暗耗,神不守舍,再以扶正宁神而和气机。方拟移山参、麦冬、蛤壳、半夏、陈皮、茯苓、楂芸曲、当归、川断、枣仁、远志、谷芽。九诊后而症瘥。皆"治伤先治人"、整体调治之效案。

石印玉教授在对骨伤科疾病的治疗上主要采用内治和外治两种治法,其中内治法尤以方药为重。

方药之中即使药物的组成相同,如果药物的使用方法不同,所达到的药效也会有所差别。例如,三拗汤和麻黄汤,药味都包括麻黄、杏仁、甘草,但三拗汤是由不去根节的麻黄、不去皮尖的杏仁和甘草组成,为剉散,每服三五钱,清水一盏,加生姜三五片,煎至六分,去渣温服,取汗为度,重在宣肺解表;而麻黄汤是由去节麻黄、去皮尖杏仁、去皮桂枝以及甘草组成的,重在辛温发汗,宣肺平喘。两方各有侧重。亦有同一方名,但药物组成不尽相同,药效却殊途同归。例如,玉屏风散,论其溯源,有多种说法,如《究原方》中其为散剂,每日两次,由黄芪 6 克、白术 2 克、防风 2 克组成;又如《丹溪心法》中其由黄芪 4 克、白术 4 克、防风 2 克组成,煎时加枣一枚,水煎,并应食后服。而邓铁涛教授亦用黄芪 12 克、白术 15 克、防风 3 克,其认为"发在芪防收在术",且临床常加用生龙骨 30 克、生牡蛎 30 克或浮小麦 30 克、糯稻根 30 克以加强益气固表之功。

临床用药时,药物的炮制法也与药物的功效密切相关,如黄芪、甘草、龙骨、牡蛎、麻黄、薏苡仁、白术、枣仁、麦芽、谷芽等,有生用、有炙用、有煅用、有炒用等等,药效即会不同。又如杏仁、牛膝、沙参、郁金等,产地不同也会使同一种药物药效有所差别。

在临床实践中,石印玉教授将一些原本治疗其他科疾病的方剂也用于治疗中医骨伤科病种。例如,地黄饮子在《宣明论方》中用于治疗心肾不交,舌瘖足痹,药用熟地黄三两,巴戟天、山茱萸、肉苁蓉、金石斛、附子、白茯苓、石菖蒲、远志、官桂、麦门冬各一两,五味子五钱,研为细末,每服三五钱,加生姜三五片、大枣一二枚、薄荷五七叶、清水一盏半,煎至八分,不拘时服,每日二次。临床可用于治疗脊髓型颈椎病。

《仙授理伤续断秘方》中提出"浑身无故损痛,是风损。当服风损药,如排风汤",药用白鲜皮、白术、芍药、肉桂、川芎、当归、杏仁、防风、甘草、独活、麻黄、茯苓,提示临床若活血化瘀法效果不理想时可考虑祛风法。而该书中小红丸、大红丸亦是骨伤科临床常用方。小红丸由骨碎补、当归、川乌、白杨皮、肉桂、莪术、丁香、干姜、川芎、细辛、附子、乳香、没药、芍药、朱砂组成。大红丸药用何首乌、川乌、天南星、当归、芍药、骨碎补、牛膝、细辛、赤小豆、自然铜、青桑炭、朱砂。两方均致力于止痛,如没药可活血止痛,何首乌、川乌、细辛可散寒止痛,天南星可散结止痛等等。

小续命汤方组为麻黄、杏仁、桂枝、白芍、人参、甘草、黄芩、生姜、防己、防风、附子、川芎,相当于半个麻黄汤、半个桂枝汤、半个四物汤、半个四君子汤,有祛风、化痰、活血之功,临床可用于治疗坐骨神经痛。其他临床重在祛风的常用方还有玉真散,《普济本事方》中由天南星、防风组成,而在《医宗金鉴》《外科正宗》中由白芷、天麻、羌活、白附子组成;五虎追风汤,药用蝉蜕、天南星、天麻、全蝎、僵蚕、朱砂;小活络丹,药用川乌、草乌、天南星、地龙、乳香、没药;川芎茶调散,由川芎、荆芥、防风、白芷、羌活、细辛、薄荷、甘草组成。总而言之,祛风的方法可分为疏散风邪、搜风通络、息风和阳、滋阴息风、养血祛风等。

目前,石印玉教授临床上温经药使用概率很高,而清热药也常用,如麻桂温经汤,药用麻黄、桂枝、细辛、白芷、桃仁、红花、赤芍、甘草;又如抗骨质增生合剂,药有黄芪、当归、黄柏、土茯苓、忍冬藤、地骨皮、牛膝、骨碎补、香附、萆薢、秦艽、白芍、土黄芪、土牛膝、蛇舌草、半枝莲、虎杖、鹿含草;治疗肩周炎退变时,常用黄芪、当归、仙灵脾、骨碎补、黄精、天南星、威灵仙、地龙、元胡、三七。

二　石印玉教授清热活血法治疗痹症的经验

中医对痹证的治疗,历代皆有丰富的叙述,其治疗原则有扶正祛邪、标本缓急、正治反治、三因制宜、宣散疏通、同病异治与异病同治、知常达变与既病防变、守方与变方,以及杂合以治。近代的研究也发现痹证的治法包含相当广泛,从大方向而言扶正祛邪是大法,扶正包括益气、养血、滋阴、补阳等,祛邪包含发汗、涌吐、攻下、清解等。另外,外感六淫与内伤七情、从脏腑经络辨证、久病致瘀停痰等,皆是治法需要考虑的重点。

对于痹证的治法,根据现代中医风湿病学整理有下列诸多方法,散风宣痹法、散寒通痹法、除湿蠲痹法、清热通痹法、散寒祛风法、散寒除湿法、祛湿清热法、清热解毒泻火法、祛风散寒除湿法、凉血散风法、养血祛风法、寒温并用法、活血祛瘀法、通经活络法、行气活血法、祛湿化痰法、化痰散结法、化痰祛瘀法、软坚散结法、化痰通络法、逐水化痰法、温阳化痰法、淡渗利湿法、解肌止痛法、行气止痛法、养血法、益气法、滋阴法、通阳法、通下法、温阳法、缓急止痛法、补益脾胃法、益气养血法、益气养阴法、补气活血法、滋阴清热法、滋肾养肝法、温补肝肾法、益气固表法、温阳益气法、疏肝活络法、搜风剔络法等。传统中医骨伤科分为内、外治法,骨伤科外治法包含外用药、理伤手法、夹敷固定、牵引疗法、手术疗法及练功疗法等。骨伤科内治法分前中后期三期用药治法,包括初期以攻为主,中期攻补兼施,后期以补为主。

有学者分析 1989~2006 年间期刊发表的治疗骨关节炎的方剂,发现治疗骨关节炎的方剂以补益、祛风寒湿、活血化瘀类别药物为主要组成。内服方剂多使用补益、祛风寒湿类药物,而外用方剂则借由较多使用祛风寒湿、活血化瘀类药物。其将 494 首方剂纳入研究。215 个内服方剂中,使用补益药 30 味 1 074 次、祛风寒湿药 31 味 908 次、活血化瘀药 22 味 727 次;279 个外用方剂中,使用祛风寒湿药 28 味 1 425 次、活血化瘀药 22 味 850 次、补益药 13 味 236 次。有资料显示在这期间以清热活血治疗退化性关节炎未被特别发掘,因此更显此法之重要,更须特别提出。

长期以来关于中医慢性筋骨病损治法的阐述在复合治则上还不多,大家比较了解的只有扶正祛邪,实际上复合治则比单一治则更实用。清热活血法已在临床获得较广泛应用。中医骨伤科治法就目前资料看,清热或活血似乎传统上只提用于损伤早期,多称为凉血清瘀。在骨与关节疾病,即以往的伤筋、陈伤范畴里除非明确的化热酿变时用之,慢性筋骨病损鲜有以此为治则。

慢性筋骨病损于诊断上是以痹证为主,《黄帝内经》提出"风寒湿三气杂至,合而为痹"的论点,因此现代医家在痹证的治法上多偏于温散。根据石印玉教授临床经验,慢性筋骨病损的患者常有口干、大便干、舌红等阴虚有热的症状,同时又常兼有瘀证,因此治疗上采用清热活血更显其疗效。痹症的治疗在滋阴学派大家朱丹溪的治疗经验中已有先例,以上、中、下痛风通用方中有温通药,也用了不少清热与活血的药,全方共成清热燥湿、祛风利湿、化痰祛瘀之功。

清代吴鞠通指出"痹证因于寒者故多,痹之兼乎热者亦复不少"。清代顾松园提到"风寒湿,邪郁日久,风变为火,寒亦为热"亦成热痹。明代张景岳也说"痹证有寒者,宜从温热,有火者宜从清凉"之论。更证实在慢性筋骨病损患者的病因除了风寒湿之外,也需关注风热。

瘀血产生的原因包含外伤使血离经脉不能及时消散或排出体外、气虚推动无力、气滞而至血滞、血寒使血液凝涩、血热互结而成瘀等原因。张仲景在《黄帝内经》基础上，首先确定"瘀血"的病名，并创立了20余首活血祛瘀方。在《伤寒论》提出"蓄血证"，且在《金匮要略》"惊悸吐衄下血胸满瘀血病脉证治"有专篇论述。血瘀可分为有形血瘀证和无形血瘀证，有形血瘀证相当于传统中医理论所说的瘀血；无形血瘀证是指血液黏稠度增加等，慢性筋骨病损的患者其瘀为何种也是尚需探讨的。根据《黄帝内经》理论分析津液与血液的关系、瘀血形成的机理，研究阴虚与血瘀的内在联系，发现阴虚和血瘀可互为因果。

如今，阴虚且见热症者较多，因此把清热活血法作为慢性筋骨病损的常用治法就有必要。由于有一部分慢性筋骨病损的患者属于阴虚体质，再加上久病必瘀，阴虚会化热，阴虚也会致瘀，热与瘀也会互相转化。根据石印玉教授多年的临床经验总结出多种治法，其中清热活血法是石印玉教授经常运用于此类患者的治疗原则之一。近年来，清热活血法不论是心血管系统、呼吸系统、消化系统、泌尿生殖系统、皮肤疾病及筋骨关节疾病等皆有相关研究，但是在慢性筋骨病损的领域则少有论述，现系统整理清热活血的相关研究以进一步厘清此观念。

1. 清热活血法于各系统的研究　整理清热活血法近年在各领域皆有许多相关研究，于心血管系统方面有许多的研究且皆有一定的疗效，包括治疗冠心病、心绞痛、下肢静脉血栓、颈动脉粥样斑块、高血压及脑出血等。

清热活血法近年来于呼吸系统的相关之研究，包括治疗急性耳鼻咽喉科疾病、急性扁桃体炎、急性咽炎、扁桃体周围炎、扁桃体周围脓肿、外耳道疖肿、急性化脓性中耳炎、鼻部疖肿、鼻衄、急性鼻窦炎、喉源性咳嗽、慢性肺炎、小儿哮喘及流行性喘憋型肺炎等。

清热活血法近年来于消化系统有诸多研究，包括治疗慢性萎缩性胃炎、萎缩性胃炎胃癌前期病变、幽门螺杆菌相关性胃炎、胆汁反流性胃炎、小儿胃肠功能衰竭、溃疡性结肠炎、消化性溃疡、胰腺炎、非胰岛素依赖型糖尿病及慢性乙型肝炎等。

清热活血法近年来于泌尿生殖系统有许多相关的研究，包括治疗慢性肾小球肾炎、小儿急性肾小球肾炎、新月体性肾炎、狼疮性肾炎、乙型肝炎病毒相关性肾炎、肾病综合征、肾性血尿、糖尿病肾病、IgA肾病、输卵管阻塞性不孕症、慢性盆腔炎、子宫内膜异位症及急性泌尿系感染等。

清热活血法近年来于皮肤疾病有相关的研究，包括治疗寻常痤疮、颌面部炎性包块、异位性皮炎、浆细胞性乳腺炎、阴疮及寻常型银屑病等。

另外周仲英教授在出血性中风、重症肝炎、流行性出血热及高甘油三脂血症的研究，也强调瘀与热的观点。

2. 清热活血法于筋骨关节的研究　清热活血法近年来于筋骨关节疾病的研究，包括治疗软组织损伤、骨折及类风湿关节炎。

以清热活血消肿汤中药煎剂熏洗或局部热敷，结果疼痛、肿胀、功能障碍等软组织损伤绝大部分恢复正常。观察清热活血消肿合剂治疗骨折合并软组织损伤对血管活性因子的影响。发现清热活血消肿Ⅰ、Ⅱ合剂治疗骨折合并软组织损伤,可使患者血清 ET,6-keto-PGF1α 及 NPY 水平明显下降而 NO 水平显著升高,这可能为该疗法的重要疗效机制。清热活血消肿Ⅰ、Ⅱ合剂内服、熏洗并用,较单纯熏洗能更明显地促进患者血清 TNF-α 水平及 C 反应蛋白水平降低。发现清热活血消肿Ⅰ、Ⅱ合剂共治疗骨折并软组织损伤,对白细胞介素-1β 和白细胞介素-6 的抑制和消除作用要明显优于单独用药的对照组。

清热活血消肿汤熏洗治疗软组织损伤的疼痛、肿胀、皮肤颜色及温度、功能障碍的疗效研究发现,此方具有活血、清热、利水作用,可通过促进血液循环,增强渗出物吸收,而使功能恢复。

曾氏用清热活血的芒硝、莪术、白芥子及白芷等药物,配合中药离子透入疗法治疗类风湿关节炎 50 例,对关节疼痛、关节肿胀、关节屈伸不利及晨僵的改善具有显著统计学意义,其中对关节肿胀改善明显,对关节疼痛及关节活动度改善次之。以清热利湿活血通络法治疗活动期类风湿关节炎,对 475 例类风湿性关节炎住院患者分析发现红细胞沉降率、C 反应蛋白、PLT 皆可反映类风湿性关节炎患者病情变化,发现湿热痹阻型的数值高于其他证型。治疗选用土茯苓、金银花、黄柏、赤芍及莪术为主药的中药复方服用 2 个月,发现在缓解关节疼痛指数、肿胀指数、压痛指数及晨僵方面疗效明显。

以清热活血法治疗类风湿关节炎,对照组服用甲氨蝶呤,治疗组清热活血方与甲氨蝶呤合用。结果显示治疗组于改善疾病疗效、改善中医证候疗效方面,优于对照组。以清热活血方药治疗活动期类风湿关节炎,发现于疗效方面中西药组优于中药组,西药组相对较差;活动度改善方面,中药组和中西药组均优于西药组,中药组和中西药组间差异无统计学意义;实验室指标改善方面,中药组和中西药组对红细胞沉降率的改善效果较好,其中对 C 反应蛋白的改善,中西药组疗效优于中药组及西药组,且起效最快;药物安全性方面,中药组较中西药组及西药组更为安全。湿热瘀阻证成为活动期类风湿性关节炎的主要证型,故以"清热利湿、活血通络"为其主要治则,拟清热活血方,以土茯苓、金银花为君,清热解毒、除湿、通利关节;苍术、黄柏清热利湿,赤芍、丹参清热凉血、散瘀通络,共为臣药;生薏苡仁、萆薢、青风藤及莪术清热利湿,辛温活血,兼用虫类药通络止痛,使得湿热、瘀血俱去,关节肿痛得消。

采用清热活血通痹汤用金银花、玄参、当归、赤芍及威灵仙等治疗活动期类风湿性关节炎效果显著。在 80 例类风湿性关节炎患者研究发现,中药清热活血通痹汤内服治疗类风湿性关节炎,较单纯西药有良好的疗效,且不良反应小。

3. 石印玉教授的清热活血经验　　石印玉教授多年的临床经验将清热活血理论运用于中老年筋骨退化性疾病。石印玉教授本着石氏伤科"十三科一理贯之"的治学精神,更突出"以气为主,以血为先"的治疗观念,临证治疗强调辨证论治,更重视理法方药分析是否精准。将病因是属外感六淫、内伤七情或是外力受伤等的直接审因纳入考虑,但是现代人生活作息与古人不同,现代人脑力活动多、生活紧张加上熬夜多,突出人群中阴虚与热证的体质,因此整体复杂因素影响之下,需全盘考虑四诊八纲的审证求因才能符合证情变化。

中医骨伤科内治法的治疗亦与内科治疗有不可分的联结性,《黄帝内经》提到"寒者热之,热者寒之"是针对病因而言,亦可说是针对病性而言。"高者因而越之,其下者引而竭之"是针对病位而言。所以病因、病位、病性的正确分析对于施治的疗效非常重要。内科的诊断学除了望闻问切四诊,病性辨证强调分辨虚实、寒热,病位辨证则可从表里辨证、脏腑辨证、六经辨证、卫气营血辨证及三焦辨证等各个层次分析,这些皆可部分运用于骨伤科的辨证治疗。然而骨伤科疾患因为疾病的特殊性则更侧重皮肉辨证、筋骨辨证、气血津液辨证、脏腑辨证及经络辨证。

石印玉教授运用清热活血法治疗慢性筋骨病损患者有相当好的疗效,所以临床上将石氏伤科医学中心的痹痛三号协定处方作为清热活血的一个代表方,药物组成在活血药中配合清热祛湿之品,共成清热活血之大局。

石印玉教授传承石氏伤科治疗经验,在伤科内治法治疗方面,根据数十年临床经验,总结出清热活血、温经活血、通督活血等多种不同治法。治疗中年腰背痛疾患石印玉教授用清热活血法,往往能够取得良好的疗效。处方以黄柏、地骨皮、土茯苓、忍冬藤滋阴清热,并入黄芪、当归、牛膝、骨碎补益气活血,牛膝、骨碎补用于补肾壮腰;玉竹养血润燥;香附解郁理气;萆薢利湿通达;六神曲健脾调和为佐。除服汤药外,石印玉教授常用三七、地鳖虫、全蝎、蜈蚣4味研粉入药,以活血通络,治疗筋骨疼痛,多见效验。

第八节　针灸篇——伤科常用穴

穴位治疗应用于伤科临床上,多见于扭伤或劳损,主要起到止痛活血、舒筋通络的作用。根据伤科疾病的特点,分为骨关节病和脊柱病。

骨关节病是一种慢性关节疾病,其主要改变是关节软骨退行性病变及继发性骨质增生。常见发病关节有踝、膝、髋、腕、肘、肩等关节部位;而脊柱病,是指在脊柱上发生的一系列病变,包括常见的颈椎病、腰椎退变等。所以治疗穴位也在病变位置附近。

下面根据疾病特点,介绍常见的穴位。

【合谷】LI4(原穴)

定位:在手背,第1、2掌骨间,当第2掌骨桡侧的中点处。

主治:① 头痛、目赤肿痛、鼻衄、齿痛、口眼歪斜、耳聋等头面五官疾患;② 发热恶寒等外感病证,热病无汗或多汗;③ 经闭、滞产等妇产科病证。

操作:直刺0.5~1.0寸。

【曲池】LI11(合穴)

定位:屈肘成直角,在肘横纹外侧端与肱骨外上髁连线中点。

主治:① 手臂痹痛;② 热病;③ 高血压;④ 腹痛吐泻;⑤ 咽喉肿痛、齿痛、目赤痛。

操作:直刺 0.8~1.2 寸。

备注:配手三里治上肢不遂;配太冲、大椎治高血压。

【肩髃】LI15

定位:肩峰端下缘,在肩峰与肱骨大结节之间,三角肌上部中央。

主治:① 肩臂挛痛、上肢不遂;② 瘾疹。

操作:直刺或向下斜刺 0.8~1.5 寸。

备注:配肩髎、臂臑治肩臂疼痛;配曲池、阳陵泉、绝骨治偏瘫;配阳溪治风热瘾疹。

【足三里】ST36(合穴,胃下合穴)

定位:犊鼻下 3 寸,距胫骨前缘外开一横指(中指)。

主治:① 胃痛、呕吐、腹胀、泄泻、痢疾、便秘等胃肠疾患;② 乳痈,肠痈;③ 下肢痹痛,水肿;④ 癫狂,⑤ 虚劳羸瘦,为强壮保健要穴。

操作:直刺 1~2 寸。

备注:配中脘、梁丘治胃痛;配内关治呕吐;配气海治腹胀;配膻中、乳根治乳痛;配阳陵泉、悬钟治下肢痹痛;常灸足三里可养身保健。

【少海】HT3(合穴)

定位:屈肘,当肘横纹内侧端与肱骨内上髁连线的中点处。

主治:① 心痛、癔病、神志病;② 肘臂挛痛;③ 头项痛,腋胁痛;④ 瘰疬。

操作:直刺 0.5~1 寸。

备注:配曲池治肘臂挛痛;配天井治疗瘰疬;配风池、后溪治头痛项强。

【后溪】SI3(输穴,八脉交会穴,通督脉)

定位:在手掌尺侧,微握拳,第 5 指掌关节后的远侧掌横纹头赤白肉际。

主治:① 头项强痛、腰背痛、手指及肘臂挛痛;② 目赤、耳聋、咽喉肿痛;③ 癫狂;④ 疟疾。

操作:直刺 0.5~1 寸。治手指挛痛可透刺合谷。

备注:配列缺、悬钟治项强痛;配水沟治急性腰扭伤;配环跳、阳陵泉治腿痛。

【肾俞】BL23(肾之背俞穴)

定位:第 2 腰椎棘突下,旁开 1.5 寸。

主治:① 腰痛;② 遗尿、遗精、阳痿、月经不调、带下等泌尿系疾患;③ 耳鸣、耳聋。

操作:直刺 0.5~1 寸。

备注:配气海、三阴交、志室治疗滑精;配关元、三阴交、太溪、水泉治疗月经不调;配中脘、天枢、足三里治疗五更泄泻;配委中、太溪治疗腰痛。

【委中】BL40(膀胱之下合穴)

定位:腘横纹中点。

主治:腰背痛、下肢痿痹等。

操作:直刺1~1.5寸,或用三棱针点刺腘静脉出血。

备注:配肾俞、阳陵泉、太溪治疗腰痛。

【昆仑】BL60(经穴)

定位:外踝尖与跟腱之间的凹陷中。

主治:后头痛,项强,腰骶疼痛,足踝肿痛。

操作:直刺0.5~1寸。孕妇禁用。

备注:配风池、天柱、肩中俞、后溪治疗项强;配太溪、丘墟、三阴交治疗足跟痛。

【风池】GB20

定位:胸锁乳突肌与斜方肌上端之间的凹陷中,平风府穴。

主治:① 头痛、眩晕、目赤肿痛、鼻渊、耳鸣等头面五官病证;② 中风、不寐、癫痫等神志病证;③ 颈项强痛。

操作:针尖微下,向鼻尖方向斜刺0.8~1.2寸,或平刺透风府穴。

备注:配大椎、后溪治疗颈项强痛;配睛明、太阳、太冲治疗目赤肿痛;针刺风池穴对视神经萎缩患者疗效较好。

【环跳】GB30

定位:侧卧屈股,股骨大转子最凸点与骶管裂孔连线的外1/3与中1/3的交点处。

主治:腰胯疼痛、下肢痿痹等腰腿病证。

操作:直刺2~3寸。

备注:配殷门、阳陵泉、委中、昆仑治疗下肢痹痛;配风池、曲池治疗风疹。

【阳陵泉】GB34(合穴、八会穴之筋会)

定位:腓骨小头前下方凹陷处

主治:① 黄疸、口苦、呃逆、呕吐、胁肋疼痛等肝胆病证;② 下肢痿痹、膝膑肿痛等下肢、膝关节疾患;③ 肩痛。

操作:直刺1~1.5寸。

备注:配支沟治疗胁肋痛;配日月治疗胆囊炎;配环跳、委中、悬钟等治疗下肢痿痹。

【悬钟】GB39(八会穴之髓会)

定位:外踝尖上3寸,腓骨前缘。

主治:① 颈项强痛,胸胁胀痛,下肢痿痹;② 痴呆,中风。

操作:直刺1~1.5寸。

备注：配天柱、后溪治疗颈项强痛；配风池治疗眩晕、耳鸣；配丰隆治疗高脂血症。

【腰阳关】GV3（也有的地方督脉简称为 DU）

定位：在腰部，当后正中线上，第四腰椎棘突下凹陷中。

主治：① 腰骶疼痛，下肢痿痹；② 月经不调，带下；③ 遗精，阳痿。

操作：直刺 0.5～1.0 寸。

备注：配肾俞、次髎、委中主治腰腿痛。

【大椎】GV14

定位：在背部，当后正中线上，第七颈椎棘突下凹陷中。

主治：① 热病，疟疾；② 感冒，咳嗽，气喘；③ 癫痫，小儿惊风；④ 头项强痛；⑤ 风疹，痤疮。

操作：斜刺 0.5～1.0 寸。

备注：配曲池、列缺、风门主治感冒；配后溪、间使主治疟疾。

【落枕（外劳宫）】EX－UE8

定位：在手背，第 2、3 掌骨之间，掌指关节后 0.5 寸。

主治：① 落枕；② 手背红肿，手指麻木。

操作：直刺或斜刺 0.5～0.8 寸。

第九节　手法导引篇——导引八法

一　导引的基本概念

　　导引是我国传统祛病健身方法，其是以中医理论为基础，以减轻各种病痛与改善肢体运动功能、感觉认知功能、言语功能、生活自理能力及提高生活质量等为目的的一系列传统康复练功方法，具体包括五禽戏、易筋经、八段锦、少林内功、六字诀、自我按摩等传统导引运动。

　　导引是通过呼吸运动和肢体运动相结合而达到强身治病目的的一种体育保健方法，主要依靠内功、内动，注重防病于未然。

二　导引的功用

　　导引的练习主要功用之一是养气，正确的导引动作加上平和的心态会使五脏六腑正常工作，而五脏六腑的正常工作就能自然养气，气足则神旺，人的精力充沛则会感觉浑身有劲。五脏六腑的健康会影响人的心情，而好的心情又能促使五脏六腑更加健康,从而进入良性循环。

功用之二是伸筋,气养足了,通过一定的导引方法可以伸筋,筋伸展了人就容易形成整体,气就自然会灌溉到全身,最好使气贯四梢(手指、脚趾为筋梢,舌为肉梢,牙为骨梢,毛发为血梢),使人气血充盈,阴阳平衡。中医认识疾病的重要观点之一就是人生病大多是气血不通所造成的,而导引的练习就要使人体的气血通畅,从而可以祛病延年。人的筋在身体里非常重要,其可以运气,亦可以长力。中医认为人的运气是通过经络进行的,练习导引可以再增加一条运气的通道,就是筋。在古代,筋骨的锻炼与中医中药相呼应,为人们的生存和抵抗疾病发挥了重要作用。伸筋练习的要点:① 双腕要扣,依据导引的具体动作而选择扣手腕的方向,扣手腕可以拉动两臂与身体的横筋,拉筋时宜循序渐进,扣手腕时可稍微用一点力,感觉紧就行了,松了后再微微用力,如此反复练习,可自然产生相争之力,产生争力后便可运用争力去拉筋;② 头顶竖项,坐胯提膝,练习导引动作,头顶竖项可产生顶力,坐胯提膝可产生坐力,两力相争可拉动身体竖筋,颈项、肋部以及腿部处筋;③ 颈项后靠,可拉动腰部大筋,腰微微前挺,丹田自然充实;④ 坐胯,两腿蹲到一定程度自然产生坐力,坐力持久后会自然产生两腿的夹力,而夹力持久后又自然产生双足十趾的趴地力,双足趾的趴地力可以拉动两腿全部的筋,持久后双足踏进地下力,如同树栽根。拉筋到全身上下不论如何使劲都不紧了,则说明筋够长了,够用了。导引的祛病养生方法是医学无法替代的,当然其也不可能替代医学。

"导引八法"是在吸收传统太极拳、少林内功和自我保健推拿功法部分精华的基础上加以继承、创新汇编而成的。传统太极拳的架式平稳舒展,动作轻松柔和,不僵不拘,顺人体之自然,无忽起忽落的动作,练完后给人以轻松愉快的感觉,适合不同年龄段的人练习。太极拳要求以意识引导动作,使气血运行畅通,达至四肢末梢,经络得以疏通。太极拳讲究以腰为轴心,腰的旋转能对内脏起到轻微的按摩作用,这样就提高了各脏器的代谢能力,以及肠胃的蠕动,促进了消化能力,增强了身体素质。中医有"人老腿先老"之说,故下肢经脉通畅,气血充盈,则筋健骨强,步行有力。拳家有言"筑其基、实其体",强健的下肢力量对人体的健康有着重要的意义。少林内功的锻炼要求蓄劲于指端,以力贯气,讲究"练气不见气,以力带气,气贯四肢"。锻炼时特别强调下实上虚,着重锻炼两下肢的"霸力"和上肢的灵活性,动作要求上身正直,含胸拔背,下肢挺直,脚尖内收,足跟踏实,五趾抓地,同时两股用力内收,站如松,稳健而牢固。上肢在进行各种姿势锻炼时,要求凝劲于肩、肘、腕、指。在呼吸配合上,要求使气下沉,呼吸自然,与上肢动作相协调,达到"外紧内松"的境地。从而锻炼时力达四肢腰背,气随力行,注于经脉,使气血循行畅通,濡养四肢百骸和五脏六腑,以达到扶正健体,祛除病邪之目的。自我保健推拿功法是为了防止或减少疾病的发生、延缓疾病的发展或加快疾病的祛除,进行自我功法锻炼、自我推拿按摩,以提高自身健康水平的方法,其具有舒筋通络,行气活血,调摄真元,养生益智的功效。该套功法具有柔和舒缓,动静相兼,松稳自然的特点。上海中医药大学附属曙光医院石氏伤科曾将该功法用于膝骨关节炎患者的自我保健和康复治疗,实践证明该功法简单易学,便于掌握。如能持之以恒地加以锻炼,可有效缓解膝痛、僵硬和活动不利等临床症状,还能对颈肩腰背痛等相关疾病起到一定的早期预防和治疗作用。

三　常用动作及动作要领

1. 起式

(1) 并步自然站立;左足向左迈步,两脚平行分开站立如肩宽,脚尖朝前,两脚跟在同一水平线上;全脚掌平稳着力,脚底与地面粘牢。

(2) 从脚底做起,脚底找命门,调整周身,使得身体中正,头颈竖直,两目平视,下颌微收,舌尖轻轻抵住上腭。

(3) 从脚底开始自下往上做起,沉肩坠肘,两臂自然下垂,保持虚腋,中指轻贴风市穴(裤缝连接处)。

(4) 胸部自然放松,不凸起或凹陷。

(5) 松静自然,呼吸深、长、慢、匀。

注: ① 风市穴,属足少阳胆经。中指轻贴风市穴,目的是加强意念,使意识下至脚底。② 沉肩,即肩有下沉之意。沉肩可使气沉丹田,重心稳固。③ 保持虚腋。因腋下有手厥阴心包经,保持虚腋可使内气顺利流通至手指尖。

2. 站裆式

(1) 接上势,两臂外展外旋,掌心朝向前方,继而臂内旋极力向后撑,掌心朝向后下方,两膝自然直立,两脚跟极力外撑。

(2) 两肩要平,肩胛骨下角要顺着脊柱的方向向下松沉,肘似直非直,腕微微背屈,四指并拢,拇指用力外展、内旋,虎口相对。

(3) 胸要空松,腹要充实,身体中正不偏斜。

(4) 头颈自然竖直,下颌垂向地面,两目平视。

动作量度:依身体的素质而定,在套路练习中每次可站 5 秒钟,如果单练此式,宜逐渐增加练习时间,每次可站 20~40 分钟。

3. 前推八匹马式

(1) 站裆式站好。

(2) 缓缓屈肘,两掌跟紧贴两肋,掌腕伸直,四指并拢,拇指翘起,两掌心相对,劲从脚底生,脚底找命门,命门带动脊柱,凝劲于肩、臂、肘、腕、指,缓慢用力前推。

(3) 两臂推足至平直时,两掌相距约半尺,然后想像脚底与两手似有一线相牵,随着脚底的抽线,缓慢屈肘收回两手,恢复至站裆式;如此,可以重复练习数次。

动作量度:依身体的素质而定,整套练习中以做 3 次为度,如果单练此式,宜逐渐增加练习次数,每回可练习 10~15 次。

4. 马裆式

（1）左足向左迈步，两脚分开约两脚半距离；两臂外展外旋侧平举，在头顶上方交叉，右臂在外侧，继而下按，在腹前分开置于身体两侧，同时两脚底极力地抽吸胸部与背部的肌肉等组织，成屈膝下蹲状，膝盖不超过脚尖。

（2）胸要空松，腹要充实，身体中正不偏斜。

（3）两肩要平，肩胛骨下角要顺着脊柱的方向向下松沉，肘似直非直，腕微微背屈，四指并拢，拇指用力外展、内旋，虎口相对。

（4）头颈自然竖直，下颌垂向地面竖直，下颌微内收，两目平视。

动作量度：依身体的素质而定，每次可站 5 秒钟，如果单练此式，宜逐渐增加练习时间，每次可站 20～40 分钟。

5. 顺水推舟式

（1）马裆式站好。

（2）两臂屈肘直掌置于胁肋旁，劲从脚底生，脚底找命门，命门带动脊柱，两掌徐徐向推出，在前推时手腕微微背屈，并渐转为虎口朝下，四指并拢，拇指外展，指尖相对，两臂似直非直。

（3）继而想像脚底与两手似有一线相牵，随着脚底的抽线，缓缓收回两手，直至成马裆式；如此，可以重复练习数次。

动作量度：依身体的素质而定，整套练习以做 3 次为度，如果单练此式，宜逐渐增加练习次数，每回可练习 10～15 次。

6. 沉浮式

（1）沉（如巨石沉海底）：左足向左平行迈出，与肩等宽，两脚底与地面粘牢，然后两脚底极力地抽吸胸部与背部的肌肉等组织，使足、膝、胯、腰、肩、头逐渐地徐徐下沉，如巨石慢慢地下沉到海底一般，抽吸到以两小腿垂直于地面为极限，保持此式 5～10 秒钟。

（2）浮（如太阳升天空）：在沉的基础上，脚底与地面进一步粘牢，劲从脚底生，脚底找命门，命门带动脊柱，足、膝、胯、腰、肩、头如早晨的太阳，从海平面上缓缓地升起，是在极自然的情况下上升的。

动作量度：依身体的素质而定，整套练习中以做 3 次为度，如果单练此式，宜逐渐增加练习次数，每回可练习 10～15 次。

7. 抖透式

（1）左足向左平行迈出，与肩等宽，两脚底与地面粘牢，然后两脚底极力地抽吸胸部与背部的肌肉等组织，成微微屈膝状，随松腰松胯两膝向左右抖动。

（2）继而每侧肩膀分别进行环绕动作，右侧肩膀不动，左侧肩膀向前内收，肩膀尖找耳垂，然后将肩胛骨缓慢地沿脊柱方向放下，在逐渐适应的情况下，尽可能地将肩膀向后转动，右侧练习要求与左侧相同。

动作量度：依身体的素质而定，整套练习中左右抖动及两肩环绕动作可各做

3 次,如果单练此式,宜逐渐增加练习次数,每回可练习 10～15 次。

8. 收式

(1) 两手掌心相对,相搓生热,从下颌开始,搓面到头顶至颈项部三遍;再从下颌开始,搓面到头侧部至颈项部 3 遍。

(2) 两手掌心相对,相搓生热,继而两手相按,左手掌心搭在右手掌背上,右手掌心按在肚脐部,顺时针和逆时针按揉腹部,各 3 遍。

(3) 两手掌心相对,相搓生热,继而两手掌心按在胯前,自大腿前面向下推至过髌骨,以 3 遍或以透热为度。

(4) 完后,两手握空拳,拳心向内,依胆经循行的路线进行自上而下和自下而上地来回拍打,以 3 遍或以充分放松为度。

四 导引八法的作用

导引八法的锻炼主要是伸展全身的筋骨,力生于骨,而达于筋,筋长则力大,筋柔则骨易正,骨重则筋易灵,筋灵则力实,筋伸则骨节缩。伸缩腕挺(手足四腕与颈项)则全身之筋络开展。此套功法的练习要求脚底的承受力比较高,因此,对增强下肢肌肉的力量和耐力以及改善关节活动度有很大的帮助,同时配合呼吸和意识的训练,有助于疏通经络,调理气血,使气血充盈,阴阳平衡。脚底抽吸胸腔的组织,从而使横膈下降到腹腔内,对腹腔脏器能起到按摩的作用。久练此功,能够改善脏腑的功能,可增加食欲,改善排泄,促进睡眠,同时也具有调节精神情志的功能,使精力充沛,心情愉悦。

各式的具体作用概述如下。

起式是武当叶氏太极拳的最基本拳势,其将精神、形体、气息三者结合起来,通过"静站"养气行气来达到保健养生的作用,练习时要求五趾齐地,即中心在脚底,五个脚趾要轻轻地贴住地面,既不能翘又不能抓;五心齐意,即两脚心涌泉穴、两手心劳宫穴和头顶百会穴,均要有意灌注;五指齐气,即两手指要平均地有气贯到。习练此势能扶助正气、调和脏腑、调节情志、养精宁神,从而达到养身、健身、治病的功效。无极式的习练方法为静、松、自然,首先是"静",练习内功的人都知道要静,只是很难静下来。其原因是人的思想一般总是想其他事情,很难完全放松。要想让思想静下来,不乱想是关键。其次在练松字诀的时候,再配合"松"一起练,让人的思想集中在松、静上,思想松了才能练好静。再者要把思想集中在"一切顺其自然"上,在练功运动的过程中不能有轻有重、有快有慢,要使身体的每一部位从头到脚的分量都分布得很均匀,使人的感觉很舒服,没有一个地方僵硬。

站裆式是少林内功最基本的裆式。它要求蓄劲于四肢,以力贯气,因为十二经脉之本都在四肢远端,故练习此势可调十二经脉的气血,使气血畅通,外荣四肢百骸,内养五脏六腑,从而调和阴阳,调整脏腑,起到扶正祛邪的作用;同时此式要求脚底与地面粘牢,下肢微微挺直,足跟极力外撑,足尖含有内旋之意,可练习下肢的霸力,从而提高下肢伸屈肌群的肌肉力量和耐力,改善膝骨关节炎患者出现的腿部肌肉萎缩的症状。

马裆式要求脚底与地面粘牢,两脚底极力地抽吸胸部与背部的肌肉等组织,成为屈膝下蹲、实腹、蓄劲于脚底与命门的结构,久练此式能起到健肾补腰的作用,此外任督二脉均起于胞中,故此势又能通调督脉,使全身阴阳趋于平复,脏腑得到强健;同时此式可提高下肢伸屈肌群的肌肉力量和耐力以及肌肉的韧性和弹力,从而可达到筋强骨健的作用。

前推八匹马式、顺水推舟式的功法锻炼通过两掌从胁肋下擦推而出,劲从脚底生,脚底找命门,命门带动脊柱,徐徐有力,两手都有螺旋翻转,使前臂肌肉产生一个拧转裹抱的过程,形成拧劲、争劲、螺旋劲等,通过各部肌肉、韧带的伸展收缩,相互争衡,可以增强上肢关节的稳定性及肌肉力量;同时,两手自胁肋两侧向前推出,使气行于中焦,故能健脾和胃,促进胃肠功能,使摄纳增加,生化有源,气血充沛,此外,久练这两式可提高下肢伸屈肌群的肌肉力量和耐力以及肌肉的韧性和弹力,从而可达到筋强骨健的作用。

沉浮式吸收了武当叶氏太极拳的医疗行功式的精华,下沉时要求两脚底与地面粘牢,继而两脚底极力地抽吸胸部与背部的肌肉等组织,上浮时则要求脚底与地面进一步粘粘牢,劲从脚底生,脚底找命门,命门带动脊柱,因此,此式要求在精神灌注,意识支配下进行练习,下沉时配合着呼气,上浮时配合着吸气,从而使周身完整一气。中医的三焦,一般认为脐(胃)以下的部位和脏器为下焦;脐以上,横膈以下的上腹部为中焦;横膈以上的胸部为上焦。通过下沉和上浮的练习,可通畅三焦,调理气血,起到调整诸脏腑的功能,同时可使手臂和脊柱得到伸筋拔骨的练习;对下肢的锻炼功效同前。

抖透式参考了武当叶氏太极拳的太极拳辅助行功式,练习时要求两脚底极力地抽吸胸部与背部的肌肉等组织,随松腰松胯而抖动两膝,肩膀进行的环绕练习,要求肩胛骨缓慢地沿脊柱方向放下,在逐渐适应的情况下,尽可能地将肩膀向后转动。该式能改善肩部疼痛和转动不利的症状,改善膝骨关节炎患者的关节疼痛或活动受限的情况,并有放松全身,使周身气血调畅的功用。

收式参考了自我保健推拿功法,练习此式可起到改善头面部疼痛,颈项部疼痛、僵硬,腹部气机失调、腹痛、腹胀以及腿部僵硬、活动不利的情况,经常练习,可达到使气息归原,整理肢体,周身放松,愉悦心情的目的,进一步巩固练功的疗效,逐渐恢复到行功前的自然状态。

此外,导引八法中包含了颈、肩、腰、背各关节、肢体的活动锻炼,既可起到对各关节伸筋拔骨的作用,又能防治颈、肩、腰、背的软组织疾患。总之,练习此导引八法能起到扶正固本的作用,膝骨关节炎早期关节疼痛、僵硬和活动不利的患者及颈、肩、腰、背劳损兼有虚劳杂症的患者,练此功法皆有裨益。

五　练习导引八法的注意事项

(1) 练功在室内或室外皆可,但在室外时避免汗出当风。

(2) 练功时着舒适衣服,穿平底鞋。

(3) 练功时应全神贯注,二目平视,最好面对穿衣镜练习。

(4) 练习时不可屏气,呼吸自然谐调。

(5) 练功时不宜过饥、过饱,练功时间最好在饭后两个小时。

(6) 练功期间应节制房事,妇女经期停止练功,酒后禁忌练功。

(7) 练功后宜以温热水擦身,不可洗冷水澡,不可饮冷饮。

(8) 练功需持之以恒,不可一曝十寒。

第十节　丹溪学说对石印玉教授诊治脊柱退行性疾病学术观点的影响

　　中老年脊柱退行性疾病的治疗在现今的医疗体系占有非常重要的地位,随着社会人口结构的老化,社会保险的负担更沉重,亦随着经济的发展进步,人们对于健康的要求也愈来愈高。其中,中老年脊柱退行性疾病造成的腰腿痛是骨伤科门诊最常见的疾病之一,根据相关研究发现下背痛是仅次于呼吸道感染的常见就医病种之一,而且花费的社会成本相当大,在中医骨伤科患者群占有很大的一部分。骨伤科的临床患者特性呈现多元化,常伴随着多种慢性疾病及多部位的筋骨病损,治疗也相对的比较复杂。因此,医生在开立方药时除了骨伤科特有的筋骨辨证之外,同样需要有内科的辨证思维模式,更需要结合四诊八纲、脏腑辨证、经络辨证、气血津液辨证或三焦辨证等,才能充分发挥辨证思维特色。

　　石印玉教授在多年治疗慢性筋骨病损的过程中发现,中老年脊柱退行性疾病在骨伤科病患中占了很大的比例,包括颈椎病、腰部劳损、腰椎间盘突出症、椎管狭窄症等,其中一部分是较单纯的脊柱退行性疾病,而另一部分则是其他疾病与脊柱退行性疾病并存,并且症情交杂。因此如何在多元传统的中医骨伤科治疗中,归纳整理出一个中老年脊柱退行性疾病的治疗方针,就显得非常重要。

　　石印玉教授对于朱丹溪的学术思想颇为推崇,并吸纳应用继而创新。朱丹溪提出:"痛风,四肢关节走痛是也,他方谓之白虎历节风证。"此"痛风"是对痹证的统称,并非现代医学所说之痛风。由于金元以前及朱丹溪时代痹证与痿证混同于"风",造成了认识上的偏差,故丹溪弃痹证之名不用,创立痛风病名。朱丹溪对痿痹的论治精辟,明·虞抟说:"丹溪此论一出,扫尽千古之弊。"即指朱丹溪将痹证从痿证中分离出来。唐宋时期医者好用温燥,《局方》沿其弊,痿痹不辨,概用温燥,贻害匪浅。朱丹溪论治痿痹，设立了痿证专论，以"痛风"来命名痹症，治痿重用泻火养阴，治疗注意凉润滋养以治本，兼用温通以治标，标本兼治。痹证与痿证的重要辨识标准在于痛与不痛，朱丹溪以"痛风"名痹，突出了"痛"这一痹与痿的鉴别指征。在痹的病症表现上，强调"四肢关节走痛""夜则痛甚"。论病因，朱丹溪认为有痰、风热、风湿、血虚。在调摄上，他力倡忌温燥，淡厚味，慎欲事，这不失为痹证康复的摄生要法，对于后世痹症的辨证论治、预后及理论等研究都具有重要的意义。现代医学中，风湿性关节炎、类风湿性关节炎、痛风、硬皮病、皮肌炎、结节性多动脉炎、老年性关节退行性病变等，均可纳入朱丹溪"痛风"范畴。朱丹溪为金元四大家之一，集合了刘完素、张子和及李东垣之特点，又融合理学思想自成一大家，成为滋阴学派代表人物，对后世影响深远。朱丹溪影响后世的主要学术思想包括：提出"阳常有余，阴常不足""相火论""滋阴学说""痹痿的论述""气血痰郁学说"，批判《局方》统方、创立"六郁学说"。"阳有余阴不足"反映他的基本医学思想，即重视护养阴精。养生方面主张节饮食、戒色欲，收心养心，静而养阴生精。治疗方面力排温燥香窜，主张抑相火、补肾水。朱丹溪提出滋阴学说，更以滋阴降火治法传世；养阴的理论依据源于《黄帝内经》，《伤寒杂病论》为养阴法的临床运用奠定了基础。朱丹溪重视护养阴精，明·张景岳进一步完善养阴理论。温病学说在清代迅速发展，吴鞠通为养阴学说的发展做出了重要的贡献。朱丹溪以"气血痰郁为纲，六气致病为目"来论治杂病，可见其对杂病有独特创见。王纶《明医杂著》提及"外感法仲景，内伤法东垣，热病用河间，杂病用丹溪，一以贯之，斯医道之大全矣"的论点，更体现丹溪学说在中医整体的治疗特色，因此在中医骨伤科患者病症相对复杂的今日，其学说具有很大的启发意义。朱丹溪所创制的方药在现今的临床上仍经常被使用。王纶提出："丹溪治病不出气血痰郁，故用药之要有三。气用四君子汤，血用四物汤，痰用二陈汤。久痰属郁，立治郁之方，曰越鞠丸。"故其治病，主张分别根据气、血、痰，参以治郁之四法，其曾说："四法者，治病用药之大要也"。

中医学术流派的形成与发展需有几个条件：特定的时代地域背景，勇于提出创新学说的医家，提出划时代的创新观点，许多后世学者相继研究此观点并形成学说，经时代考验然后在多年后形成一个学派，如丹溪滋阴学派的定论也是在一百多年后才成形。内治法众多代表学派包含伤寒学派、河间学派、易水学派、攻邪学派、丹溪学派、温补学派和温病学派等。朱丹溪从罗知悌而学即融合了刘完素所代表的河间学派，李东垣、张元素所代表的易水学派，张从正所代表的攻邪学派，所以朱丹溪是采金元前三家之说而集其大成为第四家。丹溪学派的代表医家有朱丹溪、戴思恭、王履、王纶。然而薛己为朱丹溪私塾弟子王纶的学生，开创了明代的温补学派先河，影响后世温补学派张景岳、赵献可及孙一奎的学术思想。

石氏伤科所推崇的薛己为温补派代表医家，然而薛己是王纶的学生，王纶又是后世推朱丹溪为滋阴学派代表的滥觞者，其受到丹溪学派的影响颇深，因此石氏伤科所推崇薛己（1487～1559）的学说传承，可再往前推200年溯源至丹溪学派

(1281～1358)。朱丹溪为滋阴学派的论点滥觞于丹溪(1281～1358)逝世后约144年的王纶,王纶的代表著作《明医杂着》成书于公元1502年。然而直至朱丹溪逝世后279年,李士材的成书于1637年的《医宗必读·四大家论》提到"仲景张机,守真刘完素,东垣李杲,丹溪震亨,其所立言,医林最重,名曰四大家。以其各成一家之言。总之,阐《黄帝内经》之要旨,发前人之未备,不相遮拾,适相发明也"。滋阴学派才正式被定论。在丹溪逝世后约426年最终由四库全书(1773～1784)定论朱丹溪滋阴学派的历史地位。

石印玉教授根据多年临床经验归纳,中老年脊柱退行性疾病存在着"先痹后痿,标痹本痿,痹痿并存"的特性,同时石印玉教授认为痹是不通,痿是痿软,多是热症,治当清热活血。如今的患者工作紧张、心绪操劳,一方面劳损瘀阻,日久而郁,瘀郁而化热;另一方面,生活、工作压力易致内火偏旺。可问及阴虚内热症状,如口干欲饮、饮而不多、尿色偏深、大便干结等,且舌质多偏红,脉数。内服宜用清热养阴药物为主。治疗时要更多考虑清热活血,然而一般医师治疗都偏重于活血化瘀和补益肝肾。

石氏伤科推崇"十三科一理贯之"的学术思想。石印玉教授继承石氏伤科学术精髓,强调治病先识人的整体观,精研丹溪学术思想,提出脊柱退行性疾病病机多属"真阴不足,筋骨痿痹"的学术新观点,并创用"清热活血法"于筋骨退行性疾病的诊治,知常达变,因变而施治,为"石氏伤科"学术与时俱进之模范。

第二章 石印玉治伤经验撮要

第一节 颈臂痛的认识与诊疗

石印玉教授对颈臂痛的认识是其临床症候特点并不单纯指疼痛,而是既包括急慢性疼痛或酸楚不适,也包括肢体板滞或活动受限以及麻木等症候特点;其病变部位为单一的单或双侧颈项部、单或双侧背部、单或双侧肩部、单或双侧上肢,或两个及以上上述部位同时发病。

一 病机论述与治疗原则

随着社会生产力的革新,人们的生活方式及工作方式都发生了很大改变,临床颈臂痛的症候特点也发生了很大改变。石印玉教授结合以往治伤经验认为,当代颈臂痛临床症候群极少数见于骨折脱位所致,而更多主要以局部筋骨慢性病损为主,包括现代医学的颈椎病、背部筋膜炎、胸椎小关节紊乱综合征、肩胛背神经嵌压综合征、肩关节周围炎、肩袖损伤、网球肘、腱鞘炎、腕管综合症等常见疾病。虽然这些疾病各具其临床特征,但石印玉教授认为其临床发病机制统一表现为"骨错缝、筋出槽、筋骨失和,气血痰瘀闭阻、经络不通",且这两个临床病理环节相互为用,互为因果。

"辨证论治"是中医学精髓,石印玉教授对颈臂痛的"骨错缝、筋出槽、筋骨失和,气血痰瘀闭阻、经络不通"不同病理环节,治疗侧重点也有所不同。以"骨错缝、筋出槽、筋骨失和"为主要病理环节的则主要应用骨错缝矫正手法及筋出槽纠正手法,适当配合导引及针灸技术;以"气血痰瘀闭阻、经络不通"为主要病理环节的,主要应用中药、针灸、针刀等治疗技术。

二 常用治疗方案

1. 脊柱"骨错缝、筋出槽"触诊 触诊检查为历代医生所重视,早在《医宗金鉴·正骨心法要旨》中就记有"机触于外,巧生于内""手摸心会""以手摸之,自悉其情"等关于触诊的记载。

　　临床实践证实,脊柱"骨错缝、筋出槽"病机从关节"结构改变"和"功能改变"两方面进行了阐释,认为"结构改变"和"功能改变"是密切联系的,"结构改变"可引起"功能改变","功能改变"早期可能不会引起"结构改变",但日久则势必会引起"结构改变"。因此,临床对脊柱"骨错缝、筋出槽"的触诊要做到"结构"和"功能"两方面相结合。"结构改变"可通过脊柱静态触诊来反映,而"功能改变"则靠脊柱动态触诊来反映。

　　2. 脊柱"骨错缝、筋出槽"调整手法　　"筋出槽"调整手法主要包括软组织松解手法和理筋手法,即软组织粘连或痉挛表现局部"筋结""条索状物"时应进行软组织松解手法配合理筋手法,具体操作如下。

　　(1) 软组织松解手法:采用一指禅推法、滚法对患者颈项部进行软组织放松,时间约15分钟;然后配合一指禅点法、揉按、拿法等对风池、风府、天宗、肩井、肩贞、阿是穴等穴位进行点按或拿捏以加强软组织放松和缓解疼痛。

　　(2) 理筋手法:以拿、揉、搓法放松颈肩部、上肢肌肉软组织,然后配合一指禅点法、揉按法等对风池、风府、天宗、肩井、肩贞、阿是等穴位进行点按以加强软组织放松和缓解疼痛,手法结束。

三 病案

　　病案一:冷某,女,63岁,退休。

　　主诉:颈项不适伴手麻一年。

　　病史:颈部不适一年,手时觉发麻,转头、低头症状加重,手指关节有板滞感。平素烦躁易怒,有高血压病史。舌质红,舌苔白,脉细弦。体格检查颈腰活动尚可,足指关节无明显变形。

　　辨证:患者年过六旬,肾阴精血亏耗,阴不制阳,而致肝阳偏亢之质。治疗原则以益阴清热、养血通络为主,同时予以手法治疗舒筋通络、活血止痛。

　　中医诊断:项痹(肝肾亏虚)。

　　西医诊断:颈椎病。

　　处方:

生地黄15克	熟地黄15克	黄芪30克	黄连6克
黄芩10克	黄柏10克	当归10克	枸杞子10克
杭菊3克	仙灵脾15克	骨碎补10克	砂仁3克
葛根15克	白芍15克	甘草10克	钩藤10克
白芷6克	仙鹤草15克		

×14帖

　　随访:患者症状得到缓解。

　　按语:本例是兼顾全身病症及颈椎病,肝肾阴虚、虚阳偏亢兼予顾之。若仅以痛麻设治,疗效未必确定。另外,患者颈部活动后症状加重,可以责之"筋出槽",适合运用手法治疗,往往纠正了骨错缝后筋就可自然恢复正常位置,从而使临床症状迅速消失。

病案二:刘某,男性,55岁。初诊日期:2014年2月24日。

主诉:颈项强硬,头晕,肢体麻反复年余。

现病史:颈项僵硬作痛,头晕头痛,肢体麻木反复,行走不利,高血压史,畏寒,便难,纳可,寐差。舌质淡,舌苔腻,脉象缓。

体格检查:双侧颈项肌僵硬,双侧压头试验(+),双侧牵拉试验(+),双手霍夫曼实验(+)。

实验室检查:X线片示颈椎生理弧度消失,骨质增生,部分椎间孔变小,颈椎病。MRI示$C_3 \sim C_4$、$C_5 \sim C_6$颈椎间盘突出。

辨证分析:患者年过半百,肝肾不足,偶遇风寒,风、寒、湿合而为痹,痹阻筋络,以致气血失和,痰湿内生,上蒙清窍,故见项强头晕等症,苔白腻,脉缓。辨证为痰湿阻络,气血失和。

中医诊断:项痹(气血失和,痰湿阻络)。

西医诊断:颈椎病。

治疗原则:祛风化痰,活血通络。

处方:黄芪60克　　　　川芎10克　　　　牡蛎30克　　　　茯苓30克

　　　姜半夏10克　　　竹茹10克　　　　远志10克　　　　南星10克

　　　山楂10克　　　　神曲10克　　　　枳壳10克　　　　党参30克

　　　陈皮10克

　　　　　　　　　　　　　　　　　　　　　　　　　　　　　　×14帖

复诊:2014年3月10日。症状缓解,予以上方出入,继续治疗。

随访:患者热证得到除,再予以巩固疗效。

按语:颈椎病为骨伤科常见疾病,多见于中年患者,石氏伤科注重外病内治,并以痰湿辨证为主,在治疗以补气活血,祛风逐痰。方中重用黄芪、党参,以补益气血,且黄芪通过现代医学研究发现有营养受损神经的作用,方中南星、半夏、竹茹、茯苓化痰,川芎祛风且可治头面疼痛。

病案三:王某,女性,51岁。就诊日期:2014年3月3日。

主诉:头晕,颈项酸痛板滞一月余。

现病史:头晕,颈项酸痛板滞一月余。右手指麻木时作,曾经外院诊治,X线片检查示颈椎生理弧度变直,$C_5 \sim C_6$间隙略窄。$C_5 \sim C_7$棘突两侧压痛,无明显放射痛,霍夫曼氏征(−),右手环、小指痛觉迟钝,颈部活动基本正常,苔薄腻,脉细。气血不足,痰湿入络,督脉气血失畅,治拟益气活血,化痰通络。

中医诊断:项痹(痰湿阻络)。

西医诊断:颈椎病。

处方:生黄芪30克　　　　当归9克　　　　　川芎9克　　　　　白术9克

白芍 9 克	桂枝 6 克	防己 9 克	制南星 9 克
炙僵蚕 9 克	青皮 6 克	陈皮 6 克	白蒺藜 9 克
炙地龙 9 克	徐长卿 12 克	羌活 6 克	独活 6 克

×14 帖

二诊：3 月 17 日。头晕及颈项酸痛板滞经治略减，右手指仍觉麻木。脑多普勒超声示椎-基底动脉供血不足。苔薄腻，脉细，再拟益气活血、豁痰通络治之。

中医诊断：项痹（痰湿阻络）。

西医诊断：颈椎病。

处方：生黄芪 30 克	当归 9 克	川芎 9 克	白术 9 克
白芍 9 克	桂枝 6 克	防己 9 克	制南星 9 克
炙僵蚕 9 克	党参 9 克	丹参 9 克	白蒺藜 9 克
炒广皮 6 克	葛根 9 克	炙甘草 6 克	羌活 6 克
独活 6 克			

×14 帖

三诊：3 月 31 日。头晕及颈项板滞较前减瘥，右手指麻木亦瘥，苔薄腻，脉细，再拟上法进商。

中医诊断：项痹（痰湿阻络）。

西医诊断：颈椎病。

处方：生黄芪 30 克	当归 9 克	川芎 9 克	白术 9 克
白芍 9 克	桂枝 6 克	防己 9 克	制南星 9 克
炙僵蚕 9 克	党参 9 克	丹参 9 克	白蒺藜 9 克
炒广皮 6 克	葛根 9 克	炙甘草 6 克	泽漆 9 克
泽泻 9 克			

×14 帖

按语：本案为椎动脉型颈椎病，系颈椎退变或损伤而致椎动脉痉挛或受压，从而导致有关组织缺血和缺氧，引起眩晕、头痛、颈项板滞等症状。祖国医学将其归为"眩晕"范畴，并有"无痰不作眩""无瘀不作眩""无虚不作眩"之说，故取益气通督、活血豁痰之法而奏效。

第二节　腰腿痛的认识与诊疗

一　病机论述与治疗原则

（一）病机论述

中医学对腰腿痛的诊断与治疗，也同处理其他疾病一样，有着较完整的理论。中医学不仅检查病变局部，对腰腿痛的临床表现观察很细致，而且更重视患者全身状况的改变。根据各种不同的临床表现来寻求病因，分析病理变化，然后再做出相应的诊断，选择用适宜的方药和其他治疗方法。

1. 肝肾亏虚，腰府失充　中医对腰腿痛病因观察是十分细致的，认为"腰为肾之府""肾主腰脚"与肾联系最为密切。肾位于腰部，脊柱两旁，左右各一；腰部筋脉有赖于肾之精气的充养，故《素问·脉要精微论》曰："腰者，肾之府。"由于肾藏有先天之精，为脏腑之本，生命之源，故称肾为"先天之本"，其主要生理功能为藏精，主生长发育、生殖，并司水液代谢。肾主骨生髓，外荣于发，开窍于耳和前阴、后二阴。肾藏精，精生髓，髓养骨，那么腰椎、脊椎乃至整体骨骼的支撑、运动强度和耐久力的维持，就主要决定于肾，故《素问·宣明五气》谓："肾者……其充在骨。"《素问·灵兰秘典论》称肾为"作强之官"。若肾精不足，骨髓空虚，便会出现腰痛膝软胫酸足跟痛，甚至腰脊不举、足不任身等症。由于腰部与肾脏的密切失系，故肾脏有病，往往最先反映于腰部，而以腰酸腰痛为显著症状。凡房劳过度，久病失养，肾精气阴阳不足，常为腰痛的主要原因。故《素问·脉要精微论》说："腰者肾之府，转摇不能，肾将惫矣。"

肝位于腹部，横膈以下，右胁之内。为魂之处，血之藏，筋之宗，谋虑所出，其主要生理功能为主疏泄和主藏血，肝开窍于目，主筋，其华在爪，腰与肝脏的关系主要是肝藏血而血养筋。按照中医学理论，筋又称筋膜，附着于关节附近及肌肉周围，近似于筋膜、肌腱、腱鞘、韧带、关节囊、神经、滑液囊等组织，是联络关节、肌肉，专司运动的组织。筋的收缩弛张，对关节的活动及运动的进行，具有重要的作用。故《素问·痿论》言："宗筋主束骨而利机关者也。"因为筋的一切运动都离不开血液的供给，而且血液供给的多少，也对运动的正常与否产生着决定性的影响，而肝主藏血司血液的贮存与血量的调节，所以筋的营养来源，也就主要依靠着肝脏。这就是《素问·经脉别论》所谓："肝淫气于筋。"《素问·痿论》所谓"肝主身之筋膜"。只有肝藏血功能正常，肝血充足，人的运动才能灵活自如，健全有力。既不会收缩过度而发生痉挛拘急,也不会弛软无力而导致痿软迟钝。若肝血虚,则筋脉不得濡养,遂产生腰腿疼痛或下肢筋脉痉挛麻木。如《普济方·诸疾·身体门·腰痛》所云:"夫足少阴肾之经也,属于腰脚而主于骨,足厥阴肝之经也,内血而主于筋。若二脏俱虚,为风邪所乘,搏于经络,流注筋骨,故令腰脚疼痛,筋脉挛急,不得屈伸也。"

2. 寒湿痹阻,腰脉凝泣　在人体气血亏虚,阳气不振,腠理空疏,卫阳不固的情况下,风寒湿邪得以乘虚侵袭而发为腰腿痛,正如《素问·痹论》所云:"风寒湿三气杂至,合而为痹也,其风气胜者为行痹,寒气胜者为痛痹,湿气胜者为著痹。"又云:"所谓痹者,各以其时重感于风寒湿三气也。"可见在腰腿痛的主要病因为风寒湿邪。"风为百病之长,且善行而数变"。意为风邪是外感致痛因素,且致病有游走窜行的特性。风邪伤人损伤阳气,阳气受伤,气脉不通,不通则痛;寒主收引,寒凝气滞,筋失所养,亦可见筋肉挛缩。《素问·痹论》中云:"痛者,寒气多也,有寒故痛也。"其意为寒邪入体后,可致经脉气血凝闭阻滞。气血阻滞不通,不通则痛。此外,寒邪可引起经脉拘急收引,而导致肢体屈伸不利。湿性重着,其性黏腻,其伤人可引起腰部强硬、屈伸不利、痛似折断等,且其症状多是缠绵难愈,反复发作,并与四季相应,在夏季时湿气重,故此时因感受湿邪致痛的患者往往会出现症状加重的现象。此外,湿邪还多与风寒之邪相混杂,共同犯体致病,称为"风寒湿痹"。此类患者,在腰腿痛患者中有着相当大的比例,冷湿环境对他们尤为不利,常会导致腰痛急性发作。

3. 瘀血阻滞,腰痛缠绵　中医学将因外伤而引发的腰腿痛归于"血瘀腰痛"一证。外伤后,气血运行失常,致血离其经,溢于脉外,积存于体内而形成瘀血。不仅失去正常血液的濡养作用,且影响全身血液的运行,继发疼痛,出血或经脉瘀塞不通等现象,正可谓"瘀血不去,新血不生"。其疼痛的性质多为刺痛,且按之加剧。在腰部活动时及咳嗽时症状加重。由此可知,中医学认为腰腿痛以肝肾虚衰、正气不足为本,气血凝滞和风寒湿邪为标。但两者又是相互依存,相互影响的。如肾气久亏,卫阳不固,则每致风寒湿邪外侵,而成虚中挟实之症;另一方面由于外邪入侵,久而不去,留滞体内,耗伤正气,日复一日,其损伤程度渐渐加深,又可累及肝肾,而为虚中挟实之患。若此,则每致病情反复,缠绵难愈。

"瘀血腰痛"之称盖首载于元·朱丹溪《丹溪心法·腰痛》。在历代中医文献中或谓之"血瘀腰痛""死血腰痛""沥血腰痛"等,名虽各异,其实一也。瘀血腰痛总因瘀血而起,然引起瘀血的因素很多,《证治准绳》《皇汉医学》等认为污秽之血为瘀血;《临证指南医案》《医林改错》等认为久病入络即瘀血;《血证论》则认为离经之血为瘀血。由于腰部为人体之支柱、活动之枢纽;人体之三阴三阳经脉、奇经八脉,皆贯通于肾经而络于腰脊;腰部的活动范围最大,承受的重量最大,受伤的可能性亦最多,倘因用力不当,屏气闪挫,暴力扭转或因坠堕跌扑,损伤筋脉,导致气血不通,腰部筋脉受损,瘀血痹阻于络可致腰痛卒发。瘀血腰痛之临床辨证总以腰痛如刺,痛有定处,日轻夜重,痛处拒按最为常见。本篇所论之"瘀血腰痛"即指外伤瘀血所致之腰部一侧,或两侧,或腰脊当中出现以刺痛为主要临床症状的腰痛病。

(二) 治疗原则

1. 审证求因,重辨口渴与问便 清·王清任《医林改错·气血合脉说》有云:"若血瘀,有血瘀之症可查。"瘀血诸证每因血瘀部位的差别、量的多寡与时间的新久而表现为种种不同的症状和体征。诸如痛有定处且拒按、腹满感、热象、口渴、出血、心悸、怔忡、癥积、肌肤甲错、舌青、脉沉弦而紧等,皆为常见血瘀之征,是为临床认识血瘀诸证病因病机的重要途径。由于血瘀凝滞,损伤筋脉,是故瘀血腰痛轻者俯仰不便,重则不能转侧,甚则采取弓背或侧弯体位。此症即如明·秦景明《症因脉治·内伤腰痛》所言:"内伤腰痛之症,日轻夜重,痛定一处,不能转侧,此沥血停蓄之症。"

2. 谨据病机,分期论治 急性腰痛本"痛随利减"急性腰痛因于跌扑闪挫者,中医或称为"暨腰"。语出隋·巢元方《诸病源候论·腰背病诸痛候·腰痛候》:"凡腰痛有五……四曰暨腰,坠堕伤腰,是以痛……"中医古籍亦称为"折腰""伤损腰痛""打坠腰痛""闪挫腰痛"者。因其病起突然,总属晋·葛洪《肘后备急方》所谓"卒腰痛"之范畴。复因腰部是为人体重力的支柱,活动的枢纽,最易遭受跌打损伤,或举重负力、旋转扭闪等外力伤及腰部经络血脉,血不得循经流注,阻于经遂之中,或溢于经络之外而致瘀血凝痛。此即如宋·王怀隐《太平圣惠方·治暨腰诸方》(卷四十四)所言:"夫暨腰者,谓卒然伤损于腰而致痛也。此由虚损血搏于腰脊而然。"清·尤怡《金匮翼·腰痛》亦云:"腰者,一身之要,屈伸俯仰无不由之。若一有损伤,则血脉凝涩,经络壅滞,令人卒痛。"因该证病起突然,大多症状较重,其证属实,常见腰痛剧烈,局部肿胀,不能转侧,腹胀便秘,烦躁不安,至夜发热,形神紧张,口干舌焦,脉沉实等。先生谓此乃跌打损伤,瘀血停滞,瘀热互结,化为脉实,腑气不通,是以故痛也。此证之治自当活血化瘀,理气止痛。然临证之时石印玉教授常谓左右云:"此证当宗'血实宜决之'(《素问·阴阳应象大论》),若非破血下瘀,通利经脉,引热下行而无以致之焉。"遣方用药虽援引传统之桃核承气汤或身痛逐瘀汤加减,但尤重用大黄、生白术等通利下焦之品,以收药后"微利"之效。藉此俾经脉通,蓄血去,瘀热清,诸证悉平。此法当即如《素问·缪刺论》所云:"人有所堕坠,恶血留内,腹中满胀,不得前后,先饮利药。"亦即《医门法律》与《医学发明》所谓"痛随利减"之法。然则该法作用峻猛,惟临证之时仍须谨据病机,但见跌扑腰痛损伤之早期,瘀血较重,疼痛难忍,不能转侧,且二便秘涩,形体壮实者,方可用之,且宜中病即止,不可过剂,以免戕伐元气耳。

3. 慢性腰痛祛瘀兼以顾肾 瘀血不去则新血不生,顽固性瘀血腰痛日久未愈,血阻于络,则常致阴血不生,筋脉失养之变故。其证可见腰痛犹如触电,或如针刺,腰脊俯仰不利,甚或卧床呻吟,不能履地行走,长期低热,渴而不欲饮,舌质红或有裂纹,苔花剥或有紫斑,脉细涩。此乃虚中挟实之证,治当标本兼顾,攻补同施,理应化瘀通络以治其标,滋阴养血以培下元之根蒂。对此,先生临证之时,每多选用王清任之身痛逐瘀汤合大补阴丸以治之,俾宿瘀去,新血生,阴津复,虚热清,络脉得通,气血自行,筋脉得养而功能自复,病虽日久,取效亦捷。中医学认为"病久入络""久病多虚"。慢性损伤性瘀血腰痛,迁延不愈,反复发作,正虚邪恋,气血瘀滞,尚可变生血瘀痰浊,痹阻经络,则见腰痛时轻时重,腰脊及腿膝强直,疼痛剧烈,痛有定处,屈伸不利,甚或腰部僵硬变形,或兼见下肢疼痛麻木,关节肿大,舌质紫,或有瘀斑,苔白腻,脉细涩等。治宜标本兼顾,在化痰祛瘀,活血通络的同时,或兼温补肾元,以开太阳之气化。对此临床诸家每多遣用《类证治裁》之桃红饮加服小活络丹,或选择南通名医朱良春经验方益肾蠲痹丸化裁以治之。惟本证痰湿浊瘀胶固互结,经络闭阻不通,病邪已深入筋隧骨骱,气血凝聚不行,自非草木之常品所能宣达,必藉虫蚁之类搜剔窜透,方能令浊去凝开,经络通畅,邪蠲正复焉。是故先生每多选用石氏伤科"健腰定痛汤""固腰补肾汤""固腰汤""地龙汤"等以治之。诸方妙在常用地黄、杜仲、当归、续断、狗脊、肉桂、附子、桑寄生、牛膝、独活、麻黄、八角茴香等以温肾壮督,搜剔逐邪,且每每佐益地龙、全蝎、蜈蚣、露蜂房、蕲蛇、乌梢蛇、地鳖虫、穿山甲、鳖甲、僵蚕等虫蛇之品,藉以加强搜风剔络、散瘀涤痰、消肿通经之功,或加白芥子、胆南星等以助祛痰散结、祛风息痛。

4. 宿伤难挽,治重兼邪 跌损瘀血腰痛如若失治,或经治未瘳,或经治"疾平而遗患尚存",经久之后则常致瘀留脉络,病根暗伏,偶遇气交之变,寒温失宜,或将养不慎,役用伤肾,而致风寒湿邪乘凌,或遇阴雨天而复动者,则每见腰部酸痛、热缓寒重、转侧不便,或牵掣腿膝,或兼见关节拘挛,或见筋块,或麻痹不仁,或有身热、舌质淡、苔白、脉象弦紧等宿伤瘀血腰痛之症,此盖《临证指南医案》所谓之"劳伤"是也,俗称"老伤",石氏伤科或谓之"陈伤"。《中藏经·劳伤论》有云:"劳者,劳于神气也;伤者,伤于形容也。"《正体类要·序》复亦云:"肢体损于外,则气血伤于内,营卫有所不贯,脏腑由之不和。"是故该变证临床辨证仍以气血为纲,惟该变证病程既久,瘀血内阻,新血不复,辨证属虚,或虚中夹实。石印玉教授以为,对于瘀血腰痛处于损伤后期劳伤阶段者,其疼痛症状往往并不明显,原则上应先调理脾胃,后壮肝肾;或先壮肝肾,后调脾胃,合宜而施,常选用石氏伤科调中保元汤或补中益气汤以治之。石印玉教授理伤之核心思想在于"以气为主,以血为先",主张"气血兼顾",同时也非常重视"兼邪"的治疗。石氏伤科所谓兼邪亦谓之"损伤变证"。《医宗金鉴》或谓之"损伤挟表"。石印玉教授认为,该证或由损伤起因,或因积劳引发,凡非本病,其发生不论前后,而有一个时期与本病同时存在的,都叫"兼邪"。

慢性瘀血腰痛既愈之后偶遇外邪而复作者,此诚"劳伤"之变证耳。诚如近人唐宗海在《血证论·跌打血》中所言:"跌打损伤既愈之后,有遇节候,或逢阴雨,或逢湿热,伤处每作疼痛,甚作寒作热,此乃瘀血着而未去,留伏经络之间,不遇天气节候,其身中运行之气,习惯而不相惊,一遇天气节候蒸动,则不能安然内伏,故作痛也。"是故《诸病源候论》认为"兼邪者,类同痹证"。其病机关键在于损伤日久,气血不畅,津液运行受阻;或因气血先亏于内,复因风寒湿邪乘隙入络,终致内外交困,浊瘀与痰湿凝沍,其症状多种多样,变态百出,而每以疼痛为主。此证治宜活血舒筋,祛邪通络。先生常遴选石氏伤科之"固腰补肾汤"或"地龙汤"佐助三七、全蝎、蜈蚣、地鳖虫等虫类活血之品以治之,并强调尚应依据所缨风寒湿邪之偏盛而灵活酌加或重用羌活、独活、秦艽、防风、防己、苍术、草乌、刘寄奴、威灵仙等祛风湿,利关节,活络止痛等对应之味。对于劳伤瘀血腰痛,如若外邪偏盛,阴天加重,伤处隐痛,或关节牵掣作痛者,可先以"五积散"或"麻桂温经汤"之属驱邪为主,兼以活血通络。另外,劳伤腰痛之证临床常见,辨证非难,惟俾其疾速瘳不易,故常以丸散之剂缓图之,并常告知患者将身之宜忌。

5. 化瘀为主,兼治痰湿 传统中医学认为血水同源,血(当然指恶血)有余便是水,损伤积瘀,瘀凝气滞则易成痰聚湿。诚如清·沙书壬《医原记略·湿病证治》所云:"凡病之有形者,非痰则血,亦由湿瘀也。"近人唐宗海《血证论·瘀血》亦云:"血积既久,亦能化为痰水。"复又云:"又有瘀血流注,亦发肿胀者,乃血变成水之证……血既变水,即从水治之。"(《血证论·肿胀》)由此观之,则知外伤瘀血腰痛常常伴有"津聚水停"之变故。因而石氏伤科认为,外伤瘀血腰痛只有治瘀兼以治湿,俾欲积之津不遂,已聚之水遽消,方可望水利津布,脉道润滑,血流畅利,若此则湿化则血行,更有利于瘀血的及时消散。可见,石氏伤科既往深受朱丹溪学术思想之润泽,在理伤中非但重视气血,也非常注重"痰湿"对损伤性疾病的影响,认为痰瘀胶沍易使顽疾不去,故理伤常用蠲痰化瘀之法,则每使新伤速瘳,沉疴复起,而收事半功倍之效。石印玉教授常谓:"辨证准确,尚须用药精当,方可收克期制痛之遽效。"关于治瘀兼以治湿,治湿以治瘀,石印玉教授在总结经验的基础上提出相关药物,有《金匮要略》桂枝茯苓丸之"茯苓"、少林伤方中之"泽泻"与当归泽兰汤中之"泽兰"三味。其他,如猪苓、木通、水蛭、薏苡仁、赤小豆等数味亦常见诸同类处方之列。尤其值得一提者,石印玉教授医治损伤早期之瘀血腰痛,每多遣用"天南星"之一味。石印玉教授有谓:"对于损伤腰痛,瘀血沍结不散,或坚结成块者,或痰瘀互阻,漫肿疼痛之证,加用天南星,较之单用活血化瘀药或活血化痰利湿药,散结消肿更为迅速有效。"对于瘀血腰痛损伤日久,气血津液失畅,终致痰结湿滞之患,或兼有风寒湿之邪入络者,石氏伤科创立了牛蒡子汤。该方具有祛风,豁痰,通络之功。石印玉教授常援之以治损伤瘀血腰痛,迁延日久未愈,遇劳即发,或每遇外邪侵袭而加重者。

6. 痰瘀相关,治须兼顾 石氏伤科善于从痰瘀论治腰腿痛相关疾病,认为手法是治疗之基础,痰瘀互结是病机之关键,祛瘀化痰为治疗之大法。基本方由当归、丹参、泽兰、牛膝、鸡血藤、绛香、制胆南星、牛蒡子、茯苓、白术、雷公藤组成。石幼山先生把腰椎间盘突出症称作"坐臀风",并根据患者的临床症状将腰椎间盘突出症分成两大类,即急性发作期和慢性缓解期进行辨治。石幼山先生认为急性发作期患者以实证为主,临床上可有明显的神经根症状,如直腿抬高试验阳性,加强试验阳性,有不同程度的肌力减退和感觉异常,椎旁有明显压痛和放射痛。石幼山先生认为急性发作期腰椎间盘突出症总以疼痛为主要症状,基本属于中医学痹病的范畴,其病因主要是气血不和,血脉不通,复因风寒湿邪乘虚而入,使疼痛加重。其治以活血祛风为治则。认为用活血之剂可以疏通血脉,俾不通为通,通则不痛。同时辅以祛风通络之品,使“血行风自灭”,而活血药有助于祛风,又可缓和风药的辛燥之弊,还能加强镇痛的作用。是故两者相伍而用,可相互配合,取长补短,共同发挥效能。石幼山先生用活血药首推丹参、当归,次以红花、泽兰等。另外祛风药的选择根据疼痛的轻重而定。疼痛较甚者,首选温经止痛作用较强的川草乌,配以地龙。其次选用威灵仙、独活、络石藤、寻骨风、秦艽等。慢性缓解期患者大多经过治疗,疼痛症状有不同程度的减轻,而主要表现为腰腿无力,或酸软,或麻木等,证属虚实夹杂或以虚为主。治疗以活血益气为主,并根据患者疼痛症状的残留与消失,分别佐以祛风通络和补益肝肾。根据石幼山先生之经验活血益气、祛风通络治疗腰腿痛急性发作期已过,疼痛虽减但未全失者。石印玉教授用药常在活血祛风的同时加以黄芪、党参为主的益气药。中医学又有“腰者肾之府”之说,强调腰痛与中医肾的关系极为密切,石印玉教授辨治腰椎间盘突出症亦不离此端,其在分析腰椎间盘突出症病因时也强调指出正气虚,肾精不足是腰椎间盘突出症之根本因素,加上感受风寒或因于劳累或跌仆闪挫所致。是故石印玉教授在治疗腰椎间盘突出症时不论早期还是后期,总在活血祛风或者活血益气治则下配以狗脊、牛膝、川断、杜仲、巴戟天等补肾健腰之品,若此方可提高疗效。

二 常用治疗方案

1. 祛瘀诸品,独擅虫蛇 传统中医援引虫蛇之品入药由来尚矣。汉代张仲景在《伤寒论》及《金匮要略》中即针对瘀血证首创了诸多祛瘀之剂,其中抵当汤、大黄䗪虫丸、下瘀血汤等名方之中的虫蛇类诸品至今仍为中医临床所常用。石氏伤科深谙中国传统医学之精髓,尤善伤科内治之法,反映在骨伤科疾病的内治上强调“以气为主,以血为先”的核心理论,注重“气血兼顾”的理伤原则。对于瘀血腰痛之辨治亦强调审证求因,辨证论治。历经数代的传承、总结与提高,石氏伤科逐步创立了“损腰汤”“固腰汤”“腰背和营汤”“地龙汤”等多首祛瘀治腰之良剂,施之临床,多获灵验。在灵活遣用多首祛瘀之剂的基础上,每多依据兼挟症状之多寡、病情之轻重与病性之寒温而相应增益全蝎、蜈蚣、地鳖虫、水蛭、虻虫、地龙、僵蚕、乌梢蛇等虫蛇之药。石印玉教授以为,此类药物性润喜窜,走而不守,功可穿筋透骨,搜风攻毒,消癥破坚,清热活血,涤痰通经。是故大凡瘀血凝痛之所,外而皮肤、经络,内而脏腑、筋骨,皆能开之,运用得体,便可加强祛瘀消肿、活血定痛、搜风剔络之功,以提高活血息痛之剂的临床疗效。另外,大多虫蛇之药专入血分,破瘀血而不伤新血,故尚可导引诸药直趋病所,兼作引经之使。由于该类药物大多不易溶解于水,入煎剂疗效较差且浪费资源,临床使用时石印玉教授多主张焙干研末,以作丸、散之剂吞服。再则虫类药物有较强的走窜之性,部分药物尚有燥血、动血之弊,在具体运用上多见先生以小剂量开始,逐次递增,毋使过之。

2. 重视引经,偏好"重权"　药物归经理论滥觞于《黄帝内经》时代,完善于金元时期。石印玉教授在诊治伤科骨伤诸疾时也非常注重引经药的临床应用。惟综观古今诸家治腰之方,大多喜用牛膝之一味,盖取其味甘苦酸,入肝肾之经,其性走而能补,尤善下行,疏通经络。诚如近人张锡纯在《医学衷中参西录·牛膝解》中所云:"牛膝……原为补益之品,而善引气血下注,是以用药欲其下行者,恒以之为引经。故善治肾虚腰疼腿疼,或膝疼不能屈伸,或腿痿不能任地……"石印玉教授在临床实践中擅用此物,并且认为腰部多为膀胱和督脉循行分布之所,因此,除牛膝之外,狗脊、续断、杜仲与桑寄生等亦具引经报使之功,多见石印玉教授治腰诸方之列。另外,腰为肾之府,隶属下焦,有着病变部位的特殊性,反映在治疗用药上亦当有别。《素问·至真要大论》有云:"气有高下,病有远近,证有中外,治有轻重,适其至所为故也。莪术等破血逐瘀利水之品亦皆重于常用剂量,从而体现清·吴瑭《温病条辨·治病法论》所云"治下焦如权,非重不沉"的用药原则,可谓匠心独具。虽然如此,临证之时仍须辨证论治,针对患者的具体病情与兼挟症状,明辨特定患者的病机特点而灵活掌握。如若瘀血腰痛兼挟风寒湿邪外感者,则应遴选祛风散寒除湿,活血化瘀,轻而平淡之品,以期在上者小发其汗,在下者微利而解。若一味误取重权下沉之品,势必引邪入宅,以致沉疴难挽之虞。由此观之,理应灵活对待治腰重权之法,关键在于认证之确切,不在药量之盲重。中医辨证论治总须"必伏其所主,而先其所因"。瘀血腰痛总因瘀血作祟,气血之变为其病机变化之核心,是故理伤也多从气血论治,祛瘀理隧,畅气通络为其正治。然则瘀血留伏机体,若不遘消,其病机每每多生变故,具体表现为病情有轻重缓急之分,病位有在经在络、在气在血之殊,病程有长短久暂之别,病性有寒热虚实之异,加之病家素体禀赋之差,经治与未治之悬。有鉴于此,正确掌握瘀血腰痛发病较急、病情较重、病机变化较多且迅速之特点,详辨细察腰痛之主症与相关兼症,做到"有者求之,无者求之"(《素问·至真要大论》),以同中求异、异中求同、异同互证,从而确认瘀血腰痛特定病情阶段的病机特点,并对腰痛的病变部位、疾病性质与病机演变特点有所了解,然后"谨守病机,各司其属",做到审时度势,辨证论治,使药证合契,丝丝入扣,如此方可加强治疗的针对性,以收如鼓应桴,药到病瘥之灵验。《素问·至真要大论》有云:"知其要者,一言而终;不知其要,流散无穷。"

三　病案

病案一:蒋某,男,75岁。退休。

患者腰腿痛反复多年。并引及双侧下肢。体格检查：腰部压痛，屈曲背伸活动受限，双侧下肢直腿抬高试验约为 45°，屈膝曲髋可，双侧膝反射、跟腱反射均引出。舌质偏红，苔薄，脉细。CT 检查示腰椎骨质增生，椎体前缘唇样变，略侧弯，腰椎退变，$L_4 \sim L_5$ 突出。

辨证：患者年过古稀，肝肾不足，以致气血失和，不通则痛，故见腰腿痛等症，舌苔薄偏红，脉细。辨证为肝肾不足，气血失和。

中医诊断：腰痛（肝肾不足）。

西医诊断：腰椎退行性改变。

治则：补肾活血。

处方：

桂枝 10 克	白芍 15 克	干姜 3 克	甘草 10 克
大枣 5 克	山茱萸 15 克	山药 10 克	何首乌 10 克
熟地黄 15 克	丹皮 10 克	泽泻 10 克	茯苓 15 克
水蛭 6 克	党参 10 克	白术 10 克	怀牛膝 10 克
丹参 30 克	黄柏 10 克	陈皮 10 克	全蝎 3 克

×14 帖

随访：患者症状得到缓解，再予以上方出入，予以巩固疗效。予以补肾冲剂，并加入三七粉、全蝎粉、蜈蚣粉、地鳖虫粉。

按语：腰腿痛为骨伤科常见疾病，多见于中老年患者，就腰痛而言，诊断可达百余种之多，此患者就为数种病因引起的腰痛。石印玉教授辨其为肝肾不足，治以补肾温经，活血祛风，通络化湿。方中以补肾之剂为主并佐以活血化湿，对于年老患者，用药相对平和，以期改善临床症状而不伤脾胃。

病案二：陈某，女，51 岁。

颈、腰骶痛 1 个月。左腰骶时有酸楚，颈亦不适，活动好，压痛轻，反射存在，又多饮，大便每日二三行，成形，苔脉平平。X 线片检查示颈椎、腰椎退变。

辨证：患者肝肾不足，痰瘀阻络。

中医诊断：颈痛、腰痛（肝肾不足）。

西医诊断：颈椎退变，腰椎退变。

治则：补益肝肾，通络止痛。

处方：牛蒡子 10 克	白蒺藜 10 克	僵蚕 10 克	熟地黄 15 克
骨碎补 10 克	鸡血藤 15 克	附片 10 克	仙灵脾 15 克
葛根 15 克	黄芪 30 克	白芍 10 克	桂枝 10 克
当归 10 克	红花 10 克	天南星 10 克	白芷 6 克
丹参 15 克	土茯苓 15 克	知母 10 克	羌活 10 克
独活 10 克	地鳖虫 10 克	炙甘草 10	

×14 帖

随访：2周后症情稳定，予以中成药参蝎止痛胶囊活血通络。

按语：《素问·上古天真论》说，"年四十而阴气自半"，正气虚弱，血行不畅，或又感受风、寒、湿等邪。渐积而使体质衰弱，元气损伤而致，久之凝而成痰。此病可由四十以后即发病，亦或五十、六十以后才病。目前多从骨从痰论治。石印玉教授认为由于气血不和，运行不畅，导致气血壅滞，津液凝积，进而聚积成痰。正如沈金鳌在《杂病源流犀烛·湿》中曰："以故人之初生，以到临死皆有痰，皆生于脾，而其为物，则流通不测，故其为害，上到巅顶，下到涌泉，随气升降，周身内外皆到，五脏六腑俱有。"再入天南星既可行血祛滞，又能化痰消积，防风导气行血，畅通经脉，两药相合，行无形之气，化有形之郁，使痰瘀化散，气血流通。症情稳定后予以中成药参蝎止痛胶囊，三七、蜈蚣、全蝎、地鳖虫豁痰通络，活血止痛。

第三节　骨关节病的认识与诊疗

一　病机论述与治疗原则

（一）阐发痿痹理论，研发新药制剂

骨关节病，多认为是关节骨内微循环瘀滞，久而骨内压增高，而造成关节疼痛肿胀。现代多数中医临床学家认为属痹证范畴。石印玉教授认为，骨关节炎当为本痿标痹。其认为骨关节炎属痿，原因有四：其一，从本质上看，骨关节炎符合痿证病机，即骨关节炎多由肝肾不足而发病。其二，骨关节炎发病符合痿证特点，本病多发中老年以后，女子六七，男子六八，肝气衰，筋不能动，进而肾脏衰，形体皆极，临床所见，呈筋急而挛，膝软动作辛强等，逐渐由筋痿发展为骨痿。其三，从疾病的发展阶段上看，骨关节炎至后期有痿的临床表现。其四，在临床治疗上，从痿治骨关节炎也多能取效。石印玉教授认为骨关节炎属标痹，原因有二：其一，骨关节炎开始表现为痹的临床症状。其二，骨关节炎的病机特点是先痹后痿。风寒湿三气杂合而为痹，积久不愈，肝肾亏而筋骨失养，骨突筋缩，最防涉痿。称其为痹，是以痛为主症，痹是痹阻不通，不通则痛，而本病的痹与通常概念的"风寒湿三气杂至，合而为痹"的痹不同，风寒湿所致是外因为痹，本病则是肝肾不足、气运乏力而血脉痹阻的内因为痹。临床曾应用朱丹溪上中下痛风通用方于膝痛为主症的膝骨关节病，取效不著，而以补肝肾合养血活血之药每多得效。因此从总体上讲，骨关节炎为本痿标痹、痹痿并存、先痹后痿。其病在筋骨，在内则与肝肾密切相关。

在这一思想指导下的治法有养血软坚法、养筋柔肝法。叶天士在《临证指南医

案》指出："肝为刚脏,非柔润不能调和。"林佩琴著《类证治裁》云："肝为刚脏,职司疏泄,用药不宜刚而宜柔,不宜伐而宜和。"故在膝骨关节炎的治疗上,石印玉教授认为益肾更宜柔肝,活血还需养血。

在此理论指导下,石印玉教授研发了养血软坚胶囊、金力胶囊等新药制剂,在两家医院参加的随机、对照研究中,养血软坚胶囊(白芍、牡蛎、秦艽、全蝎、蜈蚣、甘草)分别与补肾中成药组及西药软骨保护剂氨基葡萄糖组对照,以西安大略和麦克马斯特大学国际骨关节炎调查量表(WOMAC)调查问卷评定疗效。研究结果显示,养血软坚胶囊治疗前后,在疼痛、关节僵硬、功能活动及 WOMAC 平均分方面的差异有显著统计学意义,疗效与市售中成药及西药氨基葡萄糖相似。

金力胶囊的临床研究显示,采用 WOMAC 终点疗效指标评估,金力胶囊可以有效缓解患者的症状,平地行走疼痛、疼痛、僵硬、功能障碍改善率在分别在 77%、85%、72%、76%,患者对治疗过程的评价为好或很好的占 84%。从服用的剂量来看,在维持同等疗效的前提下,金力胶囊的服用量较对照中药制剂可减少 62%。

(二) 强调筋骨并重,重视综合防治

中医学中"筋"的概念涵盖了现代解剖学所称的软骨和肌肉、肌腱、韧带、筋膜等组织器官。《黄帝内经》所云"诸筋者,皆属于节""宗筋主束骨而利机关也",说明中国古代医家已经认识到"筋"与关节功能结构的相关性。"膝为筋之府",筋与关节尤其是膝关节的生理病理实有莫大干系。现代研究认为,膝关节炎以关节软骨退变为主要病理特点,同时病变可累及包括关节软骨、肌肉、关节滑膜、关节囊、半月板以及软骨下骨等关节的全部组织。除外软骨下骨,其他组织都归属于中医学"筋"的范畴。因此,膝骨关节炎的病机与"筋"密切相关,病程是由"筋痿"而致"骨痿"。

石印玉教授非常强调以整体观念指导骨关节炎的治疗,不仅重视骨,也强调肌肉、肌腱等软组织在关节中的作用,即体现中医"筋为骨用、筋骨并重"的理论指导。临症中,石印玉教授重视以内治外治结合,药物、手法、理疗与功能锻炼等多种手段综合防治。

(三) 慎辨关节肿胀,指导中医治疗

在膝骨关节炎的各种症状中,石印玉教授认为关节肿胀处理最为困难,膝骨关节炎的肿胀有以积液为主的,也有以滑膜增厚为主的,还有一些则属非骨性关节炎的其他类型关节病,因此对治尤需谨慎。

石印玉教授提出在中医临床治疗膝骨关节炎中,可以从关节肿胀与否的角度指导相关的中医治疗。对无明显肿胀(但包含滑膜增厚或伴骨性肥大为主)的关节

炎患者在基本治疗(手法和外洗治疗)的基础上,根据辨证情况给以相关补肾、养肝药或辅以虫类药的使用(三七粉、全蝎粉、蜈蚣粉、地鳖虫粉等);对有关节肿胀(积液为主)的患者,在基本治疗的基础上,着重对治关节积液,常以石氏伤科的牛蒡子汤加减治疗(牛蒡子、僵蚕、白蒺藜、南星、秦艽、白芍、独活、白芷等组成)。

较为年轻的患者病症初起用养血柔肝软坚通络药亦效。患者要求得愈的是痛和肿,中药不是西医消炎止痛药,难图即时见效,石印玉教授认为能缓解疼痛在两周以后,外用中药敷贴,内服增入活血通络止痛药如三七、全蝎等则见效较快,肿胀或为关节积液,或为滑膜肥厚,积液用温运化饮或健脾化湿合活血通络药,后者借鉴用阳和汤等祛寒痰方药变化。

二 常用治疗方案

(一) 石氏伤科膝骨关节炎协定治疗方案

如表2-1所示。

表2-1　石氏伤科膝骨关节炎协定治疗方案表

项　目	适应要点	协定方名
无明显肿胀 (含滑膜增厚或伴骨性肥大为主)	早\中期 (年龄小于45岁,X线片检查示正常或有轻微骨赘,关节间隙无明改变)	养血软坚胶囊
		抗骨增生合剂(痹痛3号)+骨刺宁(偏阴虚内热者)
		密骨胶囊+骨刺宁
	中\晚期 (年龄大于45岁,X线片检查示关节退变明显或关节间隙有改变)	痹痛1号加减
		补肾冲剂+药粉协定方
有肿胀 (积液为主)	积液为主	痹痛2号加减
基本治疗(不分期,不分肿胀与否):手法+外洗1号/膜韧膏(热敷贴)+功能锻炼		

注:

1. 方药

外洗1号:麻黄10克、桂枝20克、细辛10克、制胆南星20克、威灵仙20克、白芷20克、鹿含草20克、花椒10克;

痹痛1号:熟地黄30克、仙灵脾15克、骨碎补15克、土茯苓30克、川牛膝15克、莱菔子12克、秦艽10克、白芍10克、鸡血藤15克、鹿含草15克、全蝎粉1克(冲)、蜈蚣粉1克(冲)、地鳖虫粉1克(冲);

适应证:膝关节疼痛,病程较长伴有肝肾不足证候者,常有腰膝酸软,足痿无力,头晕目眩,耳鸣健忘,舌淡,脉细弱等。

痹痛2号:牛蒡子15克、炙僵蚕12克、白蒺藜10克、制胆南星10克、秦艽10克、白芍12克、炙甘草

8克、羌活10克、玄胡15克、白芷10克、黄芪30克、川芎10克、威灵仙30克；

适应证：膝关节肿痛，伴有痰湿证候者，常有脘痞腹胀，食少纳呆，肢体困重，舌苔白腻，脉濡缓或滑。其中，颈臂痛加葛根30克；腰腿痛加川牛膝15克；寒证病甚加草乌10克、白附子6克；眩晕加天麻15克、钩藤10克。

痹痛3号：金雀根30克、土茯苓15克、土牛膝15克、秦艽10克、虎杖30克、地骨皮12克、赤芍12克、当归10克、胆南星10克、玄胡15克、鹿含草15克、威灵仙30克、生甘草6克；

适应证：膝关节疼痛，伴有阴虚内热证候者，常有形体消瘦，潮热盗汗，五心烦热，夜热早凉，口燥咽干，舌红少苔，脉细数。

药粉协定方（药粉方）：

三七粉0.6克、全蝎粉0.6克、蜈蚣粉0.6克、地鳖虫粉0.6克或（三七粉4克、全蝎粉4克、蜈蚣粉4克、地鳖虫粉4克）以上混匀分7等份，每日1份。

2. 手法

（1）操作

体位：患者先取俯卧位，下肢伸直放松，踝关节下垫低枕。

操作步骤：① 治疗者以拿法或滚法施于大腿后侧（腘绳肌）、小腿后侧约2分钟。② 推、揉或一指禅推腘窝部2分钟。

体位：患者仰卧，下肢伸直放松，膝关节下垫低枕。

操作步骤：③ 先以滚法施于患肢阔筋膜张肌、股四头肌、内收肌群约3分钟。④ 然后摩、揉或一指禅推法施于内外膝眼、阿是穴，每穴操作约40秒。

体位：患者仰卧，下肢伸直放松，移去垫枕。

操作步骤：⑤ 推髌骨，向上下内外各方向推动髌骨，先轻柔地推动数次，再将髌骨推至极限位，维持2~3秒，反复3次。⑥ 膝关节拔伸牵引，治疗者双手握持小腿远端拔伸并持续2秒，力量以有膝关节牵开感为度，反复5次；然后，以同法作持续牵引约30秒。（如有助手，可由助手固定大腿远端，再行上述操作）。⑦ 被动屈伸，收展髋关节，至极限位（以患者能忍受为度），反复3次；被动屈伸膝关节，至极限位（以患者能忍受为度），反复3次。

（2）说明

体位：卧位。

取穴：内外膝眼、阿是穴。

手法：滚法、点、揉、一指禅推法、拔伸、牵引等手法。

实施方案：其中①②③④⑤⑥为基本手法；关节活动受限者加手法⑦；有明显关节肿胀疼痛者去手法⑤，并降低手法强度。实施手法前可用按摩油剂或膏（如青鹏软膏）涂抹患处，增加消肿止痛的作用。

手法剂量：手法力量要求均匀柔和，患者舒适耐受为度。每次治疗约20分钟，每周2次，3周为一疗程。

3. 温针灸（电针）

体位：坐位或卧位。

取穴：内外膝眼、阿是穴。

方法：用0.45×75 mm针灸针，坐位直刺，卧位斜刺2~2.5寸，使患膝有酸胀感。加烧灸条（穴位处以纸片保护隔温）或接通穴位神经刺激仪，采用2/100 Hz等幅疏密波，强度为10 mA，时间每次30分钟。治疗每周2次，4周为一个疗程。

注意事项：有明显关节积液者禁用。

4. 功能锻炼

（1）肌力训练：踝关节主动屈伸锻炼（踝泵）：踝关节用力、缓慢、全范围的跖屈、背伸活动，可促进血液循环，消除肿胀。每日2次，每次1~2组，每组20个。

（2）等长训练：股四头肌等长收缩、腘绳肌等长收缩练习。

（3）直腿抬高训练：伸膝后保持膝关节伸直，抬高至足跟离开床面20厘米处，保持30~60秒/次。每天锻炼3组，每组20~30次。在不加重疼痛，水肿的前提下，做增强肌力练习，如直腿抬高抗阻练习。

（4）关节活动度训练：仰卧位闭链屈膝锻炼：要求屈膝过程中足跟不离开床面，在床面上活动，称为"闭链"。也可以采用足沿墙壁下滑锻炼来代替；或可以坐在椅子上，健侧足辅助患侧进行屈膝锻炼。每日锻炼4次，每次约1小时。

（二）对清热活血治法在膝骨关节炎中的运用探讨

活血法在骨伤科是常用的治法,骨伤或筋损伴有瘀血阻滞是病理常情,然而在具体运用活血法治疗退行性骨与关节疾病时,清热而活血在骨伤病痛的治疗中是十分重要的。

经过石印玉教授十余年临诊经验研制的抗骨增生合剂(金雀根 30 克、土茯苓 15 克、土牛膝 15 克、秦艽 10 克、虎杖 30 克、地骨皮 12 克、赤芍 12 克、当归 10 克、陈胆星 10 克、玄胡 15 克、鹿含草 15 克、威灵仙 30 克、生甘草 6 克)是清热活血的一个代表方,药物组成在活血药中配合清热祛湿之品,共成清热活血之大局。石印玉教授认为患者的体质状态决定了清热活血法的使用。退行性骨与关节病的患者常伴有或多或少,或明显或不明显的"虚热"的体质状态。"虚热"向前发展可以变成"虚火",这种状态的产生主要在于生活方式,当今人群静多动少,脑力多而体力少,饮食醇厚兼有劳心劳神、阴精耗损。从理论上讲,这种虚热(火)是一种"失位相火",也可以理解成李东垣"火与元气不两立"之火,或火神派所谓的"阴火"。从根本上说,是一种虚的状态。石印玉教授认为关键要区分虚与热(火)的度,要从虚中发现"热"象。实际情况常常是,患者的虚象中伴有不同程度的热象。

1. 面　有些中老年女性患者常有面部易生火,面孔红的现象,笔者也发现不少年轻女性也有面孔易生火发红的现象,特别是进入空气相对不流通的地方时,这种情况常常是肝肾阴虚。

2. 寐　不少患者有睡眠差的情况,这反映了内里有程度不同的心火和虚热。

3. 舌质　常见淡中偏红,典型的红舌也不多,常常有津,典型的干燥伤津之舌也不多。

4. 苔　可以薄白或薄黄,如果是苔偏厚常常不是本法适宜。

5. 脉　虚中偏热之象,除典型的细数之脉外,不少患者常偏弦,或滑。但这种弦是一种虚中带弦,重取则无力;沉脉也可以见到,但不太会是沉缓,总结言之,可以是细而数、虚而弦、沉而滑。浮脉、实脉、纯虚之脉均非本法所宜。

6. 饮　不少患者有口干欲饮的情况。

7. 其他　不少人反映既怕冷,又怕热,其实是虚热与虚寒胶着状态,热多一些。从人群的体质情况看,中老年女性患者较多,骨质增生的患者多见,石印玉教授认为是"增生有热症"。

三　病案

病案一：张某,女,62 岁,退休,2006 年 4 月 9 日就诊。

主诉：无明显诱因下出现右侧膝关节疼痛数月。

现病史：无明显诱因下出现右侧膝关节疼痛，上下楼梯尤甚。体格检查：右膝关节膝眼尚清，髌骨下缘有压痛，关节屈伸欠利。X线片检查示膝关节有骨性增生，胫骨隆突高尖。舌红，苔薄，脉细弦。证属肝肾亏虚，筋脉痹阻。

中医诊断：膝痹（肝肾亏虚）。

西医诊断：膝骨关节炎。

治则：补益肝肾，活血通络。

方药：① 补肾冲剂：每次 2 小包，每日 2 次。② 三七粉 0.6 克、全蝎粉 0.6 克、蜈蚣粉 0.6 克、地鳖虫粉 0.6 克，7 贴，每日 1 贴，入药冲服。

二诊：膝关节痛有明显改善，但仍不耐久行，上下楼梯仍有疼痛。舌红，苔薄，脉细弦，治则同上。

守上方不变，同时给以手法外治，每周 2 次，方法如下。

（1）以滚法施于大腿后侧（腘绳肌）、小腿后侧约 2 分钟。推、揉或一指禅推腘窝部 2 分钟。以滚法施于患肢阔筋膜张肌、股四头肌、内收肌群约 3 分钟。然后摩、揉或一指禅推法施于内外膝眼、阿是穴，每穴操作约 40 秒。

（2）推髌骨。向上下内外各方向推动髌骨，先轻柔地推动数次，再将髌骨推至极限位，维持 2～3 秒，反复 3 次。

（3）膝关节拔伸牵引：治疗者双手握持小腿远端拔伸并持续 2 秒，力量以有膝关节牵开感为度，反复 5 次；然后，以同法作持续牵引约 30 秒。（如有助手，可由助手固定大腿远端，再行上述操作）。

（4）被动屈伸，收展髋关节，至极限位（以患者能忍受为度），反复 3 次；被动屈伸膝关节，至极限位（以患者能忍受为度），反复 3 次。

治疗效果：膝部疼痛消失，可正常行走。

按语：膝骨关节炎的主要临床表现是关节疼痛，活动不利，为"痹症"范畴。然肝主筋，膝为筋之聚，肝伤则四肢不为可用，肾藏精，精血虚则筋骨失养。随着年龄的增长，肝肾渐亏，宗筋纵而不能束筋骨、利关节。因此该病在外表现筋骨不利，在内则与肝肾密切相关。补肾冲剂系本院院内制剂，以补益肝肾为治法，同时服用较为方便，在此药中加入虫类药粉通络止痛则效更佳。

临证中，石印玉教授重视内治外治结合，药物、手法、理疗与功能锻炼等多种手段综合防治。石印玉教授非常强调以整体观念指导骨关节炎的治疗，不仅重视骨，也强调肌肉、肌腱等软组织在关节中的作用，即体现中医"筋为骨用、筋骨并重"的理论指导。二诊辅以手法松筋，膝痛渐愈矣。

病案二：刘某，女，57 岁，退休，2007 年 9 月 12 日就诊。

主诉：右侧膝关节疼痛数月。

现病史：无明显诱因下出现右侧膝关节疼痛。体格检查：右膝关节膝眼不清，膝内侧缘有压痛，关节屈伸欠利。X线片检查示胫骨隆突高尖。舌红，苔薄，脉弦滑。证属脾肾亏虚，痰湿痹阻。

中医诊断：膝痹(脾肾亏虚)。

西医诊断：膝骨关节炎。

治则：化痰通络。

处方：牛蒡子 15 克	僵蚕 12 克	白蒺藜 10 克	天南星 10 克
秦艽 10 克	白芍 12 克	甘草 8 克	羌活 10 克
玄胡 12 克	白芷 10 克	黄芪 30 克	川芎 10 克
威灵仙 12 克	川牛膝 15 克		

×7 帖

同时外敷本院膜中膏。

二诊：膝关节肿胀有明显改善,但仍不耐久行,上下楼梯仍有疼痛。舌红,苔薄,脉弦。

处方：熟地黄 15 克	鹿含草 12 克	仙灵脾 10 克	莱菔子 10 克
秦艽 10 克	白芍 12 克	甘草 8 克	羌活 10 克
玄胡 12 克	鸡血藤 15 克	骨碎补 12 克	川芎 10 克
威灵仙 12 克	川牛膝 15 克		

×7 帖

治疗效果：膝部肿痛消失,可正常行走。

按语：在膝骨关节炎的各种症状中,石印玉教授认为关节肿胀处理最为困难,膝骨关节炎的肿胀有以积液为主的,也有以滑膜增厚为主的,还有一些则属非骨性关节炎的其他类型关节病,因此对治尤需谨慎。

石印玉教授提出在中医临床治疗膝骨关节炎中,可以从关节肿胀与否的角度指导相关的中医治疗。对无明显肿胀(但包含滑膜增厚或伴骨性肥大为主)的关节炎患者在基本治疗(手法和外洗治疗)的基础上,根据辨证情况给以相关补肾、养肝药或辅以虫类药的使用;对有关节肿胀(积液为主)的患者,在基本治疗的基础上,着重对治关节积液,常以石氏伤科名方牛蒡子汤加减治疗(基本组成见本案方一)。膝肿好转后,二诊加重补益肝肾,养血通络,如此可收标本兼治之功。

病案三：孙某,女,56 岁,退休。

患者在无明显诱因下出现右侧膝关节疼痛已数月,上下楼梯尤甚。体格检查：右膝关节有轻度肿胀,膝眼尚清,髌骨下缘有压痛,关节屈伸欠利。X 线片检查示膝关节有骨性增生,胫骨隆突高尖。舌红,苔薄,脉细弦。证属肝阴不足,筋脉痹阻。治拟养肝柔筋,活血通络。

中医诊断：膝痹(肝肾不足)。

西医诊断：膝骨关节炎。

处方：秦艽 9 克	白芍 9 克	甘草 9 克	牡蛎 30 克
苍术 9 克	威灵仙 15 克	竹三七 9 克	炙全蝎 4.5 克
蜈蚣 2 条	地鳖虫 9 克	土茯苓 12 克	牛膝 15 克

薏苡仁 30 克

×7 帖

二诊：膝关节肿痛有明显改善,但仍不耐久行,上下楼梯仍有疼痛。舌红,苔薄,脉细弦,治则同上。

处方：秦艽 9 克 　　白芍 9 克 　　黄芪 12 克 　　当归 9 克
　　　苍术 9 克 　　威灵仙 15 克 　牡蛎 30 克 　　牛膝 15 克
　　　甘草 9 克

×14 帖

三七粉 10 克 　　全蝎粉 10 克 　　地鳖虫粉 10 克
蜈蚣粉 10 克 　　甲片粉 10 克

上述药粉分 14 日冲服。

两周后症状缓解。嘱其注意休息,适当功能锻炼。

按语：骨性关节炎的主要临床表现是关节疼痛,活动不利。为"痹症"而属由内因所致的范畴。然肝主筋,肝伤则四肢不为可用,肾藏精,精血相生,精虚则不能灌溉诸末,血虚则不能营养筋骨。故随着年龄的增长,肝肾渐亏,宗筋纵而不能束筋骨、利关节。因此该病的病机当为"本痿标痹"。痹为其标,本为其痿。因而在治疗时应用秦艽、白芍、甘草、牡蛎等药物养肝柔筋。尤其是芍药和甘草相配运用,具有养血柔肝舒筋,缓急止痒解痛,疏通经络筋脉,增加关节活动的作用。再用三七,入血分,化瘀活血而不伤新血。全蝎祛风利湿除痹,蜈蚣走窜力强而迅速,僵蚕祛瘀搜络,凡气血痰湿凝结之处皆能开之。地鳖虫能攻逐破瘀,诸药合用活血破瘀,搜筋剔络,尤为风扫残云,光照阴霾,从而取得令人满意的治疗效果。

第四节　骨质疏松症的认识与诊疗

一 病机论述与治疗原则

1. 肝肾亏虚,气虚血瘀,筋骨失荣 　骨质疏松症在祖国传统医学中被称为"骨痿"和"骨痹",《素问·痿论》曰："肾气热,则腰背不举,骨枯而髓减,发为骨痿。"《金匮要略·中风历节病脉证并治》中指出："味酸则伤筋,筋伤则缓,名曰泄;咸则伤骨,骨伤则痿。"《素问·逆调论》亦云："帝曰：人有身寒,汤火不能热,厚衣不能温,然不冻慄,是为何病? 岐伯曰：是人者,素肾气胜,以水为事,太阳气衰,肾脂枯不长,一水不能胜两火。肾者水也,而生于骨,肾不生则髓不能满,故寒甚至骨也。所以不能冻慄者,肝一阳也,心二阳也,肾孤脏也,一水不能胜二火,故不能冻慄,名曰骨痹,是人当挛节也。"认为其发病根源皆在于肾,肾主身之骨髓。由于各种原因导致肾(气、阴、阳)的不足,影响骨髓和血之化源,精不生髓,骨失髓血充养,发生骨骼脆弱无力之证。

骨质疏松症多由肝肾不足,精血不能濡养筋骨而致,治疗上多用补肝肾的方法,达到强壮筋骨的目的。石印玉教授认为骨质疏松症就松而言是"痿",若以痛而言属"痹",其根本为本痿标痹。补益肝肾等中药可以达到维持或轻度增加骨重效果,与除二磷酸盐以外的大部分西药疗效相近,在改善全身症状方面的效果比西药为优。石印玉教授常用补肾填精方药治疗骨质疏松症,如用淫羊藿、肉苁蓉、补骨脂补肾阳益精血,何首乌、石斛补肝肾之阴,牡蛎归肾肾之经。笔者曾用补肾填精的方法,治疗 200 余例骨质疏松症患者,发现其骨密度及肾虚症状都有显著改善。

2. 健脾与适度锻炼对骨质疏松症有明显的治疗效果　脾主四肢,为后天之本,气血生化之源,脾虚是骨质疏松症发生的重要因素。《索问·生气通天论》曰:"是故谨和五味,则骨正筋柔,气血以流,腠理以密,如是则骨气以精,谨道如法,长有天命。"说明饮食五味影响骨的生长,同时与脾胃功能关系密切。《灵枢·决气》篇曰:"谷气人满,淖泽注于骨。"《医宗必读·痿》曰:"阳明虚则血气少,不能润养宗筋,故弛纵,宗筋纵则带脉不能收引,故足痿不用。"脾为后天之本,气血生化之源,主百骸,化生气、血、精、津以濡养骨骼先天之精也有赖于后天脾胃水谷精微的不断充养。脾胃虚弱则化源不足,精微不能四布,使道空虚,形乃大伤。脾胃为气机升降之枢,交通上下,灌溉四旁,从而维持气、血、精、津的相互转化。若脾胃功能衰惫,气化失司,枢机不利,血不化精,则骨骼因精微不能灌溉,血虚不能营养,气虚不能充达,无以生髓养骨,而致骨质疏松症。《灵枢·根结》篇曰:"痿疾者取之阳明。"《素问·痿论》篇则提出:"治痿独取阳明。"可见早在《黄帝内经》时代就已认识到痿证(古骨痿)与脾胃的重要关系。中医药治疗骨质疏松症,过去常注重补肾,而忽略健脾;近年来,在补肾的基础上,重视健脾养胃法的运用,取得了良好的疗效。现代研究则发现,维生素 D 与骨质疏松症的发生密切相关。维生素 D 的来源途径之一是小肠的吸收,经过肝肾的转化最终成为活性的 $1,25(OH)_2D_3$。$1,25(OH)_2D_3$ 是促进肠道 Ca^{2+} 吸收的唯一激素。当血浆 $1,25(OH)_2D_3$ 水平降低或肠道对 $1,25(OH)_2D_3$ 的敏感性减弱时,肠道 Ca^{2+} 的吸收将会下降,而肠道 Ca^{2+} 吸收不良是骨质疏松症发生的重要原因之一。

传统中医理论中有补肾不若补脾之说,盖补肾药较多滋腻之品,如用之不当,则难以长期服用;而补脾药多益于胃纳摄食,适宜长期服用。从理论上讲,髓养骨,先天由肾所主,后天则由水谷精微化生而成,"谷入气满,淖泽注于骨,骨属屈伸"。脾胃强健,饮食水谷,摄取其精微物质,则充养气血,灌溉濡润,充髓养骨。因此由补脾立法亦属合宜。因此石印玉教授用山药、陈皮等制成的健脾方咀嚼片,临床上对骨质疏松症的治疗效果与密骨胶囊等药物相近。对于是补肾还是健脾,笔者认为这些原则并不矛盾,而且在古代和现代的许多处方中已经被综合运用。如山药,这一在传统处方中频率很高的药物就其本身而言主要是补脾，但也有益肾功效。《神农本草经》云："山药主伤中，补虚羸，除寒热邪气，补中益气力，长肌肉，久服耳目聪明。"所以，完全可以按中医理论，将益肾或健脾作为防治骨质疏松症的治疗原则。一些动物实验证实了这种观点。在中药对小鼠成骨细胞 Cbfa1mRNA 水平的影响的实验中，补肾方或健脾方均对此有明显作用。

石印玉教授认为在药物治疗骨质疏松症的同时，也应辅以适当的锻炼。他临证时常鼓励患者增加活动量，认为通过适度的锻炼来促进气机流通有利于经脉濡养功能的改善。适度运动如太极拳等有预防骨质疏松症发生的作用。

3. 正确处理骨质疏松症"痛"与"松"的关系　在临床上，骨质疏松症患者往往表现为腰背疼痛、身高变矮、驼背、骨折等，但是很大一部分老年患者仅有些驼背或身高变矮，往往容易被忽视。对这些老年人进行骨密度的检测往往会检验出骨密度的下降，这就是我们所说的"松"；仅有一小部分老年人由于各种疼痛而就诊，起初往往会被误认为其他疾病，实则经检查是属骨质疏松症，这就是"痛"。因而，在门诊就诊的患者中，以骨痛就诊者远远大于单纯骨质疏松症者。也就是说，患者要求首先解决的是"痛"而不是"松"。因此，笔者认为这一病证在临床治疗上要把握痛与松的关系。该病就松而言是"痿"，若以痛而言属"痹"，本痿标痹，虚实夹杂。患者以痛而来，医者从松而治，效果大多不理想。《儒门事亲》说："不仁或痛者为痹，弱而不用者为痿。"《证治百问·痿》："痿本虚证……惟有软弱无力，起居日废，行步艰难……若痹证，必为麻木疼痛，行动艰难者也。"这些患者，就其症状而言多有腰背痛，可伴有一些与肾虚相关症状。至于疼痛的原因，中医认为不通和不荣均可导致疼痛。此以疼痛为主前来就诊的患者，肾虚为其次而瘀阻为其主，这类病症正虚邪实，本痿标痹，经久难愈。"急则治其标，缓则治其本"，临床上宜以活血化瘀为主，兼以补肾扶正。

石印玉教授在临证时常告诫我们，骨质疏松症在治疗上要把握"痛"与"松"的关系。患者因"痛"而来，若医者仅从"松"而治，则效果多难理想。骨质疏松症也被称为没有痛苦的疾病，只是在生活中发现某些老人有些驼背或身高变矮。若患者因疼痛而就诊，经检查认为属骨质疏松症者，一般肾虚为其次而瘀阻为其主，因此治疗宜先用活血清热药。同时石印玉教授认为骨质疏松症的疗效标准应基于临床症状改善，而非骨量变化，先当用辨证所定汤剂荡其症，后用补益肝肾健脾诸法缓图根本。

二　常用治疗方案

石印玉教授认为原发性骨质疏松症的主要病机特点是年逾半百之人，肝肾之气自半，脏腑虚损，气血不足，阴阳失调，导致机体抗病能力低下而邪气易于侵袭。因此，在临床组方用药中强调以补肝肾壮骨为主，以益气与活血配伍为特点治疗原发性骨质疏松症,石氏伤科自制开发的芪骨胶囊(国药证字Z20090039)补肾益精、强健筋骨;同时结合练功疗法,如太极拳、八段锦等,获得了很好的临床疗效,不仅可以提高骨密度,而且可以有效减轻患者疼痛,同时明显善生活质量。根据石氏伤科数十年的临床经验及小样本的流行病学调查,将骨质疏松症分为四型:肾虚型、脾虚型、血瘀型及痰浊型。根据不同的中医临床证候特点,选择不同的中药组方进行优化治疗。

1. 骨量减少　骨量减少患者属于骨质疏松症防治的初级预防阶段,主要是指尚无骨质疏松但属于低骨量或者有骨质疏松症危险因素者,本时期目的是防止或延缓其发展为骨质疏松症并避免发生第一次骨折。

治疗方法:

(1)健康指导方案。

(2)导引八法防治骨质疏松症:导引八法是传统中医保健方法之一。通过长期的研究学习,发现其既可以有效缓解中老年患者的疼痛症状,预防骨质疏松症的发生,还可用于骨质疏松症的早期治疗。在此基础上,石氏伤科开展导引八法防治骨质疏松症的临床观察研究。通过导引八法的学习和锻炼,以提高骨密度和预防跌倒。

(3)骨折风险评估:采集骨质疏松症患者的性别、年龄、身高和体重及 7 个骨折风险因子,包括既往脆性骨折史、父母的髋部骨折史、吸烟、长期服用糖皮质激素类药物、风湿性关节炎及其他继发性骨质疏松因素和饮酒量、股骨颈骨密度值等数据,选用 FRAX™ 骨折风险评估工具,计算患者十年脆性骨折风险。FRAX™ 工具计算髋部骨折风险≥3%或任何重要的骨质疏松性骨折发生率≥20%时均需进行药物干预。

2. 骨质疏松症　骨质疏松症患者的治疗属于二级预防,是指已有骨质疏松症,骨密度 T≤−2.5,其预防和治疗的最终目的是避免发生骨折。

治疗方法:

(1)健康指导方案。

(2)导引八法防治骨质疏松症。

(3)药物干预

1)中药汤剂:根据骨质疏松症患者不同的临床证型特点,选择适当的中药进行临床配伍,为个性化治疗。

2)中成药:自制开发的芪骨胶囊(国药证字 Z20090039),功效补肾益精、强健筋骨,主治骨质疏松引起的腰背疼痛、腰膝酸软无力、步履艰难、不能持重等。

(4)骨折风险评估。

3. 骨质疏松性骨折　发生骨质疏松性骨折患者的防治属于骨质疏松症的二级预防,其预防和治疗的最终目的是避免再次发生骨折。

治疗方法:

（1）对于没有明显神经症状的胸腰段椎体骨折，可采取非手术治疗。其治疗方法主要是卧床休息、药物镇痛、支具外固定、抗骨质疏松药物、腰背肌功能锻炼等。

（2）股骨颈患者骨折移位不明显或未嵌插骨折，或一般情况差而无法耐受手术者，可采用保守治疗，包括卧床、牵引、支具固定、营养支持等治疗措施。

（3）药物治疗：石氏伤科认为骨折的辨证治疗有三期之分，治疗上强调"气血兼顾、以气为主、以血为先"宗旨。骨折初期由于伤筋折骨而脉外溢血，气滞血瘀，阻碍静脉则肿则痛，此时应体现"以血为先"，首先要活血化瘀；骨折中期经脉瘀凝气滞虽有化解，但尚未尽除，续用攻下之法恐伤正气，此时用药宜攻防有节，轻重有度，以"气血兼顾"为要，活血之药不伤正气为要。骨折后期肝肾亏虚、精血失源，筋骨不得濡养，骨折难以愈合，故此期宜益气养筋，调补肝肾，促进筋骨濡养、骨折愈合。

（4）抗骨质疏松治疗：在功能锻炼的基础上，积极配合药物治疗，改善骨质量，减少再次发生骨折的风险。

（5）骨折风险评估：采集骨质疏松症患者的性别、年龄、身高和体重及 7 个骨折风险因子，包括既往脆性骨折史、父母的髋部骨折史、吸烟、长期服用糖皮质激素类药物、风湿性关节炎及其他继发性骨质疏松因素和饮酒量，股骨颈骨密度值等数据，选用 FRAX™ 骨折风险评估工具，计算患者十年脆性骨折风险。FRAX™ 工具计算髋部骨折风险≥3%或任何重要的骨质疏松性骨折发生率≥20%时均需进行药物干预。

三 病案

病案一：王某，男，66 岁。2013 年 2 月 26 日初诊。

主诉：腰背痛月余。

现病史：2 个月前 L_1 压缩骨折，约 1/2。体格检查：腰背部广泛腰痛，左踝反射未引出，病理反射未引出，唇干稍红，舌苔白腻，脉和。辅助检查：X 线片示髋关节退变，L_1 楔形改变；CT 示 L_5-S_1 椎间盘突出，L_1 楔形改变。

中医诊断：腰痛，骨折病（气虚血瘀，督脉阻塞）。

西医诊断：骨质疏松症，腰椎压缩骨折。

治法：补气养血活血，通督活络。

处方：

当归 10 克	牛膝 10 克	川断 10 克	黄芪 30 克
鹿角片 18 克	丹参 30 克	草乌 10 克	川草乌 10 克
细辛 3 克	胆南星 10 克	小茴香 3 克	黄柏 10 克
防风 10 克	苍术 10 克	地鳖虫 10 克	六曲 10 克
赤芍 15 克	炙甘草 10 克		

×14 帖

每日 1 帖,加水 400 毫升,浸泡 30 分钟,煮沸腾至 200 毫升,滤出药液,再煎第二次,两次药液混合,分 2 次服用。

复诊:2013 年 3 月 12 日。述痛减少,步行略长,疼痛涉及两髋部,腰后突。唇红苔腻。

调方如下:原方加熟地黄 15 克、补骨脂 10 克、骨碎补 10 克、仙灵脾 15 克、蜈蚣 1 条。煎服同上。外用石氏伤科三色膏。

三诊:2013 年 3 月 26 日。腰背疼痛略减,脉玄细,苔薄。

处方:

鹿角片 18 克	黄芪 30 克	当归 10 克	牛膝 15 克
川断 15 克	柴胡 10 克	莪术 30 克	黄芩 10 克
胆南星 10 克	党参 10 克	生龙骨 15 克	生牡蛎 15 克
制大黄 6 克	干姜 6 克	玄胡 15 克	小茴香 3 克
路路通 6 克	白芥子 6 克	三七粉 2 克	甘松 6 克
水蛭 6 克			

煎服同上。停用外用。

四诊:2013 年 4 月 8 日。痛未解,步行稍觉延长,述稍有心悸气急。目张乏力。苔脉尚和。原方减水蛭、干姜,加细辛 6 克、补骨脂 10 克、苏梗 10 克,煎服同上。

五诊:2013 年 5 月 14 日。症有反复,疼痛少见轻,口干,苔黄腻,脉尚和,原方减玄胡、柴胡,加苍术 10 克、山萸肉 15 克、地鳖虫 10 克、丹参 15 克,三七粉加至 4 克冲服。

按语:本病为老年腰椎压缩骨折康复期至疼痛,中医谓之"骨折病"。年高体衰,骨折后遂由气滞血瘀渐至气虚血瘀,兼之肝肾亏虚,精血不足,故后期恢复缓慢,易并发各种疼痛不适,影响生活。本患者治疗先是以通用补肾壮骨活血化瘀,补气通络为主。但患者虚不太受补,至湿腻中焦,出现舌苔厚腻,至湿热阻络之象。石印玉教授遂在二诊重用熟地黄 30 克,以期运化湿气。此药用意源自国医大师裘沛然老先生:熟地黄善能化湿,尤用于舌苔厚腻,水湿内阻。此论迥乎常理:熟地黄滋阴恐碍气机。三诊是苔已改变,遂改方为丹鹿通督汤加味,以补气活血滋补肝肾通络止痛为主。至于四五诊以加减消息之用,缓图慢功。

病案二:卢某,男,84 岁,2014 年 1 月 29 日初诊。

主诉:腰痛 4 日。

现病史:4 日前跌伤,臀部着地,腰痛活动困难,至外院就诊述拍片未见明显骨折,刻下腰痛明显,活动受限,大便 4 日未解。体格检查:下胸椎有压痛,L_1 棘突似有高突,叩击痛(＋),脉和、苔腻。辅助检查:以下胸椎为中心拍正侧位片,正位片示 L_1 椎体上缘略凹陷。

中医诊断:骨断(肝肾不足,气滞血瘀)。

西医诊断：骨质疏松症，L_1 椎体压缩性骨折。

治法：活血理气，通腑止痛。

处方：开塞露 3 支，活血理气汤，复方紫荆消伤膏，三七粉。

按语：患者年老肝肾不足，筋骨失健，加上外伤跌仆，压缩性骨折首要考虑，外院拍片腰椎正侧位片，侧位片未见明显契形变，忽略了压缩性骨折，石印玉教授仔细询问病史，大便原本日行一解，跌伤后已 4 日未解。体格检查下胸椎压痛，叩痛。仍认为骨折可能性大，患者 X 线片未带，乃加拍下胸椎为中心正侧位片，最终正位片见 L_1 椎体上缘略凹陷，明确了诊断。跌伤询问大便的变化，如有便意改变，原本正常者变为便秘或原本便秘者变为通畅了，均要高度怀疑骨折的可能。在治疗上也要保持大便通畅，大便通畅后疼痛也会明显改善。瘀邪不去，气血不能通畅，气血通畅，通则不痛。

病案三：黄某，女，72 岁，2013 年 10 月 21 日初诊。

主诉：腰背少力，下肢板紧年余。

现病史：一年前无明显诱因下出现腰背部乏力及下肢板紧感。体格检查：稍有驼背，腰脊动作稍显辛强，髋活动亦受限，下肢无明显阳性体征，舌偏红少苔，脉和。辅助检查：骨密度示 $L_2 \sim L_4$ 之 T 值为 -4.1。

中医诊断：痿病（肝肾精血不足）。

西医诊断：骨质疏松症。

治法：扶正填精。

处方：膏滋方。

熟地黄 250 克	生地黄 150 克	山萸肉 150 克	山药 100 克
茯苓 100 克	丹皮 150 克	泽泻 100 克	当归 100 克
淮牛膝 100 克	川断 80 克	补骨脂 100 克	骨碎补 80 克
桑寄生 100 克	女贞子 100 克	旱莲草 100 克	桑葚子 100 克
楮实子 100 克	附片 80 克	官桂 30 克	桂枝 60 克
锁阳 100 克	仙灵脾 100 克	黄柏 100 克	知母 80 克
黄芪 300 克	党参 150 克	胆南星 80 克	威灵仙 100 克
枳壳 60 克	小茴香 60 克	肉苁蓉 150 克	功劳叶 150 克
秦艽 80 克	羌活 60 克	丹参 150 克	桃仁 80 克
红花 80 克	陈皮 80 克	半夏 80 克	鸡血藤 100 克
鹿含草 150 克			

上药浓煎三次，取汁，鹿角胶 150 克、龟板胶 150 克、阿胶 100 克、黄酒 50 克、烊化后冲入，再入三七粉 30 克、地鳖虫粉 30 克、蜈蚣粉 20 克、全蝎粉 20 克、紫河车粉 30 克、木糖醇 200 克文火收膏。

二诊：2014 年 11 月 5 日。膏滋方服用后，今年春节肩胛背痛愈半，日渐得缓解，驼背，膝稍内翻，腕后伸稍差，夜或口干，或流涎，舌偏红，脉和。属于肝肾不足，耗及阳分,运作乏力,肝功能慢性指标偏高,予兼顾,扶正为主。

巴戟天 100 克	菟丝子 120 克	熟地黄 250 克	生地黄 100 克
山萸肉 150 克	山药 100 克	扁豆 100 克	党参 100 克
丹皮 100 克	泽泻 100 克	土茯苓 150 克	制大黄 30 克
生山楂 100 克	知母 100 克	黄柏 100 克	附片 80 克
肉桂 30 克	石斛 150 克	女贞子 100 克	旱莲草 100 克
玄参 80 克	天冬 80 克	麦冬 80 克	黄芪 250 克
骨碎补 100 克	仙灵脾 100 克	砂仁 30 克	鸡血藤 100 克
鹿含草 100 克	仙鹤草 100 克	制半夏 80 克	陈皮 80 克
当归 100 克	川断 100 克	补骨脂 100 克	小茴香 60 克
秦艽 80 克	羌活 80 克	丹参 120 克	六神曲 100 克
鹿角 120 克	龟板 120 克	紫河车 50 克	

上药浓煎三次,取汁,阿胶 100 克、黄明胶 100 克烊化后冲入,再入三七粉 30 克、地鳖虫粉 30 克、蜈蚣粉 20 克、全蝎粉 20 克、木糖醇 200 克文火收膏。

三诊:2015 年 12 月 2 日。疼痛日渐改善,右小指偶有麻木,膝在上楼时不运,脉细,舌偏红,夜有口干,纳寐欠安,属肝肾精血不足,筋脉骨皆失养,宜扶正填精为主。

黄芪 300 克	丹参 200 克	鹿角片 100 克	熟地黄 250 克
山萸肉 150 克	山药 100 克	丹皮 100 克	泽泻 100 克
朱茯苓 100 克	骨碎补 150 克	仙灵脾 150 克	知母 100 克
锁阳 100 克	秦艽 80 克	白芍 100 克	生龙骨 150 克
生牡蛎 150 克	杜仲 150 克	砂仁 45 克	鸡血藤 120 克
防风 80 克	胆南星 60 克	葛根 150 克	牛膝 150 克
补骨脂 150 克	枸杞子 150 克	菟丝子 150 克	石斛 150 克
天花粉 100 克	柴胡 80 克	苍术 80 克	桔梗 60 克
枳壳 80 克	生地黄 100 克	桃仁 80 克	红花 80 克
当归 100 克	生白术 150 克	陈皮 80 克	半夏 60 克
炙甘草 100 克	生鸡内金 80 克	紫河车 50 克	

上药浓煎三次,取汁,鹿角胶 100 克、龟板胶 100 克、阿胶 100 克烊化后冲入,再入三七粉 30 克、地鳖虫粉 30 克、蜈蚣粉 20 克、全蝎粉 20 克、木糖醇 200 克文火收膏。

按语:该患者为典型的骨质疏松症患者。从连续三年的膏滋处方来看,皆以补肾填精为主要治疗原则。与此同时,石印玉教授也对气血尤为重视,三七粉、地鳖虫粉、蜈蚣粉之品多为活血利气之物,用在此处充分体现了其对于骨质疏松病机之"肝肾亏虚,气虚血瘀,筋骨失荣"的认识,也与石氏伤科"以气为主,以血为先"的气血理论相吻合。而后两次复诊皆对脾胃有所兼顾,如二诊中的山药、扁豆、陈皮、砂仁及六神曲之属,又如三诊中的苍术、白术及鸡内金等药,这些都透露着石印玉教授对于骨质疏松之健脾理论的重视。

第五节　强直性脊柱炎的认识与诊疗

一　病机论述与治疗原则

脊柱关节病,又称血清阴性脊柱关节病,是一组具有相似特点、相互关联的多系统炎性疾病。以强直性脊柱炎为原型,还包括银屑病关节炎、反应性关节炎/瑞特综合征、炎性肠病性关节炎和未分化型脊柱关节病,该组疾病的特点是血清类风湿因子阴性,与 HLA - B_{27} 显著相关,具有家族聚集倾向,累及脊柱关节和(或)外周关节及关节周围组织,并可伴发特征性的关节外表现。

脊柱关节病是近 20 年才提出的病名,中医并无相应该病的病名,在中医典籍中常有类似的描述,大多归入"痹"的范畴。如"尪痹""骨痹""脊强"等,亦有"尻以代踵"等的描述,但针对这一类疾病的分类和归纳总结还未见到,即使有一定认识,也还不够系统深入。该病临床常表现出疼痛、脊柱和关节功能障碍等特点。作为一种侵犯骨关节系统的炎性疾病,许多临床医生,尤其是非风湿专科医生并不了解脊柱关节病,容易根据这一类疾病的不典型症状表现,诊断为腰腿痛、腰肌劳损、关节炎、滑膜炎等,忽视做必要的体格检查、理化检查和影像学检查,而临床上不典型的未分化脊柱关节病呈高发趋势,尤其在青年人中,常以足跟痛、膝关节痛、背痛和腰骶痛为主诉,时常容易漏诊。

(一) 诊断标准和我们对脊柱关节病的认识

1. 诊断标准　脊柱关节病目前的通用诊断标准为 ESSG 和 Amor 两个标准,并且得到诸多临床和流行病学研究验证。对于明确的强直性脊柱炎、银屑病关节炎、反应性关节炎等则采用相应的诊断标准,如要诊断强直性脊柱炎则采用 1984 年修订的纽约标准。而对于疑似患者,则宜采用 ESSG 和 Amor 标准。仍不能确定者,则进行必要的随访观察,定期进行有关的物理和化学检查。

1966 年,强直性脊柱炎的纽约标准诞生。1984 年,修订了 1966 年的纽约标准。诊断条件:① 下背痛病程至少 3 个月,疼痛随活动改善,但休息不减轻;② 腰椎在前后和侧屈方向活动受限;③ 胸廓扩展范围小于同年龄和性别人群的正常值;④ X 线双侧骶髂关节炎Ⅱ～Ⅲ级,或单侧骶髂关节炎Ⅲ～Ⅳ级。如果患者具备④并分别附加①～③条中的任何一条,强直性脊柱炎可确诊。

骶髂关节 X 线改变分期标准：0 级，正常骶髂关节；Ⅰ级，可疑或极轻微的骶髂关节炎；Ⅱ级，轻度骶髂关节炎（关节边缘模糊，近关节区域硬化，关节间隙轻度变狭）；Ⅲ级，中度骶髂关节炎（关节边缘明显模糊，近关节区域硬化，关节间隙明显变狭，骨质破坏明显）；Ⅳ级，骶髂关节融合或完全强直，伴或不伴硬化。

Calin 提出的炎性腰背痛标准：其特点是腰背部不适发生在 40 岁以前，缓慢发病，症状持续至少 3 个月，腰背痛伴明显晨僵，腰背部不适在活动后减轻或消失。以上 5 项中有 4 项符合则支持炎性腰背痛。

欧洲脊柱关节病研究组（ESSG）提出的脊柱关节病的诊断标准：炎症性脊柱疼痛，或滑膜炎（不对称的或下肢为主的），加上至少 1 项下列指标：① 交替的臀部疼痛；② 骶髂关节炎；③ 肌腱骨附着点病变；④ 阳性的家庭史；⑤ 银屑病；⑥ 炎症性肠道疾病；⑦ 在关节炎前 1 个月有尿道炎、子宫颈炎或急性腹泻史。

Amor 等提出的脊柱关节病的诊断标准：① 腰或背夜间痛或晨僵（1 分）；② 非对称性寡关节炎（2 分）；③ 臀区痛（1 分）、左右交替臀区痛（2 分）；④ 腊肠样指或趾（2 分）；⑤ 足跟痛或其他肯定附着点痛（2 分）；⑥ 虹膜炎（2 分）；⑦ 发生关节炎前 1 个月内非淋球菌性尿道炎或宫颈炎（1 分）；⑧ 关节炎前 1 个月内急性腹泻（1 分）；⑨ 银屑病、龟头炎或炎症性肠病（溃疡性结肠炎或节段性回肠炎）（2 分）；⑩ 骶髂关节炎（双侧 2 级或单侧 3 级）（2 分）；⑪ HLA-B$_{27}$ 阳性或强直性脊柱炎、反应性关节炎、虹膜炎、银屑病或炎症性肠道疾病家族史（2 分）；⑫ 服非甾体抗炎药后 48 小时内症状明显改善，停药很快复发（2 分）。以上 12 项积分≥6 分者可诊断脊柱关节病。

和其他标准一样，上述两个脊柱关节病诊断标准也未能包括所有的患者，尤其是轻型或仅有 1 种临床表现的患者，它们只适用于广义上脊柱关节病分类。

银屑病关节炎分类标准，即患者必须有炎性关节病（关节、脊柱、肌腱末端），并且符合下面 5 条中的至少 3 条：① 目前银屑病证据或个人银屑病史或银屑病家族史；② 检查见典型的银屑病指甲营养不良，包括甲剥离、凹陷和指甲下角化病；③ 类风湿因子阴性；④ 指（趾）炎或腊肠指（趾）；⑤ 关节旁新骨形成的放射学证据，手或足 X 线平片显示在关节边缘附近边界不清的骨化形成（需排除骨赘）。

第三届国际反应性关节炎专题学术研讨会提出了反应性关节炎的诊断标准，即以下肢、非对称性少关节炎为突出表现的外周关节炎，并附加以下各条：① 有前驱感染证据，具体为在发生关节炎前 4 周有明确的临床腹泻或尿道炎表现，并应有实验室证据，但不是必备的；如无明确的临床感染，则必须具备实验室感染的证据。② 排除其他已知原因的单关节或少关节炎，如其他脊柱关节病、感染性关节炎、晶体性关节炎、Lyme 病及链球菌性反应性关节炎。③ 反应性关节炎的诊断不需要 HLA-B$_{27}$ 阳性，或 Reiter 综合征所具有的关节外特征（结膜炎、虹膜炎、皮疹、非感染性尿道炎、心脏和神经系病变），或典型的脊柱关节病特征（炎性背痛、交替性臀痛、肌腱末端炎、虹膜炎），但是这些如有发现，应作记录。

未分化脊柱关节病具有以下含义：① 某种脊柱关节病的早期表现，以后将发展为典型的脊柱关节病；② 某种明确的脊柱关节病的"流产型"或挫顿型，以后不会发展、表现出该脊柱关节病的典型表现；③ 属于某种重迭综合征，能分化为某种明确的脊柱关节病；④ 病因不明、现在尚未能定义，将来可以明确分类的脊柱关节病。

2. 临床特征　脊柱关节病的临床表现多样，常见的临床特征：① 骶髂关节炎，上升性脊柱炎；② 常累及关节旁结构和外周关节；③ 肌腱和（或）韧带、关节囊骨附着点病；④ 炎症性眼病（虹膜炎、脉络膜炎、虹膜睫状体炎）；⑤ 主动脉炎、心瓣膜病、心脏传导系统病变；⑥ 肺上叶纤维化；⑦ 炎症性皮肤病（龟头炎、银屑病、角皮病等）；⑧ 家族聚集倾向；⑨ 和 HLA-B$_{27}$ 显著相关；⑩ 不同疾病间的临床表现常互相重叠。非甾体抗炎药（NSAIDs）能有效缓解症状也是脊柱关节病的特点之一。

脊柱关节病各亚型的临床表现各有其特征。

（1）强直性脊柱炎，作为脊柱关节病的原型，强直性脊柱炎已为众人所熟悉，其临床特点为隐匿发作的腰痛，常伴有髋、肩关节炎和附着点病，且有关节外表现如急性前葡萄膜炎、主动脉瓣病和马尾综合征等。

（2）银屑病性关节炎，其临床特点包括银屑病患者发生的髋关节炎、远端指间关节炎、非对称性或对称性多关节以及中轴或脊柱关节炎等。

（3）瑞特综合征/反应性关节炎，目前二者的命名已通用，定义为发生于尿道炎、宫颈炎和（或）腹泻后的炎症性、非对称性髋关节炎，可伴有结膜炎、虹膜炎或皮肤、黏膜损害等关节外表现。即无论是单独的关节炎，抑或同时存在关节外表现，均称为瑞特综合征/反应性关节炎，其临床特点为发病前1～4周存在胃肠道或泌尿生殖系感染，炎性关节炎一般为非对称性寡关节炎，与 HLA-B$_{27}$ 相关，关节外表现包括眼、皮肤、黏膜损害及附着点炎等。

（4）炎症性肠病关节炎，是指和溃疡性结肠炎、节段性回肠炎等炎症性肠病相关的脊柱关节炎，其临床为非对称性外周寡关节炎、中轴关节炎及附着点病。

（5）未分化脊柱关节病，是指具有脊柱关节病的某些临床特点，又未能分类为某种明确的脊柱关节病的情况，它不是指某种特定的疾病，也不是一种综合征，只不过是一种临床相关的命名或者症状谱。

3. 脊柱关节病的历史沿革　脊柱关节病的历史悠久，300 多年前即开始有相关的描述，尤其是进入 20 世纪，脊柱关节病的研究开始起步，20 世纪末，随着科技的进步和医学的发展，一系列相关的研究，使脊柱关节病的认识不断得以完善。下表列出的时代和事件，可使我们更清楚地了解到脊柱关节病的发展过程和已经取得的一些进展（表2-2）。

表 2 - 2　有关脊柱关节病的历史沿革

时间(年)	代表人	内　　容
1691	Bernard Connor	首次描述了强直性脊柱炎病例
1916	Hans Reiter	首次报道了 Reiter 综合征,即一位德国军官在一次痢疾后,发生了尿道炎、结膜炎和发热性多关节炎综合征
1966	美国风湿病学会	制订了强直性脊柱炎的纽约诊断标准
1973	Brewerton	发现 HLA - B_{27} 抗原与强直性脊柱炎密切相关
1973	美国风湿病学会命名和分类委员会	在风湿性疾病分类中,正式列入脊柱关节炎
1977	Calin	提出了炎性腰背痛的诊断标准
1981	美国风湿病学会	制订了瑞特综合征(RS)诊断标准
1982	Burns	提出了未分化型脊柱关节病(uSpA)概念
1984	美国风湿病学会	修订了强直性脊柱炎的纽约标准
1984	Amor	首先报道了柳氮磺胺吡啶(Salicylazosulfapyridine, SASP)治疗强直性脊柱炎,尤其是对有外周关节炎者有效
1990	Amor	提出了脊柱关节病的诊断标准
1991	欧洲脊柱关节病研究组(ESSG)	提出了脊柱关节病的诊断标准
1991	Taylor	提出了 SASSS 放射学评分量表
1994	Jenkinson; Calin Garrett	建立了 BASMI 量表;建立了 BASFI 量表 建立了 BASDAI 量表
1995	Kennedy	建立了 BASRI 量表
1996	Jones	建立了 BAS - G 量表
2000	Brandt	发表生物制剂抗肿瘤坏死因子 α - 英夫利西(infliximab)单抗用于强直性脊柱炎治疗的研究报告,即所谓的柏林研究

4. 我们对该病的认识　典型病例的诊断并不难,但对于非典型病例,则需要仔细的病史询问和详细的体格检查,以及必要的影像和化验检查。如一例 50 岁男性的强直性脊柱炎患者,一直以腰背肌劳损等治疗十余年,好好坏坏,直至最近在我院康复科治疗,拍摄腰椎 X 线片后,康复科请会诊,又进行体格检查和拍摄骨盆 X 线片,骶髂关节已融合,确诊为强直性脊柱炎,目前症情稳定。

也有很多患者被误诊为腰肌劳损、腰背臀肌筋膜炎、关节滑膜炎、跟骨骨刺等进行治疗,虽然有些患者也有一定的效果,但对患者的预后和疾病的进展还是会带来诸多的影响。因为患者的首发症状常常掩盖了其真实的疾患,因此,有必要提高非风湿科医生的临床诊断水平,以减少误诊的机会,从而在早期就能及时发现疾病,诊断疾病,治疗疾病。

笔者推荐诊断流程:对于青年男性患者,如主诉背痛、腰骶痛、膝痛、颈痛等,时间超过 3 个月,首先要询问脊柱疼痛和作息的关系,有无晨僵(程度和时间),有无腹泻(或眼结膜炎,或皮肤疾患),有无家族史,然后进行体格检查,触摸易发部位是否有压痛点,躯干关节活动度如何(重点是颈、腰、脊柱的活动度,髋关节内外旋活动度,"4"字试验),随后进行骨盆 X 线检查是必要的,并可以结合实验室检查(RF、红细胞沉降率、C 反应蛋白、ASO、HLA - B$_{27}$)达到明确诊断的目的。

5. 如何对待 HLA - B$_{27}$　　在脊柱关节病发病中,HLA - B$_{27}$ 是一个重要的基因,发现至今已 30 余年。B$_{27}$ 基因具有一定的遗传倾向,但其本身并不引起相应的炎性症状,只有在感染等外界因素影响下,它才会使机体对该因素具有了自身免疫反应,进而引发各种炎症反应,导致了脊柱关节病的发病。

因此,不能依据 B$_{27}$ 基因的阳性来诊断为脊柱关节病或者强脊,因为有 5% 的假阳性,B$_{27}$ 基因阳性患者可以没有任何症状。或者对于女性患者来说,直至她的子女有该疾病发生,其才可能被发现。笔者对脊柱关节病的临床研究显示,HLA - B$_{27}$ 的阳性率为 80%。

6. 诊断经验　　在诊断疾病时,石印玉教授非常重视对脊柱关节病患者病史的询问,要考虑到胃肠道、泌尿道、呼吸道,以及脊柱、关节、肌腱、皮肤、眼睛等器官和系统的特征性表现;在骨伤科常规体检的基础上,重视对特征性部位压痛点的触摸,重视关节活动度等的检查,尤其是髋关节活动度的检查。石印玉教授经常要问患者口干否(以此来区分寒证、热证),问有无足跟痛,问有无腹泻或感冒等。从而在整体上判断患者疾病的属性,机体功能的盛衰,寒热表现的不同,确定疾病的基本病因病理变化,进而准确辨证,为进一步的论治提供参考和依据。此外,非常重视现代医学的检查手段,重视脊柱和骶髂关节 X 线片、骶髂关节 CT、MRI,红细胞沉降率、C 反应蛋白、HLA - B$_{27}$ 等有关指标的检测,以此来明确诊断和判断预后。石印玉教授认为,现在这一类疾病的发病率在不断地上升,尤其是二三十岁的青年人,发病率更高,临床上因症状不典型,容易漏诊。

(二) 病机论述和治疗原则

石印玉教授诊治脊柱关节病,遵循"整体辨证,因人施术"的学术思想。在近 20 年的临床实践中,石印玉教授积累了丰富的诊治脊柱关节病的经验,从中西医学的不同角度认识和治疗该病。石印玉教授认为该病属本虚标实之证,以肾虚为本,先天禀赋不足,气血亏虚。其基本的病因病理当为,素体正气不足,外感风寒暑湿燥火六淫之邪,或痹阻肌表,或入里化热伤津,津凝成痰浊与瘀血相合,致机体气血运行失常,阻滞经络,不通则痛。其在不同的发病时期表现出不同的"兼邪"症候,根据外感邪气与人体正气交正的不同结果,通常在初期表现为热、毒的邪实症候,故初期可应用清热、解毒的治疗方法,祛除邪实;后期表现出虚、寒的机体表现,故常应用温肾、补虚的措施,扶助正气。辨证主要是区分寒热虚实,以指导临床用药。

石印玉教授认为脊柱关节病的诊治关键是辨别发作期还是稳定期,发作期应清热解毒,活血通络,以尽快解除疼痛为目的;稳定期应补虚通络,养血活血,以培补正气,减少病情进展和发作机会。另外,石印玉教授并不排斥西药,在急性期时,常常应用 NSAIDs 类药物,石印玉教授认为,这类药物起效快,能够很快缓解疼痛,且服用量少,在脊柱关节病的诊断标准中也有一条是对 NSAIDs 类药物的反应情况进行评价,故正确使用该药物能够与中药协同作用。

在处方用药上,石印玉教授依据该病本虚标实的特点,以及辨别不同的发病阶段,采用《金匮要略》"桂枝芍药知母汤"为基本方加减进行治疗,急性发作期加用白花蛇舌草、半枝莲、蒲公英、土茯苓、连翘等清热解毒药,缓解疼痛症状;缓解期加入黄芪、熟地黄、山茱萸、肉苁蓉、鹿角等益气养血、补肾强筋之品,提高机体免疫功能,有时亦加入地鳖虫、全蝎、蜈蚣等虫类中药,搜剔经络。

实验研究表明,桂枝芍药知母汤不仅对痹症有抗炎、抗贫血作用,亦能改善细胞中抗氧化酶活性,能明显抑制胶原性关节炎之小鼠关节炎发病程度,抑制滑膜细胞、纤维组织细胞增生及炎细胞的浸润,减轻骨破坏程度、关节变形、软骨崩解,降低血清抗体效价,改善外周血 T 淋巴细胞亚群分布,显示了免疫抑制及调节作用。另有研究表明,清热解毒中药能够抑制血管内皮素生成,从而达到止痛的作用。

二 常用治疗方案

(一) 对桂枝芍药知母汤加减方的应用说明

桂枝芍药知母汤始见于张仲景《金匮要略·中风历节病脉证并治第五》第八条,原文曰:"诸肢节疼痛,身体魁羸,脚肿如脱,头眩短气,温温欲吐,桂枝芍药知母汤主之。"桂枝芍药知母汤方:桂枝四两、芍药三两、甘草二两、生姜五两、知母四两、白术五两、防风四两、麻黄二两、附子二两(以水七升,煮取二升,温服七合,每日三服)。

《金匮要略》所述之历节病,以关节肿大变形、疼痛,难以屈伸为临床主要表现,其病因病机与五方面的因素有关:肝肾不足,寒湿内侵;阴血不足,风邪外侵;阳气虚弱,风湿相合;胃有蕴热,外感风湿;过食酸咸,内伤肝肾。治疗偏重于祛风除湿,散寒止痛,故有桂枝芍药知母汤和乌头汤二方。其所述病症与西医之风湿、类风湿性关节炎相似。脊柱关节病,因有全身不同关节疼痛之表现,似历节之意,故石印玉教授时常采用该方辨证加减治疗骨关节痛疾病。

桂枝芍药知母汤主治风寒湿三气杂至,痹阻经络,气血不通而致的全身关节疼痛,久久难愈,而身体尪羸、脚肿如脱、头眩短气、温温欲吐等症。方中桂枝、麻黄、防风温散风寒,芍药、知母和阴防热燥,生姜、甘草调胃和中,白术配附子温经散寒,祛寒湿止痹痛。诸药共奏祛风寒湿、温经脉、止疼痛之效。石印玉教授认为,本方寒热并用,对风寒湿热痹均有疗效,临床上如热象明显者可加土茯苓、土牛膝,或白花蛇舌草、半支莲、连翘等清热解毒中药,能够快速解除疼痛;对于临床有肾虚证者,加黄芪、熟地黄、山茱萸、肉苁蓉、补骨脂等益气、补肾强筋之品;有时亦加入祛风除湿之青风藤,以及三七、全蝎、蜈蚣、地鳖等活血搜剔经络之药,缓解痹痛。

(二)运用桂枝芍药知母汤加减分期治疗脊柱关节病的经验研究

本组患者的治疗大致分为两种情况:一是以西医治疗为主,即采用 SASP、MTX 或非甾体类抗炎药为主的治疗方式;二是以中医为主的方式,即采用石印玉教授的经验处方桂枝芍药知母汤为主进行加减,适当增加 NSAIDs 类药物的方法。总体来看中药的好处是对疼痛或者主观症状多,活动障碍不明显的患者,能够单独、长期应用,且具有不良反应少且轻、患者依从度高、稳定期可间断服用等优点,能够缓解疼痛,改善相关炎症指标,提高患者身体舒适度和机体免疫力等功效。而对于关节、脊柱功能障碍明显的患者,中、西药的效果均要差些。

从研究的结果上看,以中药为主的治疗方法对于疼痛的改善要更明显些,可以降低 VAS 评分 2.56 分,对于主观性的评分 BAS-G 的改善也较明显,评分降低 1.44 分,明显优于西药组。另外,对 BASDI 评分也有较明显的改善作用,可降低 1.17 分。两组在对晨僵的改善上均有一定的作用,中药组可以改善约 16 分钟,西药组改善约 28 分钟,但统计学上并没有明显的差别。

中药组对脊柱和关节的活动度、Schober 试验、BASFI 和形态计量学上 BASMI 的改善不明显,西药组也同样不明显,说明对于脊柱关节病患者,如果关节、脊柱已经发生形态学上的改变,通常是较难恢复的,药物的治疗效果仅仅是反映在对炎症反应引起的疼痛等症状的改善方面。

研究结果表明,中药组如果结合适当的 NSAIDs 类药物,能够改善患者红细胞沉降率、C 反应蛋白的水平(平均降低:红细胞沉降率 11 mm/h,C 反应蛋白 7.8 mg/L),显著优于西药组,这可能是中药中的某些物质与 NSAIDs 类药物有协同作用,针对不同的靶点发挥不同的生物作用,能够降低炎症物质水平,从而与 NSAIDs 类药物协同增效。

所有治疗中,无论中药组还是西药组,患者改善最明显的症状是疼痛。晨僵的时间和程度,两者改善差不多。而中药组的患者整体感觉好些,患者常常说"气色好了""比以前有力气了""睡眠好些了""不大感冒了""胃肠好些了",等等,这些均是中药的疗效体现,是中医师从患者整体出发,因人因时,辨证用药的必然结果。

综上所述,中药的优势是从疗效的角度上,对于一部分病例能够达到和西药同样的效果,缓解疼痛,改善患者的舒适度;能够使 NSAIDs 类药物的服用数量逐渐减少,直至不用。另一个优势是,中药因人而异,体现个体化的诊治疾病方向,患者依从度高。另外,中药可以长期应用,不良反应少而轻微,并且在稳定期内可以根据患者情况间断应用,服用方便,与西药长期服用不良反应多比较优势明显。本组患者中即有 2 例因在外院长期服用西药而胃肠不适,故选择采用中药治疗,同样能够使症情稳定。

(三) 预后

对于脊柱关节病预后的判断是一个艰难的选择,因为患者的个体差异太大。石印玉教授认为,对于一些年轻发病,累及颈和髋的患者可能预后会差些,功能障碍的程度要明显些。

从遗传学角度,该病具有一定的遗传倾向,但具备了 $HLA-B_{27}$ 基因阳性并不一定发病。在很多健康人或者未发病者中(其本人并不知道),B_{27} 基因也有 5% 以上的阳性率。因此,在治疗和预防上,我们要抓住引起该病的诱发因素进行针对性的治疗和预防,如感冒、腹泻、眼炎、贪凉、生冷饮食等因素,就不会引起该病的发生。我们的研究观察到,并不是所有的脊柱关节病患者都有家族史,相当患者并没有家族史,但其 B_{27} 基因显示为阳性。

三　病案

病案一:李某,男,42 岁。2007 年 11 月 28 日初诊。

主诉:左踝及腕关节酸痛多时。

现病史:左踝酸痛,1992 年前后始。2017 年 5 月份打羽毛球后肿胀,迄今未已。2 月份开始右膝酸软,7 月份出现下蹲障碍,近来两只手腕拧毛巾少力。苔薄,脉略数。体格检查:面欠华色,腕稍肿,屈伸明显障碍,总幅度约 40°,无明显压痛。左髋受限甚于右侧,"4"字试验(+),右膝不能完全伸直,左踝肿,屈伸差,外展内收足完全受限。实验室检查:红细胞沉降率 70 mm/h,C 反应蛋白 34,OT 试验(-),$HLA-B_{27}$(+)。

辨证分析:素体亏虚,风寒湿热痹阻骨骼肌筋,久则阴虚内热,近劳累后诱而发病,湿热痹阻,不通则痛。

中医诊断:痹证(湿热内阻)。

西医诊断:脊柱关节病。

治疗原则：清热解毒止痹痛。

处方：

（1）检查红细胞沉降率、类风湿因子、C反应蛋白；骨盆正位片，双腕关节正侧位片。

（2）桂枝芍药知母汤加减。

桂枝 10 克	赤芍 10 克	白芍 10 克	知母 10 克
半支莲 15 克	蛇舌草 30 克	草河车 15 克	附片 12 克
生地黄 30 克	砂仁 3 克_{后下}	白术 10 克	麻黄 6 克
黄芪 30 克	红花 10 克	白芥子 6 克	鸡血藤 15 克
青风藤 15 克			

×14 帖

（3）西乐葆 3 盒。

二诊：2007 年 12 月 12 日。上海交通大学医学院附属仁济医院风湿科检查谓非风湿科疾病。苔薄，脉数。原方加黄柏 10 克、苍术 10 克、黄芩 10 克、胆南星 10 克、牛膝 15 克、赤小豆 15 克，续服 14 帖。

三诊：2007 年 12 月 31 日。症状缓解，腕肿痛见减，活动在 100°左右。原方改生地黄 15 克，加熟地黄 15 克、山萸肉 15 克、炮姜 6 克，续服 14 帖。

四诊：2008 年 1 月 14 日。大便溏，在晨、晚，脉小数。

（1）桂枝芍药知母汤加减。

吴茱萸 5 克	黄连 3 克	补骨脂 10 克	桂枝 10 克
白芍 10 克	知母 10 克	黄芪 30 克	附片 10 克
白术 10 克	熟地黄 24 克	山萸肉 24 克	山药 15 克
丹皮 10 克	茯苓 15 克	泽泻 10 克	胆南星 10 克
当归 10 克	仙鹤草 15 克	马齿苋 15 克	

×14 帖

（2）西乐葆 3 盒。

五诊：2008 年 1 月 28 日。上下楼梯有酸楚不适感，晨僵，脉数，苔薄。

处方：桂枝芍药知母汤加减。

桂枝 10 克	白芍 12 克	知母 10 克	黄芪 30 克
生地黄 18 克	熟地黄 18 克	木香 5 克	附片 10 克
白术 12 克	山萸肉 18 克	山药 15 克	半边莲 15 克
蛇舌草 30 克	土茯苓 15 克	当归 10 克	红花 10 克
天南星 10 克	白芥子 6 克	砂仁 3 克_{后下}	党参 15 克
鸡血藤 15 克	青风藤 15 克	鹿含草 15 克	

×14 帖

六诊：2008 年 2 月 11 日。仍有晨僵，痛未尽，脉稍数。原方改生地黄 25 克、熟地黄 25 克,加太子参 30 克、草河车 15 克、炙甘草 20 克,续服 14 帖。

随访:2008 年 2 月 25 日,门诊随访。诉走楼梯有痛楚感,原法续之。

此后,多次门诊随访,2008 年 2 月份以来,已不用西乐葆,红细胞沉降率等炎性指标已降至正常,有时有不适,换用中成药及西药等不如中药汤剂效果好。

按语:石印玉教授认为,清热解毒中药,可能抑制炎症因子,如血管内皮生长因子等,从而达到消炎止痛作用。此外,本例患者应用了西乐葆,患者认为服用西乐葆方便,每日 2 次,每次 1 粒,且有较好疗效,如不服或少服则膝部关节上楼梯不适感加重,而服用中药后,感觉全身状况较好,不大感冒了,气色也比以前好多了。石印玉教授并不排斥西药,在临床上经常采用此类非甾体类抗炎药物。石印玉教授认为,此类药物见效快、疗效好,且不良反应小,使用方便,中医师应该在中医的体系中纳入此类西药,做到洋为中用,如乳香、没药、洋参一类非我所产,但大量应用于临床一样,西药也可以用中医的术语进行阐述,如补肝肾、强筋骨、活血化瘀、消肿、清热解毒等。

病案二:甘某,男,35 岁。2008 年 8 月 4 日初诊。

主诉:右骶臀痛多时。

现病史:右骶臀痛,下肢亦痛,晨僵,片刻后改善,但午后又有不适。经常有腹泻现象。体格检查:腰活动好,无明显压痛,颈旋转稍差。"4"字试验能完成,髋屈曲内收较紧,右踝反射稍弱,感觉肌力好。苔脉平平。MRI 示 $L_5 \sim S_1$ 有突出,但间隙不窄。CT 示双侧骶髂关节炎 Ⅱ 级。

辨证分析:素体脾胃虚弱,风寒湿外邪入里,阻滞经络,痹阻筋脉骨节,发为疼痛、僵硬。

中医诊断:痹症(风寒阻络)。

西医诊断:脊柱关节病。

治则:祛风除痹。

处方:

(1) 桂枝芍药知母汤加减。

桂枝 10 克	白芍 10 克	知母 10 克	附片 10 克
防风 10 克	白术 10 克	羌活 10 克	生地黄 20 克
虎杖 30 克	桃仁 20 克	红花 10 克	青风藤 20 克
南星 10 克	骨碎补 15 克	黄芪 30 克	鸡血藤 15 克
鹿衔草 15 克			

×14 帖

(2) 复方紫荆消伤膏 2 盒,外用贴患处。

二诊:2008 年 9 月 17 日。症同前,原方改防风 8 克、骨碎补 12 克、桃仁 15 克,减鸡血藤,加秦艽 10 克、黄柏 10 克、丹参 20 克、怀牛膝 15 克,续服 14 帖。

随访:2009 年 7 月 2 日,电话随访。诉症均好了,痛、僵均无,也不大腹泻了。

按语：本例患者为中青年男性，有臀痛超过 3 个月，并有晨僵，故在诊断时要考虑是否有此类风湿病，追问病史有腹泻现象，查体有髋关节活动欠佳及"4"字试验阳性，结合 CT 有骶髂关节炎，故可初步诊断为脊柱关节病，此种方法是石印玉教授诊断脊柱关节病的通常思路。石印玉教授在体检时时常说，腰腿痛的疾病在检查抬腿时，顺便检查一下髋关节，有时很多髋部的疾病表现在腰腿疼痛上，检查一下，有时就发现一些髋部的疾患。初治时予以桂枝芍药知母汤加减治疗，随后合用了身痛逐瘀汤，患者症情明显改善。

第六节　股骨头缺血坏死的认识与诊疗

一　病机论述与治疗原则

股骨头缺血性坏死（ANFH）又称股骨头无菌性坏死，是骨伤科常见疑难病症，其病因繁多，病理改变复杂，病程长，致残率高，堪称骨科"不死的癌症"。

中国传统医学中没有关于股骨头缺血性坏死病名的记载，但在中医典籍中却有与本病相近描述，根据《圣济总录》中所述的"肾脂不长则髓涸，而气不行，骨内痹，其证寒也"，认为该病属于"髋骨痹"，则认为该病应归属于"骨痿""骨蚀"和"瘀血"的范畴。综上所述，中国传统医学中对于本病的归属主要有髋骨痹、骨痿与骨蚀等不同的见解，但根据"痹为闭而不通之意"，结合本病的发病部位在髋部，故多以"髋骨痹"为名。

从病因病机认识，认为本病与长期饮酒、服用激素及外伤有关，故而本病以肝肾不足、气血亏虚、筋骨失养为其内因，跌打劳损、瘀血内阻，或药毒、饮食失调损伤脾肾，或外邪侵袭痹阻经络，导致气血凝滞，髓海瘀滞，营卫不和，髓死骨枯，其病机关键是气滞血瘀、筋脉阻滞。

中国传统医学认为股骨头缺血性坏死的发病机制是肝肾不足，筋骨失养，肾气不足，则骨不生髓，肝血不足，则筋脉濡养不足，导致本病发生。肝主藏血、在体合筋，肝具有贮藏血液和调节血量的功能，其中调节血量的功能包含着调节人体各部分血量的分配，特别是对外周血量的调节起主要作用。在正常生理情况下，人体各部分血量分布是相对恒定的。筋即筋膜，附着于骨而聚于关节，是联络关节、肌肉的一种组织，也就是说，肢体功能运动的正常与否与肝的功能是否正常有密切的关系。如果肝主藏血功能失常就会引起人体很多部分供血不足的病变，当然也能引起股骨头缺血致坏死。肾主骨生髓、在体为骨，肾主骨生髓的功能实际上是指肾中精气能够促进人体生长发育，骨的生长发育有赖于骨髓的供养及血液供应，而骨髓又有赖于肾中精气的充养，因此肾中精气的充足与否会直接影响到骨髓的充盈和生长,同时也会影响骨的生长发育。如果肾主骨生髓功能出现异常,就会发生骨的病变,可引起股骨头因供养不足而致坏死。祖国医学认为肝肾之间存在非常密切的关系,有肝肾同源之说,肝主藏血,肾主藏精,藏血和藏精之间的关系,实际上就是精与血之间相互滋生与转化的关系,血有赖于精的气化,精又有赖于血的滋养,故称精血同源。在病理上二者常相互影响。如果肝主藏血与肾主藏精同时出现异常会引起周身诸多骨与关节的病变,负重关节会首先表现出来异常,而股骨头缺血性坏死就是其中病变之一。

石印玉教授认为本病也属于本痿标痹,肝肾亏损为本,痹瘀阻络为标。其认为股骨头缺血性坏死属本痿,原因有三:其一,从本质上看,股骨头缺血性坏死符合痿证病机,即股骨头缺血性坏死多由肝肾不足而发病。女子六七,男子六八,肝气衰,筋不能动,进而肾脏衰,形体皆极,临床所见,呈筋急而挛,膝软动作骞强等,逐渐由筋痿发展为骨痿。在临床上也因此往往漏诊,只重视治疗膝痛而忽视髋关节的问题。其二,股骨头缺血性坏死发病符合痿证特点。从疾病的发展阶段上看,股骨头缺血性坏死至后期有痿的临床表现。其三,在临床治疗上,从痿治股骨头缺血性坏死也多能取效。其认为股骨头缺血性坏死属标痹,原因有二:其一,股骨头缺血性坏死开始表现为痹的临床症状,如疼痛,跛行。其二,股骨头缺血性坏死的病机特点是先痹后痿。风寒湿三气杂合而为痹,积久不愈,肝肾亏而筋骨失养,骨突筋缩,脉软弦。称其为痹,是以痛为主症,痹是痹阻不通,不通则痛,而本病的痹与通常概念的“风寒湿三气杂至,合而为痹”的痹不同,风寒湿所致是外因为痹,本病则是肝肾不足,气运乏力而血脉痹阻的内因为痹。《灵枢·刺节真邪篇》曰:“虚邪之中人也,洒淅动形,起毫毛而发腠理,其入深,内搏于骨,则为骨痹。”以上经典文献说明骨痹是痹病的深入,疾病发展到一定程度,内搏于骨而成。而肾主骨,久病则肾亦会受伤。肾元受损,则髓精难成,劳作过度或有外伤,则引起骨损。肝亏虚则不藏血,肝血不充,筋失其荣,则筋伤。复受外界风寒湿邪侵袭,始而成疾。故认为本病的发生与肝肾亏虚、筋骨失养、风寒湿邪侵袭、痹瘀凝滞有关,属“本虚标实”“本痿标痹”之证。因此从总体上讲,股骨头缺血性坏死为本痿标痹、痹痿并存、先痹后痿。其病在筋骨,在内则与肝肾密切相关。

痹瘀阻络为标的病机归纳主要有三:其一,本病多为年老患者,形体较为丰满。或者久受激素等热毒侵袭,其正气本已衰弱,鼓动无力,血不得动而瘀,邪不得散而痛,痹瘀互著。此种在临床上最多见。其二,痹致阻络,不通则痛。风寒湿热之邪阻于经络,气血运行有所不畅,日久生痰生瘀,又充斥经络,互相壅搏,导致气血闭阻。不通则痛,病情症状日渐加重,往往肿胀、疼痛明显。其三,虚实夹杂,痹瘀阻脉。机体正气不足,外邪入侵,正邪交争,日复一日,复又耗损正气。临床上除关节疼痛外,还可见一派虚象,如肢体酸楚,面色萎黄,手足欠温。由此可见,内虚招痹,痹久复虚,最终经脉阻滞,气血运行不畅。石印玉教授再三强调,痹瘀阻络,不仅仅是痰瘀,还包括湿热互结,寒湿凝滞,风、寒、湿等外邪入络。痹邪的原因是多因素的,治疗中就应辨因逐痹。痹瘀共存就要痹瘀共治。

在临床应用通络药物中,石印玉教授善用虫类药物,该法溯源由张仲景首创,清代叶天士发展。叶天士云:"考仲景于劳伤血痹诸法,其通络方法,每取虫蚁迅速飞走诸灵,俾飞者升、走者降,血无凝着,气可宣通,与攻积除坚徒入脏腑者有间。"叶天士认为,虫蚁之类"蠕动之物可以松透病根",对于久病久痛的顽症可以奏效。在临床上也根据其善行走窜之特点,温通经脉,搜剔血络,祛风止痛,往往能事半功倍。常用的虫类药有全蝎、土鳖虫、水蛭、地龙、穿山甲等。所以石印玉教授根据本病的病机,提出的治疗原则是补益肝肾,化痰活血,通络止痛。

二 常用治疗方案

以传统中医观来看,关节疼痛、功能障碍也符合中医骨伤理论体系中的筋骨理论。因此,股骨头缺血性坏死不仅仅是股骨头的单纯病变,应该综合考虑周围软组织的情况。我们则把它归纳为将髋关节的骨、软骨及其周围软组织作为一个整体进行论治,责之为"骨错缝、筋出槽"。

筋居之所谓之筋槽,正常情况下筋骨系统处于"骨正筋柔"的状态。病理情况下,以手触摸筋伤之处,感觉其柔顺性下降,张力增高,甚或出现凹凸不平的结节状改变,似高出其周围正常的组织结构,此谓之"筋出槽"。也就是说,筋出槽是指筋的形态结构、空间位置或功能状态发生了异常改变,可表现为筋强、筋歪、筋断、筋走、筋粗、筋翻、筋弛、筋纵、筋卷、筋挛、筋转、筋离、筋长、筋骤、筋缩等多种形式。骨缝是指骨关节的正常间隙。骨错缝是指骨关节正常的间隙或相对位置关系发生了细微的异常改变,并引起关节活动范围受限的一种病理状态。由于外伤劳损,风寒湿邪侵袭,退行性病变等因素致骨关节、软组织损伤后,则不同程度地出现功能障碍,伤后局部软组织出血渗出固然是重要原因,但骨关节的韧带肌腱关节囊筋膜等失去正常解剖位置亦是重要原因。在慢性筋伤疾病中,也可以出现骨错缝、筋出槽的表现。手法则是首选的治疗方法。由骨错缝、筋出槽而出现气血痹阻,病疼痛、屈伸障碍。治疗后,错缝纠正、气血畅通、筋脉复归于旧位而告痊愈。因此患者通过手法治疗和自身功能锻炼,能够很好地改善症状。从而达到内外兼顾,筋骨兼治的目的。

中医学中"筋"的概念涵盖了现代解剖学所称的软骨和肌肉、肌腱、韧带、筋膜等组织器官。《黄帝内经》云:"诸筋者,皆属于节""宗筋主束骨而利机关也",说明中国古代医家已经认识到"筋"与关节结构功能的相关性。现代研究认为股骨头病变可累及包括关节软骨、肌肉、关节囊等关节的全部组织。因此,股骨头坏死的病机与"筋骨"密切相关,病程是由"筋痿"而至"骨痿"。

在这一思想指导下的治法有养血软坚法、养筋柔肝法。叶天士在《临证指南医案》指出:"肝为刚脏,非柔润不能调和。"林佩琴著《类证治裁》云:"肝为刚脏,职司疏泄,用药不宜刚而宜柔,不宜伐而宜和。"故在治疗上,认为益肾更宜柔肝,活血还需养血。

三　病案

病案一:王某,男,47 岁。

现病史:左髋部疼痛 4 个月,行走加重,服止痛药无明显效果。体格检查:左腹股沟中点压痛(+),"4"字试验(+),左髋关节屈曲受限,左下肢短缩不明显。左髋 CT 示左侧股骨头外形正常,边缘欠光滑,左侧股骨头外上方可见低密度囊性变区。舌淡、苔白腻,脉弦细。

辨证分析:肾精不足,骨失所养。

中医诊断:骨蚀(肾精不足)。

西医诊断:左侧股骨头缺血性坏死。

治则:益肾填精。

方药:密骨胶囊,4 瓶。

随访:1 个月后疼痛消失,3 个月后复查 CT 示骨小梁排列整齐规则,囊性变区消失。随访 1 年未复发。

按语:石印玉教授认为,肾为先天之本,主骨生髓,肾精充沛,则髓满骨充,腰脊强壮;肾精不足,骨失所养,骨髓空虚,骨则痛。骨的生长发育,均赖肝血肾精的滋养和推动。故以益气养血、益肾填精、培元荣骨为治疗原则进行组方。其中肉苁蓉、补骨脂"填精髓、长肌肉、生精血,补五脏内伤不足,通血脉……"(《本草纲目》),共为君药;补骨脂、肉苁蓉补肾壮阳,培补肾元,阳中求阴;黄芪、益气养血,气行则血行,可改善周身的血液循环,保证骨的营养供应,共为臣药以上诸药配伍,共奏益气养血、培元荣骨之功。

病案二:王某某,男,37 岁。

现病史:平素饮酒日 250 mL～300 mL,酒龄 10 余年,2005 年底来我处就诊,左髋部疼痛 4 个月,行走加重,服止痛药无明显效果。体格检查:左腹股沟中点压痛(+),"4"字试验(+),左髋关节屈曲受限,左下肢短缩不明显。左髋 CT 示左侧股骨头外形正常,边缘欠光滑,左侧股骨头外上方可见低密度囊性变区。舌淡、苔白腻,脉弦细。

辨证分析:痰瘀互结阻络。

中医诊断:骨蚀(痰湿阻络)。

西医诊断:左侧股骨头缺血性坏死。

治则:化痰活血,通络止痛。

方药:以石氏牛蒡子汤加减。处方:牛蒡子、僵蚕、独活、秦艽、白芷、牛膝、当归、赤芍、柴胡、地龙各 9 克,桑枝 15 克,甘草 3 克,水煎服,每天 1 帖。

二诊:服 7 帖后复诊,左髋疼痛已明显减轻。效不更方,继服 21 帖。

三诊:1 个月后复诊,疼痛消失,再予补益肝肾之品调治。

随访:6 个月后复查 CT 示骨小梁排列整齐规则,囊性变区消失。随访 1 年未复发。

按语:石印玉教授在诊治该病时,认为痰湿是重要的病理因素。痰瘀互结,阻滞经络为该病病机。故治以化痰活血、通络止痛。选用牛蒡子汤加减。牛蒡子汤为石氏伤科经验方,该方能祛风化痰通络。其中牛蒡子、僵蚕这一药对化痰湿、通经络,再配合当归、赤芍、牛膝等化瘀散结。以达痰瘀得消,气血平和,经络通畅,故取得较好的临床效果。

病案三:患者,男,42 岁。

主诉:右髋部疼痛,活动不利 1 年,加重 1 周,于 2007 年 9 月 6 日初诊。

现病史:患者因工作需要经常出入烟酒场合,1 年前患者出现右髋部疼痛,活动受限,步行后疼痛加重,经卧床休息后症状缓解,一直未进行系统诊治。1 周前患者洗凉水澡后感右髋部疼痛症状加剧,有时向大腿和膝部放射,不能下蹲,跛行,卧床休息后症状未见明显好转,前来求治。体格检查:髋关节屈曲、外展、内旋受限,"4"字试验阳性。X 线片示右侧股骨头密度不均匀,关节软骨下距关节面 2 mm 处可见一条透明区。

辨证分析:久嗜烟酒之品,伤及脾胃,化湿生痰,阻滞血脉,髓枯筋痿而发病。

中医诊断:骨蚀(痰浊阻络)。

西医诊断:右侧股骨头缺血性坏死。

治则:补肾强骨,通络散瘀。

方药:

(1) 处方:黄芪 30 克,当归 10 克,龟版 10 克,黄柏 15 克,知母 10 克,熟地黄 30 克,白芍 10 克,锁阳 10 克,陈皮 10 克,川牛膝、怀牛膝各 15 克,14 帖。

(2) 温针灸治疗,每周 3 次。

随访:疼痛明显减轻,继以上法治疗。3 个月后复查,患者临床症状全部消失,髋关节活动恢复正常。复查 X 线片示:骨质均匀,关节软骨下透明区消失。

按语:石印玉教授认为,股骨头缺血性坏死的病机关键是经络闭阻,气血不通。温针灸作为一种无不良反应的自然疗法,能激发感传,气至病所,使闭阻的经络开通,从而达到"通则不痛"的目的。中药内服具有补肾强骨、破瘀生新、通络止痛功效。通过采用以温针灸疗法为主配合中药内服治疗本病,两者结合,相得益彰,具有活血散瘀、通络止痛、祛风除湿、强筋健骨之功效,可以改善股骨头局部的血液循环与组织营养,调节机体的免疫功能,加强新陈代谢,促进死骨的吸收和新骨的形成,防止股骨头进一步坏死,缓解局部之疼痛,从而达到标本兼治的目的。本病发病时间越短,疗效越好,故必须尽早诊治,降低致残率。同时,治疗期间指导患者自我功能锻炼也是非常重要的,可以促进疾病早期康复。

第七节　颅脑损伤的认识与诊治

一　病机论述与治疗原则

(一) 秉承前代理论,分期辨证论治

颅脑损伤属于中医骨伤科"头部内伤"范畴。头为诸阳之首,位居最高,内涵脑髓,以统全身。头部内伤其严重程度主要决定于头颅内部受损程度。轻则有经常头痛、眩晕或感觉迟钝等;严重时会立刻昏厥、昏迷不醒,并且死亡率很高。《医宗金鉴 · 正骨心法要诀》中,将头部分巅顶、正面、侧面、背面,巅顶的山角骨、正面的凌云骨、侧面的扶桑骨和玉梁骨、背面的后山骨,这些部位大都因坠堕、跌仆、磕撞、拳击而受伤,导致震动头脑,而发病,可有外伤并见;也有间接震激所及,是一种外形无显著伤痕(或尽管外有损伤,但非主症)的内伤。现代从力学角度分析,因所受暴力的形式、大小不同,而见头皮损伤、颅骨损伤或脑损伤,可伴眼、耳、鼻部损伤或颈椎损伤,或者多部位兼夹损伤。病情凶险者,须神经外科紧急救治;其中,无手术指征的轻度颅脑损伤、经外科手术等治疗后的中重度颅脑损伤,都已经病情稳定,还有脑震荡,可中医辨证论治。尤其要指出的是,石印玉教授通过文献回顾,在定义"伤科内伤"为"凡外力所伤,外无体表征象,主要是伤及头颅或躯干部脏腑气血的病证"基础之上,提出既然急性颅内血肿、慢性硬膜下血肿等可以按照内伤理论与经验治疗并取得成功,提示其理所当然可以归入伤科内伤的范围。如此认识丰富了伤科内伤的外延,为头部内伤治疗范围的拓展创造先机。

其发病机制从眩晕角度分析:头部受震,脑海震荡,始则眩晕呕吐,乃肝经症也。因伤而败血归肝之故,《灵枢 · 经脉》曰:"足厥阴之脉挟胃,属肝络胆与督脉会于巅"。缘于肝经受病,随其循行之脉,而妨于胃,胃气上逆,故为呕吐眩晕,是属厥阴而及于阳明也。日久稽留,因病致虚,体虚风阳上潜,乃由上虚所致。《灵枢 · 经脉》曰"上虚则眩",此为由肝而及肾者也。《灵枢 · 经脉》曰:"足少阴之脉,其止者,从肾上贯肝膈。"肝主血肾主精,肝肾相通,当归一治,故久眩不瘥,当属肝而及肾。得出其病位:足厥阴肝经,兼及督脉;也与心、肾相关(因心为君主之官,神明出焉;肾主精,精生髓,髓充于脑,肾精不足,脑髓不充于脑,每见失聪)。具体病机:伤及灵明,瘀阻清窍,清阳浊阴升降失调;轻者受震,震激则脑气壅聚,闭塞不通,神明失司,发为昏聩。同时,气壅则气机逆乱,血随之而凝,气逆则滞,血瘀则凝,瘀凝气滞阻遏于上,升降失司,神明被扰,或见昏聩;或昏聩虽醒,头晕泛恶不止。主症是眩

晕、呕吐泛恶,眩晕亦可持续不断。或仅在短时间内出现头晕、眼花,或眼前发黑、冒火星、耳鸣等症状,很快即能消失。初期眩晕属厥阴少阳而及于胃,后期眩晕在于肝病及肾,肝肾亏虚,水不涵木,风阳僭越。严重者可见瘀积于上,蒙蔽窍机,见昏厥、昏迷不省人事,可数分钟、数小时,甚至数天。或瘀积化热、生痰、动风,而见发热、四肢抽搐痉挛等。

治疗法则:伤则早治,治而必达痊愈。认为颅脑损伤病机有早期与中后期之别。早期,脑髓受震,气闭壅塞而发,或络破瘀溢、脑实质受损而瘀蒙神窍而发,或气闭壅塞致瘀蒙诸窍见瘀热夹痰而发,或络破瘀溢、脑实质受损而亡血甚至气随血脱而发。中后期,病机可见瘀阻脑络、痰浊阻滞、肝阳亢盛,髓海不足、心神失养、气血亏损等证。并且,头部内伤后期每每遗患不已。实者多为瘀留脑络,症以头痛为主;虚则多为髓海不足,以头晕为重,可伴隐隐作痛。头部内伤而头痛、头晕或见昏厥、嬉笑无常、痴呆、失语、癫痫、肢体不用病情久不见瘥、缠绵不已,往往是由于痰瘀交凝使然。

(二)配合针刺手法,讲究调摄护理

针刺为石氏伤科特色。早年,石筱山先生有针刺中药结合治疗早期头部内伤的案例:10岁女孩头部撞伤后,昏迷不醒2日,来诊时仍昏迷,头部略有破碎浮伤,呕吐不能饮食,半边手足失去知觉,目不能视,先针刺巨阙、风池,略见清醒,除了对浮伤做一般外伤处理之外,予柴胡细辛汤配合辛香开窍之剂,调治月余而神清、目明、半边手足知觉恢复。可见针刺在颅脑损伤诊治中作用不可忽视。据《难经·二十八难》中"头为诸阳之会,而督脉起于下极之俞,并于脊里,上至风府,入属于脑"理论,取头部风池、太阳、百会为主穴,四肢五输穴配合运用。其中,百会穴居颠顶,其深处即为脑之所在;且百会为督脉经穴,督脉又归属于脑,而《灵枢·卫气》云:"头气有街""气在头者,止之于脑",即经气到头部的(手、足三阳)都联系于脑,该穴又为各经脉气会聚之处,其性属阳,又于阳中寓阴,能通达阴阳脉络,连贯周身经穴,调节机体阴阳,可醒脑开窍、安神定志。风池穴在颞颥后发际陷者中,手少阳、阳维之会,主中风偏枯、少阳头痛等症。太阳穴则依据"经脉所过,主治所及"的原则,善治头面部诸疾。此外,石氏伤科针刺选穴取头部与患肢相结合,针刺手法指切进针,重视提插与得气、拔针徐缓,出针按压封穴,也有其独特作用。并且,针刺多结合中药使用。

颅脑损伤的手法治疗方面,在骨伤科手法经典《医宗金鉴·正骨心法要诀》的器具总论中振梃法条下,提及"凡头被伤,而骨未碎筋未断,虽瘀聚肿痛者,皆可为治。先以手法端提颈、项、筋骨,再用布缠头二三层令紧,再以振梃轻轻拍击足心,令五脏之气上下宣通,瘀血开散,则不奔心,亦不呕呃,而心神安矣"。时至今日,笔者体会颅脑损伤患者多并发颈椎损伤,头部固定、手法将筋骨理顺,似可利于颅脑损伤的救治。上海魏氏伤科针对颅脑损伤后遗症见头晕、头胀、头痛、两目无神、视力减退者，在口服中药基础上，多结合头项部点按、拿揉手法，疗效满意。二十世纪九十年代初有文献报道脑震荡患者（病程最短 1 日，最长 3 个月）伴颈部压痛（$C_5 \sim C_6$、$C_4 \sim C_5$ 及 C_2 横突压痛）、活动受限，多用头颈部穴位点按与颈椎手法牵引、旋扳治疗，疗效确切。近来文献报道脑外伤综合征手法治疗，查体有颈部压痛，多用颈椎旋转扳法。其他治疗吞咽功能障碍、昏迷患者促醒的手法，多指源自西方的现代康复医学治疗手法。我们在临床上倾向于推荐上海魏氏伤科的头项部点按、拿揉手法，同时，也配合使用现代康复医学方法，并且不仅限于后期，颅脑损伤稳定后的早期、中期也可酌情使用。可医护人员被动按摩与患者主动按摩相结合，去颅骨减压术后患者宜避开手术区域。尤其是头部内伤较重或兼有肢体瘫痪者，在注意体位与良肢摆放前提下，手法运用有很大价值。四肢手法推拿配合患者肢体主动训练、家属被动活动，可预防肌肉萎缩或血栓发生；突部位适当按揉按摩也可防治褥疮等等。

情志治疗亦很重要。据我们了解，各科疾病患者尤其骨伤科患者中，存在为数不少的心理焦虑等情志因素，影响着疾病的恢复。可通过中医七情（喜、怒、忧、思、悲、恐、惊）变化的观察进行调护，适时以"以情胜情"的方法，适度调整患者情志。颅脑损伤常因突然发生的意外原因所致，患者从过去的健康身体、正常工作、生活情况下突然转为肢体功能障碍，需要他人照顾，心理上面临强大的打击和压力，常表现出消沉、抑郁、悲观和焦虑，甚至会产生轻生的念头及其异常的行为举止，因此，尤其是有情绪、行为障碍的患者，应常与其交谈，在情感上给予支持和同情，行动上设法为其改变困难处境，对患者进行矫正疗法，通过不断学习，消除病态行为，建立健康行为，使患者面对现实，学会放松，逐步消除恐惧、焦虑与抑郁。其实，患者在就诊过程中述说病情的过程，也是其倾诉过程，对此理解、耐心倾听，也有助于病情好转。同时，颅脑损伤患者康复训练是长期的、艰难的，因而坚持不懈是至关重要的，适当组织同病患者，由康复成功者自己介绍经验，特别是如何配合训练的体会，及时提供科学护理和协助锻炼的方法，让患者提出心理上的疑点、难点，适当给予回答和解决，都利于病情的康复。

二　常用诊治方案

（一）诊断与分期

1. 疾病诊断

（1）中医诊断标准：参照中华人民共和国中医药行业标准《中医病证诊断疗效标准》中的"头部内伤"。① 有头部外伤或间接外伤史；② 伤后出现神志昏迷，烦躁不宁,头晕头痛,恶心呕吐等症;③ 结合病史和体检情况、CT、MRI 检查可确定损伤部位及程度;④ 影像排除单纯头皮损伤、单纯颅骨骨折、轻微脑震荡,排除脑干损伤。

(2) 西医诊断及分期标准:参照《神经外科学》。① 颅脑外伤史;明确头部直接撞击或间接对冲伤者;② 头颅 CT 明确脑挫裂伤和(或)颅内血肿等病变者;③ 参照 GCS 评分,轻中型颅脑外伤,有昏迷史;或中重型颅脑外伤有昏迷史;④ 患者步入稳定期,有手术指征者已行手术,排除颅内活动性出血,无脑疝,非植物状态。

2. 疾病分期

(1) 急性期:术后或发病 2 周以内(临床安全考量,此期一般不进行康复治疗)。

(2) 亚急性期:术后或发病 2 周以上至 1 个月以内(可康复介入)。

(3) 恢复期:术后或发病 1 个月以上至 3～6 个月。

(4) 后遗症期:术后或发病 6 个月以上。

此外,两种情况无明显分期界定,需酌情考虑是否康复:① 患者稳定期(患者颅脑损伤后或术后 24～48 小时无进行性活动性出血或损伤生命体征稳定);② 尤其重型或特重型颅脑损伤,较长时期 ICU 治疗,后经神经内科普通病房过渡(2～4 周),并且稳定者。

(二) 治疗介入时机

"伤则早治"。但究竟何时谓早?颅脑外伤后或术后 24～48 小时进行性活动性出血或损伤生命体征稳定,即可康复干预?还是损伤后 1 月后再开始康复治疗?国内有报道主张颅脑手术后 48～72 小时开始早期康复干预。有学者根据英国康复医学协会对脑外伤康复原则,认为针对 ICU 治疗患者,从发病第 1 天开始早期评价和干预也是安全和可行的,而且更能促进患者自理能力的恢复。但要根据《2003 危重患者运动指南》建议设定限制条件,当出现下述三个条件:① 心率增加＞安静平卧时的 30%;② 血压＞安静平卧时的 20%;③ 血氧饱和度＜90%;需给予减慢活动频率和持续时间,或暂停康复治疗,恢复休息体位。但是,目前颅脑损伤的危重性与复杂性,即便是现代医学的神经外科,对其相关救治的要求亦是极其迫切、苛刻与严格,基于临床安全考虑,我们康复治疗重点不是抢救的早期,而是放在颅脑损伤的中期,即病情稳定之后,也称颅脑损伤稳定期,一般为颅脑损伤术后或伤后 2 周左右,并且一定要无进行性活动性出血或损伤、生命体征稳定。需要说明的是,早期康复一定要专业的病情评估,有神经外科、神经内科、心内科、呼吸科、麻醉科与营养科等相关学科的支持与抢救设施的配备,康复方案个体化。

（三）辨证用药

早期气闭壅塞，宜开窍通闭，宜苏合香丸；瘀蒙诸窍，宜逐瘀醒脑，宜诸逐瘀汤、颅内消瘀汤合安宫牛黄丸治疗；若瘀热挟痰，则加入清热化痰之品，可加至宝丹、紫雪丹等治疗；亡血而气随血脱，宜止血与益气固脱并用，可三七、白芍等与独参汤、参附龙牡汤治疗。视病情，可酌情使用麝香、川芎、血竭、丹参、赤芍、桃仁、红花、乳香、没药、三棱、莪术、香附、地鳖虫等药。当然，早期属急重、凶险者，多要中西医结合抢救治疗或神经外科手术救治，不作为骨伤科诊治的优势与重点。

中后期，为骨伤科中医药治疗的重点。该期实证有三：① 瘀阻脑络，则祛瘀降浊，宜柴胡细辛汤加玉枢丹、左金丸治疗，对于头面青紫肿痛伴破碎出血者，多用防风归芎汤，视情况加通逐利水药，如葶苈子、大枣、泽泻、木通、猪苓、茯苓、白术等。② 痰浊阻滞，宜化痰健运，用半夏白术天麻汤、温胆汤治疗；并发癫痫，则用白金丸，并发肢体瘫痪，则用指迷茯苓丸、补阳还五汤治疗；失语呆钝，则用解语丹、资寿解语汤、地黄饮子治疗。③ 肝阳亢盛，宜平肝潜阳，宜天麻钩藤饮、建瓴汤治疗。虚证亦有三：① 髓海不足，则补肾生髓，宜杞菊地黄合益气养血之剂。② 心神失养，宜养心安神，用天王补心丹、黄连阿胶汤。③ 气血亏虚，则益气养血，宜补中益气汤、归脾汤治疗。

石印玉教授根据头部内伤头痛、头晕或见昏厥、嬉笑无常、痴呆、失语、癫痫、肢体不用病情久不见瘥、缠绵不已，往往是由于痰瘀交凝使然，故除化瘀之外，重视化痰，认为痰浊得化，凝瘀方可祛除。故有开窍豁痰兼理气活血之菖蒲，有化痰定惊之南星，亦有"性善利痰、收敛中有开通之力"的镇惊安神之龙齿，或半夏、陈皮皆为化痰之常品。病情日久，脾气虚弱，可以白术合二陈健脾化痰为治。虚则主要病机为髓海不足，故以填精益髓为治。石印玉教授在实验研究中发现补肾益精中药复方(仙灵脾、何首乌、肉苁蓉、骨碎补)能够聪脑(提高脑 M 受体结合容量，抑制脑胆碱酯酶活性)，也印证了肾脑相通、填精益髓的合理性。亦有肾虚肝旺之肝阳上亢见证者，脾虚气血两亏、血虚心神失养者，治疗宜从其所主而兼顾全面。

（四）手法（头颈部按摩）

体位：取坐位或仰卧位。

操作：① 推拿(肩背)。先双手拿肩井 3～5 次，再推揉上背部(脊柱两侧上下推揉，由肩井向肩中俞分推，各 3～5 次)。② 点揉(穴位)。再点揉双侧风池及推抹双侧太阳；辅以痛点点揉。③ 点按(穴位)。点按或压颧髎、百会，各 5～10 次。④ 重压(穴位)。重按压风府、风池各 20～30 次。⑤ 掌揉(穴位)。掌揉悬颅、太阳以及疼痛阿是穴。⑥ 按揉(穴位)。拇指按揉双侧攒竹，反复多次，再按印堂 10

次；一节毕。每次治疗三节，每周 2~3 次。

（五）针刺

选穴：主穴，百会、风池（双侧）、太阳（双侧）、合谷（双侧）；配穴，偏瘫侧肢体五腧穴。

操作：医者手部酒精消毒，取 0.35 mm×50 mm 毫针，消毒后，穴区消毒，指甲掐穴进针，针进皮肉后，缓慢捻转同时，用针提插三下，最后一次提插时，要稍微用力，缓慢推送直刺进入，至患者麻沉酸重得气为度。留针 30 分钟。拔针时宜手法徐缓，出针后按压数秒（3~5 秒）以封穴。隔日一次，每周 2~3 次。实证强刺激，泻法；虚证针刺宜和缓，补法。

三 病案

病案一：于某，男，64 岁，2015 年 2 月 2 日就诊。

主诉：脑出血后头晕痛伴左侧肢体活动不利 18 日。

现病史：患者于 2015 年 1 月 16 日摔倒后突发左侧肢体活动不利，言语不清。当时，意识清楚，未诉二便失禁或潴留。急救送外院主诉"突发左侧肢体无力 4 小时"就诊，查血压 230/110 mmHg，头颅 CT 示右侧额颞叶脑出血，出血量约 38 mL。因为患者一般情况尚可，选择保守治疗，急予"止血、脱水、醒脑、降压、防治癫痫、营养神经"等治疗。经治疗，患者病情平稳，复查头颅 CT 示右侧额颞叶脑出血明显吸收。无呕吐、恶心，时有头晕、头痛。左侧肢体活动不利。留置导尿（因前列腺增生小便不利），大便解出。病情稳定出院。住院过程中曾发癫痫抽搐，未诉昏迷、喷射性呕吐、口吐白沫、二便失禁。今为求进一步康复治疗，遂来我院就诊，拟"颅脑损伤出血"收入病房。刻下患者诉头晕、头痛，时有恶心，左侧肢体活动不利，语言不清，记忆力减退。纳食可，夜寐安，留置导尿，大便秘结。舌黯红，苔白腻，脉滑数。

既往史："高血压病"3 年余，最高 230/110 mmHg，未规律用药，目前"硝苯地平缓适片、厄贝沙坦氢氯噻嗪片"维持，血压控制在 120~130/70~80 mmHg，自诉一般情况好；"前列腺增生症"5 年余，未用药，时有小便不利，导尿管留置史；否认有冠心病、糖尿病、胃溃疡、胃出血及其他慢性疾病史。否认有肝炎、结核等传染病及其他传染病史；有肝病接触史。否认有其他外伤手术史。否认有输血史。预防接种史不详。否认药物及食物过敏史。

过敏史：无药物、食物过敏史。

体格检查：头颅部无明显畸形，局部无压痛。双眼视物无明显复视，辐辏反射尚可，颈软，无明显抵抗。伸舌略偏，口角略偏歪。左侧肱二、三头肌腱反射及左膝踝反射略活跃。右侧肢体肱二三头肌反射、膝踝反射存在。四肢肌张力略低,左上肢屈伸活动肌力及手握力 0°,左下肢伸屈髋膝肌力Ⅲ°－,屈伸膝踝肌力及蹰趾肌力 0°,右侧肢体屈伸活动肌力及手握力Ⅳ°＋。左侧巴氏征阳性。双侧踝阵挛弱阳性。双侧霍夫曼征阴性。左足背动脉活动略减弱。左侧肢体感觉消失。四肢肌肉略萎缩。神志清,精神尚可。GCS 评分 15 分。认知功能减退。舌黯红,苔白腻,脉滑数。

辅助检查:头颅 CT 示右侧额颞叶脑出血,出血量约 38 mL。复查头颅 CT 示右侧额颞叶脑出血明显吸收。

中医诊断:头部内伤病(瘀浊蟠脑,气机失调)。

西医诊断:① 颅脑损伤,② 高血压病Ⅲ级(极高危)。

治法:化瘀醒神,调气和胃。

处方:柴胡 6 克　　　细辛 3 克　　　薄荷 3 克^{后下}　　当归 10 克
　　　炙地鳖虫 10 克　丹参 10 克　　　川芎 6 克　　　泽兰 10 克
　　　姜半夏 6 克　　　石菖蒲 15 克　　川黄连 3 克　　竹茹 6 克
　　　北秫米 12 克^{包煎}　龙齿 15 克　　　降香 2 克

×28 帖

水煎服,每天 1 帖。

另针刺百会,双侧太阳、风池,双侧合谷,患侧内关、曲池、肩髃、足三里、丰隆、太冲、三阴交。隔日 1 次,每次留针 30 分钟。

另高压氧治疗,每日 1 次。甲钴胺针营养神经,天麻素针、甘油果糖、七叶皂甙治疗 1 周改善脑代谢,硝苯地平缓适片、厄贝沙坦氢氯噻嗪片降压。丙戊酸钠防治癫痫。保列治、可多华改善前列腺功能通利小便。开塞露备用。

复诊:2015 年 3 月 4 日。患者诉头晕痛明显减轻,左侧肢体活动不利有所好转扶拐可缓慢行走。二便自解。体格检查:双眼无复视,颈软。伸舌略偏,口角略偏歪流涎(左侧)。左上肢抬肩肌力Ⅱ°＋,左上肢屈伸肘腕活动肌力及手握力:0°,左下肢伸屈髋膝肌力Ⅲ°＋,屈伸膝踝肌力及蹰趾肌力:0°,右侧肢体肌力Ⅴ°－。左侧巴氏征阳性。双侧踝阵挛弱阳性。左侧肢体感觉消失。神志清,精神尚可。GCS 评分 15 分。认知功能有所改善。

处方:吡拉西坦片每日 3 次,每次 2 片口服,改善脑代谢;拜新同片每日 1 次,每次 1 片口服,降血压;丙戊酸钠片每日 3 次,每次 0.2 g 口服,防治癫痫;可多华片每晚 1 次,每次 1 片口服,通利小便。中药停服。

按语:颅脑损伤为石氏伤科特色诊疗病种。根据石氏伤科相关理论,辨证为瘀浊蟠脑气机升降失调,运用石氏伤科验方柴胡细辛汤辅以安神之品,结合石氏针刺、高压氧治疗 4 周,患者肢体功能、认知功能改善。疗效确切。

病案二:陆某,男,64 岁,2015 年 10 月 9 日就诊。

主诉:颅脑外伤后头晕、头胀伴肢体活动不利 10 日。

现病史：患者 2015 年 9 月 30 日遇车祸致头部外伤，当时出现意识障碍昏迷，呼之不应，伴间断性呕吐。急送上海市长征医院予面部裂伤清创缝合，查头颅 CT 明确颅脑左额颞部硬膜下血肿、少量蛛网膜下腔出血、脑挫裂伤。另外，检查明确手指、面部、鼻、牙齿外伤。急诊昏迷 12 小时后苏醒。患者经常规治疗，病情平稳后拟"颅脑外伤"收入我科康复治疗。入院时患者头晕、头胀痛，记忆力减退，性情急躁。左食指锤状指。有咳嗽，咯痰不畅，双手指略肿胀，左手指食指末端疼痛呈轻度锤状指畸形，右下肢疼痛、麻木，舌暗红苔腻，脉滑。纳食略差，夜寐欠安，二便尚调。

中医诊断：头部内伤病（痰瘀互结）。

西医诊断：颅脑外伤，左食指肌腱损伤。

治法：祛痰醒脑通络。

处方：
柴胡 6 克	细辛 3 克	薄荷 3 克^{后下}	当归 10 克
川芎 6 克	川黄连 3 克	石菖蒲 15 克	胆南星 10 克
制半夏 6 克	钩藤 10 克^{后下}	羚羊角粉 0.6 克^{另服}	炒枣仁 15 克

×21 帖

水煎服，每日 1 帖。

另对症予伤科三色膏外敷、背伸小夹板固定左食指，三色膏外敷右下肢。配合营养神经、改善脑代谢、祛痰等药物，结合高压氧、理疗等治疗。

经 1 个月调治，患者头晕胀痛减轻，记忆力减退改善，性情烦躁好转，无咳嗽、咳痰。左手食指肿痛僵硬、活动不利改善。右下肢行走胀痛乏力明显好转。

按语：颅脑损伤辨证为痰瘀互结型颅脑损伤，运用石氏伤科验方柴胡细辛汤加入平肝安脑、祛痰通络之品，结合石氏针刺、高压氧治疗，患者记忆力改善，头部晕胀、性情好转。兼有软组织外伤肿痛，石氏三色膏外敷消肿止痛，不失为上好选择。

第三章 石印玉常用方药

第一节 芪 骨 胶 囊

1. 原名 补肾填精方、补肾益精方、补肾方、密骨胶囊。

2. 药物组成 制首乌、淫羊藿、黄芪、石斛、肉苁蓉、骨碎补、杭菊花。

3. 功效法则 补肾壮骨。

4. 方解 原发性骨质疏松症是一种骨量减少和骨组织显微结构受损、继而引起骨骼脆性增加和骨折危险度增高的系统性骨骼疾病,临床上常表现为疼痛、身高降低、驼背、骨折等,其中以腰背部的疼痛最为常见,而骨折是其最严重的并发症。本方以补肾壮骨为功能,君药为制首乌,其性甘、涩,微温,归肝、肾经。《本草纲目》谓:"此物气温味苦涩,苦补肾,温补肝,能收敛精气,所以能养血益肝,固精益肾,健筋骨,不温不燥。"《本草正义》则称其"专入肝肾,补养真阴,且味固甚厚,稍兼苦涩,性则温和,皆与下焦封藏之理符合,故能填精益气,具阴阳平秘作用。"《重庆堂随笔》还说"何首乌,内调气血,功近当归,亦血中气药。"既能补肝肾,益精血,强筋骨,以治骨瘘骨枯髓减,筋骨懈怠,又能调气血,解阴血失荣而致的腰背筋骨疼痛,用治本症甚为恰当,故以其为君。淫羊藿、黄芪共为臣药,淫羊藿辛甘温,入肝肾经,补肾壮阳,坚筋强骨,与制首乌偏重滋阴相配,阴得阳以生,阳得阴以长,使阴阳平和。黄芪甘微温,为益气要药,黄芪益气偏重肌表,故由益气而荣筋骨,生肌肉,《本经逢原》谓"能通调血脉,流行经络,可无碍于壅滞也。"使益肝肾之品达到本病所在之肌表筋骨以显辅君之效。石斛、肉苁蓉、骨碎补是三味佐药。石斛,在《本经》即谓其为强阴之品,《别录》称有益精功效,其后诸家本草多述及其能壮筋补虚,健脚膝,驱冷痹等,《本草思辨录》曰"大凡证之合乎斛者,必两收除痹,补虚之益。"用之本病,佐制首乌从育阴却病。肉苁蓉补肾益精,《本草汇言》称其为"养命门,滋肾气,补精血之药也"。其性虽温,却如《本草正言》谓"为极润之品。"功力平和而名之苁蓉,为淫羊藿之佐。骨碎补兼有补肾活血两重功效,治肾虚腰痛极为合宜,既佐诸益肾之品,益肾而阴阳兼顾,又佐黄芪行动气血,便于药到病所。菊花甘苦凉,益肝补阴,除头面风热,使本方药性凉热得当而更趋平和。亦兼针对或见之头面烘热、易于烦躁等阴虚火旺症候,用以为使。

5. 适应范围 本方主治原发性骨质疏松症属肝肾不足,症见腰背疼痛、酸软少力者。骨质疏松症是现代医学名词,祖国医学归属于骨痿、骨痹、腰痛等病范畴。肾主骨,藏精生髓,肝藏血,润筋束骨。病骨痿又年逾七七,由肝肾亏虚所致。骨痹或腰痛,若其痛甚剧,则或由瘀血、或受风寒湿浊外邪所致,经络气血不通,不通则痛,为本病所致的非暴力骨折时。通常,本病呈现疼痛隐隐,或轻或重,持续不休,属筋骨阴血失荣,不荣而痛。盖中年以后,肝肾之气虚衰,先是如《素问·上古天真论》所曰"肝气衰,筋不能动",筋脉抽掣、筋骨懈怠,续而肾精衰退,不能生精化髓充骨,骨枯髓减,筋骨缺于精血濡养,症现腰背疼痛、酸软乏力。肝肾亏虚亦见目眩耳鸣、发脱齿摇、记忆减退等症。患者若为绝经早期,则或肝肾阴分不足,虚火上扰而见头面烘热、易于烦躁等。我们对符合原发性骨质疏松症诊断标准的819例病例证型调查表明,属肝肾亏损的占96.2%,其中阴虚不足者58.2%,阴阳两亏者16.2%,阴阳亏损不明显的19.1%,阳虚亏损者2.7%。因此,无论是用中医药理论对本病病因病机的分析所得出的治疗原则,还是从辨证论治原则得出的治则,皆宜补肾壮骨,而补肾宜侧重滋肾阴,兼顾益肾阳。

6. 临床和实验研究 芪骨胶囊原为曙光医院院内制剂(院内制剂名:密骨胶囊),于2009年12月获得国家新药证书,更名为芪骨胶囊。芪骨胶囊依照中医"补肾壮骨"的原则,是治疗骨质疏松的基本疗法,强调治其患者,辨证施治,综合治理,着重改善整体素质。

临床研究证实,该方能综合改善骨内和骨外两方面因素:密骨胶囊治疗6个月时,腰椎骨密度平均增加0.8%,股骨颈增加1.4%;12个月时,腰椎骨密度平均增加0.6%,股骨颈增加2.8%。骨骼疼痛是骨质疏松症的主要临床表现,也是患者就医的主要原因。临床上以腰背疼痛最多见,此外还有腰膝酸软、下肢酸痛、无力、抽筋、步履艰难等症状。应用密骨胶囊治疗后,上述症状有不同程度的改善,最终改善率最高达91.0%,明显高于维生素D加钙剂组。一般应用密骨胶囊1个月可见效,以后随时间推移,症状有进一步的改善。应用密骨胶囊治疗后,患者在精神、体力、面色、睡眠、食欲等方面有不同程度的改善,总改善率为95.5%。

前期药效学、毒理学实验研究,密骨胶囊具有明显抗骨质疏松作用,可提高骨密度,骨钙量,改善骨质疏松大鼠骨生物力学状态,提高骨骼抵抗外力的能力。长期服用未见明显不良反应。方中诸药,如制首乌、骨碎补、黄芪、淫羊藿、肉苁蓉、石斛等经现代药理研究,具有补肾壮骨、延缓衰老等作用。

7. 病案举例 李某,女,1954年10月出生。身高162.5厘米,体重52公斤。50岁绝经。以"腰背酸痛无力,常易抽筋"为主诉就诊。腰背痛VAS评分为9分,各部位骨密度检测测定:$L_1 \sim L_4$ 0.690 g/cm^2,−3.2SD;股骨颈0.557 g/cm^2,−2.6SD;全髋0.618 g/cm^2,−2.7SD。同时,治疗前检查血清指标:骨钙素19.64 ng/mL;b-骨胶原0.340 ng/mL;1,25(OH)$_2$D$_3$ 10.90 ng/mL;甲状旁腺素8.4 pg/mL;碱性磷酸酶67 U/L;钙2.29 mmol/L;磷1.36 mmol/L。按照WHO

的诊断标准,该患者符合原发性骨质疏松症的诊断。

给予密骨胶囊治疗,每日 3 次,每次 3 粒治疗,每月随访,连续观察 1 年。治疗 1 个月后,自述腰背疼痛基本消失,下肢有力。治疗 1 年后,骨密度检测测定:$L_1 \sim L_4$ 0.856 g/cm^2,-2.1SD;股骨颈部位 0.689 g/cm^2,-1.9SD;全髋部位 0.683 g/cm^2,-2.2SD。同时,治疗前检查血清指标:骨钙素 11.65 ng/mL;b-骨胶原 0.191 ng/mL;1,25(OH)$_2$D$_3$ 38.75 ng/mL;甲状旁腺素 28.7 pg/mL;碱性磷酸酶 57 U/L;钙 2.27 mmol/L;磷 1.2 mmol/L。治疗前后骨密度有明显升高,各项症状基本消失。

第二节　健 脾 方

1. 药物组成　淮山药、陈皮、麦芽。

2. 功效法则　健脾益气,充养骨髓。

3. 方解　原发性骨质疏松症是一种以骨量减少和骨组织显微结构退变为特征,致骨骼脆性增加而易于骨折的一种全身性疾病,绝经后妇女、老年人易患骨质疏松症。现代学者根据骨质疏松症的临床表现,将它归属于祖国医学"骨痿"的范畴。中医学理论认为"肾主骨,藏精,生髓",治疗多以"补肾"为法。著名中医专家岳美中曾就脾肾关系作了精辟的论述:"人之始生,先成于精,精气旺而后有脾胃,即所谓先天生后天,人之衰老,肾精先枯,累及诸脏,此时全赖脾胃运化、吸收精微,使五脏滋荣,元气得继,才能却病延年,即所谓后天养先天",《素问·生气通天论》曰:"是故谨和五味,则骨正筋柔,气血以流,腠理以密,如是则骨气以精,谨道如法,长有天命。"可见脾与肾和骨的关系十分密切。而且骨质疏松症作为一种全身性功能衰退产生的疾病,是全身老年退行性改变在骨骼系统的反映,元气是人体维持生理功能的基础,元气的亏虚是机体衰老的根本,后天元气的充养依赖于脾气的健运,因此健脾法应该是防治骨质疏松症的另一种重要方法。而本方由山药、麦芽和陈皮等药物组成,山药为君药,《神农本草经》将其列为上品,凡上品,俱是可寻常服食之药,《本经》记载:"气味甘、平,无毒。主伤中,补虚羸,除寒热邪气,补中,益气力,长肌肉,强阴。久服耳目聪明,轻身,不饥,延年。"麦芽,功效行气消食,健脾开胃,退乳消胀。陈皮,功效理气健脾,燥湿化痰,《神农本草经》亦将其列为上品,陶弘景《名医别录》中认为:"治脾不能消谷……久服轻身长年。"可以看出,健脾方的三味药药性平和,健脾胃,畅中土,能够延年益寿,而且具有良好的用药安全性,适于长期服用。

4. 适应范围　本方适用于原发或继发骨质疏松症,伴有胃纳较差、低体重表现,如有肝肾亏虚之证可与石氏伤科芪骨胶囊合用,脾肾双补。

5. 临床和实验研究 我院的临床试验观察健脾方能够缓解骨质疏松症的骨丢失,维持腰椎骨量,尤其能延缓患者髋部的骨丢失速率,Neck 区与 Ward's 区较治疗前骨密度平均升高 1.7% 和 2.6%。在老年人中,随着年龄的增长,由于维生素 D 的缺乏,皮质骨的骨量丢失比松质骨丢失多,补充维生素 D 治疗后,降低了皮质骨的骨折发生率,健脾方有类似维生素 D 作用。同时骨质疏松症作为机体在衰老过程中在骨骼上的表现,机体的其他部分也出现了衰老征象,骨质疏松症的患者或多或少都伴有疼痛,精神、体力、食欲、睡眠不佳的表现,因此在治疗骨质疏松症,提高骨密度,改善骨质量的同时,健脾方对骨质疏松症患者生活质量有明显的改善。

动物实验显示,健脾方能升高模型大鼠骨密度,能增强血清 1,25(OH)$_2$D$_3$ 反应的敏感性上调模型大鼠小肠与肾脏 VDRmRNA 的表达,调节 VD 代谢。

6. 病案举例 患者,女,54 岁,外院诊断骨质疏松症,口服福善美自诉胃肠道不适,消瘦,体重 45 公斤,详细问诊,患者无其他内科疾患,平素纳差,时有便溏,神疲乏力,偶有腰部酸痛,BMD 结果:L$_2$~L$_4$ -2.6SD,股骨颈-2.5SD,夜寐可,舌淡,苔薄白,脉略细,遂予健脾方为主方,兼顾他症,随诊半年,复查 BMD,结果示 L$_2$~L$_4$ -2.5SD,股骨颈-2.3SD,体重 49 公斤。胃纳佳,自诉精神体力较半年前明显改善。

按语:此患者为原发性骨质疏松症,消瘦,纳差,便溏,与舌脉俱为脾胃虚弱的表现,脾虚则无以运化水谷精微,完谷不化,纳差而便溏,遂于健脾方诸药合用健脾益气,充养骨髓。

第三节 芍药舒筋片

1. 原名 养血软坚胶囊。

2. 药物组成 白芍、秦艽、牡蛎、全蝎、蜈蚣、生甘草。

3. 功效法则 养血舒筋,通络止痛。

4. 方解 膝关节为退行性骨关节病的最常发部位,膝关节骨关节炎是极为常见的临床疾病,可见于整个中老年年龄段。该疾病的中早期多呈疼痛症状,疼痛在上下楼梯时较为明显,动作牵强,屈伸不利,此时查 X 线片无明显骨质改变或呈轻度退行性改变。患者的发病年龄多在 40~50 岁间开始。按照中医药理论,这一年龄段"肝气衰,筋不能动",而"膝为筋之府"。此乃肝气虚,阴血不足,血行滞涩,痹而作痛;筋失其润,由柔转坚,动作牵强。治宜养血舒筋,通络止痛。本方正是针对该病症而设。本方以白芍为君,养血柔肝,润筋止痛;秦艽为臣,和血舒筋,疏解通利。二药相配,使关节筋络能得阴血濡养而复归柔润通达。牡蛎敛阴软坚,佐白芍、秦艽解筋络坚结牵强。甘草和中缓急,佐白芍缓急解痛,是宗张仲景芍药甘草

汤意。全蝎、蜈蚣通络透剔,解痉散结,使筋络气血畅达以增膝痛舒展功效,作为使药。诸药和参,养血舒筋,络脉通畅,筋络复得滋润舒展,关节滑利,疼痛见消,症情得以缓解。

5. 适应范围　本方适用于膝关节骨关节炎早中期属肝肾不足,筋脉瘀滞者。症见关节疼痛,动作牵强,屈伸不利,则本方最为合宜。如患者关节痛处伴热感,小腿胀痛,热天或雨天疼痛加重,活动后稍减,可加服四妙丸,并外敷石氏三色敷药合金黄膏;如患者见腰膝酸软,足痿无力,甚或头晕目眩,耳鸣健忘者,可以加服芪骨胶囊,如为汤剂,或可增用补益肝肾之品,如淫羊藿、补骨脂、熟地黄等。此外,本方对于髋骨关节炎、脊柱骨关节炎、手骨关节炎等原发性骨关节炎,见关节疼痛、屈伸欠利、活动牵强者可按照本病治疗,而继发性骨关节炎在积极治疗原发病的基础上也可参考本病治疗。

6. 临床和实验研究　芍药舒筋片原为曙光医院院内制剂(院内制剂名：养血软坚胶囊),于 2014 年获得国家食品药品监督管理总局药物临床试验批件,更名为芍药舒筋片。既往在两家医院完成的临床随机对照研究结果显示,养血软坚胶囊组在用药的 0、2、4 周点,疼痛、功能、关节僵硬及 WOMAC 量表评分较前差异有显著统计学意义($P<0.05$),养血软坚胶囊对骨关节炎的症状和体征均有显著改善作用。表现为患者关节炎疼痛评估(VAS)中疼痛程度降低,患者总体评分有改善的患者百分数增加。其最大抗炎和镇痛作用出现在 2～4 周。对骨关节炎临床症状和体征的改善与市售中成药抗骨质增生胶囊及西药维骨力相当。养血软坚胶囊及各对照组均有良好的耐受性。治疗前后,两家医院患者疼痛积分分别下降 50%和 62%,僵硬积分下降 54%和 67%,功能积分改善 52%和 63%。同时服用的剂量较对照中药制剂可减少 40%。动物实验显示,芍药舒筋片通过抑制炎症介质所产生、释放引起的局部炎症性充血和渗出物积聚来抑制巴豆油所致的小鼠耳郭肿胀,减轻鸡蛋清引起的大鼠足跖肿胀;镇痛实验证实其能增加小鼠痛阈值,明显减少对小鼠腹腔注射醋酸引起疼痛产生的扭体次数;关节病理实验显示芍药舒筋片可明显减轻 C57 小鼠膝骨关节炎关节软骨退变程度;检测骨关节炎模型动物的血清前列腺素 E2(PGE2)、Ⅱ型前胶原羧基端肽(PⅡCP)含量水平显示,芍药舒筋片受试药组有显著降低,且肿瘤坏死因子 α(TNF-α)也有降低趋势,提示抑制 TNF-α、PGE2 的分泌,促进Ⅱ型胶原的合成,可能是芍药舒筋片抑制对软骨基质的破坏,延缓软骨退变的作用机制之一。

7. 病案举例　2011 年 9 月某日接诊一中年女性,诉左侧膝关节疼痛半月余,活动欠利,有牵掣感,晨起关节僵硬,但在活动后缓解;关节疼痛在久行或上下楼梯后加重,休息时能缓解,胃纳可,二便调,夜寐安,绝经 2 年,舌淡红苔薄白,脉弦。关节未见明显红肿热痛,左侧膝关节较右侧稍显膨大,内侧关节间隙压痛明显,髌骨研磨诱发疼痛,髌骨关节面触痛。患者休息后上述症状未能缓解,自行服用西乐葆后,关节疼痛有所改善,但是仍感觉关节不适,活动欠利,牵掣感明显,且停药后疼痛又见反复。患者在本次起病前无外伤史,既往有类似关节疼痛发作史,当时外院曾予双氯芬酸钠,服用后疼痛较前有所缓解,但是出现胃痛泛酸症状,停药后消化道症状缓解,但是关节疼痛又再反复,之后服用西乐葆、硫酸氨基葡萄糖后,关节症状逐渐消失。来诊后予膝关节正位、侧位 X 线片,显示患膝关节间隙尚可,胫骨髁间隆突变尖,未见其他骨质异常。遂予养血软坚胶囊,每次 3 粒,每日服 3 次,餐后服用,另以膜韧膏局部外敷,并嘱疼痛如剧烈可加服西乐葆;1 周后,患者复诊,诉关节疼痛较前缓解,关节活动亦较前自如,仍稍感牵强,可较前步行持久,并未再服用西乐葆,遂再予养血软坚胶囊,用法同前,并嘱 2 周后复诊;2 周后患者复诊,诉关节疼痛基本缓解,关节活动自如,无明显牵掣感,日常步行无碍,遂嘱再服药 2 周,并配合练功锻炼。

　　按语:此为一例膝关节骨关节炎的病例,早期曾应用临床常用的非甾体类抗炎药(双氯芬酸钠),虽然疼痛症状得以缓解,但是出现胃肠道不良反应,而停药后症状又见反复;在加用本方后疼痛、牵强等症状逐渐得到控制,并且未见不良反应出现。骨关节炎早期,患者肝肾不足,尤以肝气虚为甚,阴血不足,血行滞涩,痹而作痛;筋失其润,由柔转坚,故动作牵强,治宜养血舒筋,通络止痛,加用膜韧膏则舒筋活络止痛的作用更强。诸药合用,则能养血舒筋,使络脉通畅,筋络复得滋润舒展,则关节滑利,疼痛见消,症情得以缓解。

第四节　抗骨质增生合剂

　　1. 原名　抗骨增生汤。

　　2. 药物组成　黄芪、当归、黄柏、地骨皮、牛膝、骨碎补、土茯苓、萆薢、香附、忍冬藤、六神曲。

　　3. 功效法则　扶正滋肾、清热舒筋。

　　4. 方解　骨质增生是中老年极为普遍的临床改变,或无明显不适症状,由其他原因或体检摄 X 线片发现,或者相关部位疼痛就治,诊断摄片而见。部分病例疼痛每于夜半为甚,晨僵,起床动作艰难,活动片刻能得缓解,并伴口干欲饮,饮则不多,尿色偏黄,舌红脉数等。检查多有相关部位如脊柱棘突、腰椎横突、臀部外上侧等多处压痛,无感觉、肌力、反射改变。此为中年以后气血偏弱,血行滞涩,郁而生热,筋络拘急所致,肾主骨,今骨骼增生当非肾精生养,而为虚火非常态所致,故治当扶正益气血、滋肾清虚火而润养、舒缓筋络。方中黄芪、当归生养并推动气血流畅,黄柏、地骨皮滋肾清虚热,牛膝、骨碎补通经活血强筋骨,土茯苓、萆薢、香附健脾又畅达气机,忍冬藤使清热通达及络,神曲畅中调和,诸药共奏益气血、扶肝肾、清虚热、舒筋络之功而使症状缓解。

　　5. 适应范围　主治腰背颈部骨质增生性疾病而症见压痛广泛,口干,尿色深,舌红脉数等热症者。

6. 临床和实验研究 通过与抗骨增生胶囊阳性对照的随机临床研究,对抗骨质增生汤进行系统的临床观察结果显示,治疗末临床有效率治疗组为 83.63%,对照组为 81.13%。评分结果显示,两组患者的疼痛评分、僵硬评分、关节肿胀程度评分及日常生活 VAS 评分,治疗 28 天后均有下降,治疗前后的差别均有统计学意义($P<0.05$)。两组之间 28 天末的疼痛评分有统计学差异($P<0.05$),而僵硬评分、关节肿胀程度评分及日常生活 VAS 评分比较,无统计学意义($P>0.05$)。

7. 病案举例 叶某,男性,44 岁,教师。初诊时间:2008 年 9 月 11 日。患者腰背痛 2 年。腰背部疼痛每于晨起时明显,起床活动片刻后改善,但不耐久立,口干喜饮,饮而不多,尿色偏黄,大便干结,纳寐尚安,舌偏红,苔薄,脉细弦略数。体格检查:脊柱正直,生理弧度稍弱,屈伸旋转无明显障碍,下腰椎棘旁、棘间、棘突以及骶棘肌外侧、腰椎横突处、臀部、臀上皮神经部位均有明显压痛。直腿抬高试验阴性,"4"字试验阴性,下肢感觉、肌力反射正常。X 线片示腰椎生理弧度变直,腰 3、4、5 椎体见唇样增生,腰椎间隙无明显改变。西医诊断:腰部劳损,腰椎退行性疾病;中医诊断:劳损腰痛(瘀血痹阻型)。辨证:阴虚郁热,络脉痹阻。治法:清热活血,通络止痛。处方予以抗骨质增生汤,每日 2 次,每次 30 mL,口服。二诊:9 月 25 日。服药后虽仍偶有疼痛,病已十去七八,口干欲饮亦见缓解。原方再服。2 个月后随访,疼痛消失,授课站立已无乏力不适感,精力较前充沛。

按语:劳损性腰背痛在临床上非常多见,以往患者多为体力劳动者,由劳动损伤、感受风寒湿邪夹杂致病。因此,传统应用的活血固腰药,如当归、红花、川续断、狗脊,以及祛风药羌活、独活等,多属性温之品。当前患者以伏案工作者居多,因经常持续保持某个体位,又缺少运动锻炼而造成筋骨劳损,与以往患者群体不同。此外,因工作紧张、压力重重、心绪操劳,故一方面劳损瘀阻,日久而郁,瘀郁而化热;另一方面,生活工作压力易致内火偏旺。相当数量的患者既表现出石氏伤科理论提及的劳伤元气虚弱征象,又有瘀热内伤阴分的表现。其疼痛特点:一是每于卧床休息后晨间起床时疼痛最重,活动后减轻;二是临床体检时有浅表、广泛、敏锐的压痛。亦可问及阴虚内热症状,如口干欲饮、饮而不多、尿色偏深、大便干结等,且舌质多偏红,脉数。如此证候,内服宜用清热养阴药物为主。治疗腰背痛使用清热养阴药的治疗方法在 20 世纪 70 年代已有个案介绍。当时谓"脊柱增生""肥大性脊柱炎"等,运用的药物有天青地白草、葎草等,惜未加以重视和归纳总结。曙光医院由此而立相关证型,拟定本方。

第五节 参蝎止痛胶囊

1. 原名 骨刺宁。

2. 药物组成　参三七、地鳖虫、全蝎、蜈蚣。

3. 功效法则　活血通络止痛。

4. 方解　方中参三七性温、味甘、微苦,具有止血散瘀、益气生津、消肿定痛之效。地鳖虫性寒味咸,能破瘀血,续筋骨。二味相合,通利痹阻而止痛。全蝎与蜈蚣,性善走窜搜剔善引活血之品通利于筋络而祛其宿瘀,同归肝经。诸药合用活血破瘀,搜筋剔络,如风扫残云,光照阴霾。

5. 适应范围　颈臂痛麻或其他退行性病变所致的关节痛。

6. 临床和实验研究　曾运用参蝎止痛胶囊治疗各类因退行性疾病引起的疼痛98例,治疗4周,临床治愈12例,显效30例,有效45例,无效11例,总有效率88.78%。

7. 病案举例　陈某,女,51岁,职员。2011年5月19日初诊。颈、腰骶痛1个月。左腰骶时有酸楚,颈亦不适,活动好,压痛轻,反射存在,又多饮,大便每日二三行,成形。舌红,苔薄,脉细弦。X线片示颈椎、腰椎退变。西医诊断:颈椎退变,腰椎退变。中医诊断:颈椎退变,腰椎退变(瘀血痹阻)。辨证:痰瘀阻络,筋脉痹阻。治则:活血通络止痛。处方:参蝎止痛胶囊,每日2次,每次3粒,口服。二诊:2011年6月2日,服药后虽仍偶有疼痛,症情稳定,原方再服。随访:二周后症情稳定。

按语:《素问·上古天真论》说"年四十而阴气自半",正气虚弱,血行不畅,或又感受风、寒、湿等邪。渐积而使体质衰弱,元气损伤而致,久之凝而成痰。此病可由四十以后即发病,亦或五十、六十以后才病。目前多从骨从痰论治。石印玉老师认为由于气血不和,运行不畅,导致气血壅滞,津液凝积,进而聚积成痰。正如沈金鳌在《杂病源流犀烛·湿》中曰:"以故人之初生,以到临死皆有痰,皆生于脾,而其为物,则流通不测,故其为害,上到巅顶,下到涌泉,随气升降,周身内外皆到,五脏六腑俱有。"参三七既可行血祛滞,又能化痰消积,防风导气行血,畅通经脉,行无形之气,化有形之郁,使痰瘀化散,气血流通。全蝎、蜈蚣祛风利湿除痹,地鳖虫能攻逐破瘀。诸药合用活血破瘀,搜筋剔络,风扫残云,光照阴霾,从而取得令人满意的治疗效果。

第六节　活血理气合剂

1. 药物组成　柴胡、当归、赤芍、莪术、川郁金、延胡索、红藤、川楝子、合欢皮。

2. 功效法则　活血理气、通络止痛。

3. 方解　方中当归和柴胡相伍,具有活血理气作用,共为君药;郁金,川楝子、延胡索加强理气止痛之功,赤芍和红藤协助当归活血,共为臣药;合欢皮安神解郁为佐使药。诸药合用,具有活血理气,通络止痛的功效,适用于治疗胸胁腹部损伤

(气滞血瘀证)具有活血理气,通络止痛之功效。

4. 适应范围　主治躯干胸胁腰腹部损伤初中期,疼痛、动作不利等症。

5. 临床和实验研究　曾运用活血理气合剂治疗急性胸胁部摒伤和肋骨骨折疼痛患者 116 例,治疗两周,临床治愈 32 例,显效 68 例,有效 7,总有效率 92.24%。

6. 病案举例　何某,女,62 岁,退休职工,患者于就诊之日前一天,乘公交车站立时遇紧急刹车,患者自诉右侧肋部被公交车横杠挤伤,当时因有急事,未予在意,第二天晨起后突感肋部疼痛,起床,转身,深呼吸时疼痛加重,遂本院门诊就诊,X 线检查未见明显骨折,患者右侧腋中线平乳处见瘀青,予以活血理气合剂 2 瓶,35 mL,每日 3 次口服,嘱减少活动,2 周后随访,患者疼痛已无,转腰起身活动灵活,临床痊愈。

第七节　红 桂 酊

1. 药物组成　红花、肉桂、花椒、当归、细辛、干姜、白酒等。

2. 功效法则　活血消肿,通络止痛。

3. 方解　痛是慢性脊柱和关节退行性病变十分常见的临床表现,也是跌打损伤重要的临床症状,也是该类患者前来医院就诊的主要原因,以局部肌肉关节疼痛剧烈、有刺痛感、部位固定、痛处拒按、可有硬节或瘀斑为多见。局部体检可有颈椎、胸椎、腰骶部、椎体旁及骶髂关节面区域,双侧髂翼、腰骶和骶髂关节面之间,臀部臀上皮神经及臀中皮神经支配区域及棘上韧带,以及膝关节髌骨周围等处的压痛。这些部位的疼痛常与局部外感风寒湿邪,持续劳损,或暴力损伤、跌仆撞击、重物挤压等作用于人体而引起的脊柱肢体关节周围的筋膜、肌肉、韧带受损所致之气滞血瘀、疼痛肿胀、经络不通等因素密切相关。红桂酊以红花、肉桂为君,味辛、性温热,具有温经散寒、除湿止痛之效;花椒为臣,属纯阳之物,可祛风寒、除湿痹,助红花、肉桂行其散寒除湿止痛之功;当归为佐使,味甘而重,活血补血,调和全方温燥之性;辅以细辛辛散温通,外能发散风寒,内能和营胜湿;干姜"去脏腑沉寒痼冷""发诸经之寒气";白酒可通血脉,祛风湿,行药势。诸药合用,祛风湿而有补益,散寒瘀而活气血,经过外用涂擦,透皮吸收,直达病所,发挥其活血消肿、祛风散寒、胜湿止痛之功。

4. 适应范围　主治脊柱、四肢关节疼痛,慢性跌打损伤等症。

5. 临床和实验研究　通过与中医推拿手法治疗膝骨关节炎的随机对照临床试验研究显示,治疗 4 周后,红桂酊治疗组疼痛视觉模拟评分(VAS)低于中医推拿手法治疗组($P<0.05$)。WOMAC 结果表明,治疗 4 周后及随访 1 个月和 3 个月后,红桂酊治疗组对 WOMAC 疼痛评分的改善情况优于中医推拿手法治疗组

（$P<0.05$）。治疗 4 周后,中医推拿手法治疗组对 WOMAC 僵硬评分的改善情况优于红桂酊治疗组（$P<0.05$）。余无明显统计学差异（$P>0.05$）。

6. 病案举例　李某,女,62 岁,退休工人。初诊时间:2016 年 5 月 16 日。患者膝关节疼 5 年。晨起时膝关节疼痛并伴有晨僵,起床活动后疼痛改善,但不耐久立,上下楼梯时疼痛加重,活动欠利,每遇阴雨天或受寒后加剧,得热则舒,食少腹胀,胃纳差,二便调,寐尚安,无寒热汗出。舌体胖,苔白腻,脉沉紧。体格检查:右膝关节轻微肿胀,右膝内侧副韧带处压痛,右膝髌骨尖前缘压痛,内外膝眼饱满、压痛明显,髌周不同程度压痛,麦氏征阳性,研磨试验阳性,浮髌试验阴性,抽屉试验阴性,下肢感觉、肌力正常,生理反射存,病理反射未引出。X 线检查示右胫骨髁间隆突变尖,右胫骨平台边缘、股骨下端及髌骨边缘见骨质增生改变,膝关节间隙未见明显狭窄。西医诊断:膝骨关节炎。中医诊断:膝痹(寒湿痹阻)。辨证:寒湿侵袭,络脉痹阻。治法:散寒除湿,活血止痛。处方予以红桂酊涂擦治疗,取红桂酊 10 mL 涂擦右侧膝关节,每日擦揉 2 次,每次 10 分钟。二诊:5 月 30 日,治疗后疼痛较前有明显缓解,但仍有晨僵。原方再用。1 个月后随访,疼痛消失,晨僵有明显改善,可进行较长时间的步行。

膝骨关节炎多发于中老年人,是引起老年人腿疼的主要原因。膝关节慢性劳损、体重过重、走路姿势欠佳、长时间下蹲、膝关节感受风寒是导致膝骨关节炎的常见原因。初期症状较轻,若不接受治疗病情会逐渐加重。主要症状有膝部酸痛、膝关节肿胀、膝关节弹响等症状。膝关节僵硬、发冷也是膝骨关节炎的症状之一,以僵硬为主,劳累、受凉或轻微外伤而加剧,严重者会发生活动受限。现代社会工作生活节奏加快,膝关节久行久立,加之夏日空调,室内外冷热不均,贪凉饮冷,均可导致本病的流行和加重。石氏伤科理论认为,局部寒湿侵袭,气血不荣,筋骨不合是导致脊柱关节疾病发病的重要病机。因此,应秉承"以气为主,以血为先"的治伤理论,对于偏于寒湿痹阻者应重用温热之药,治以除湿散寒,活血温通可获验效,结合临床应用经验,在使用红桂酊涂擦时辅以中医推拿手法按摩关节周围软组织,则可获得更好的治疗效果。

第四章　石印玉文选精萃

第一节　著名伤科老中医石幼山
治伤用药经验拾萃

石幼山先生(1910～1981),自1929年起临诊,为中医事业奋斗50余年。先生善于用手法整骨上骱,也擅长以药物理伤续断。对某些药物在伤科临床的应用,有其独到之处。以下就多年来耳聆目染所得,择录一二,供同道参考。

一　乳香和没药

乳香、没药为治伤要药。《仙授理伤续断秘方》称:"合药(按指治伤之药)断不可无乳香、没药。"两药能散瘀消肿止痛,无论内服还是外用,均具良效,一般皆以为乳香、没药为活血之品,先生则认为乳香、没药其性走窜,兼具行气活血功效,诚如张锡纯所称"为宣通脏腑、流通经络之要药",而且"虽为开通之品,不至耗伤气血,诚良药也"。临证时,无论内伤、外伤;伤气、伤血都极适用。先生又指出:两药功效虽佳,还须注意使用方法,乳香、没药均系树脂结成,油重性黏,若炮制不透,入汤剂则药汁黏腻难服,服后药气在口久不消除,甚至碍胃伤脾,难于受纳。为此,先生用治胸胁腰腹内络损伤,多以乳香炒丝瓜络,四肢骨折伤筋者,则用乳香炒桑枝。如此既能去乳香之黏腻,又药性相辅,相得益彰。近年无此炮制,为取其制透,往注易用乳没炭。

二　三七和蒲黄

先生认为三七的特点是化瘀而不伤新血,止血而不留积瘀。用于头面部伤损及内、鼻衄齿衄,胸腹内伤,或见吐血便血尿血等症,及孕妇受伤,最为适宜。近年来三七之用过滥,似乎治伤非三七不可。轻微损伤,气血失和者用之;筋骨酸痛,乃风寒外袭所致者亦用之;甚至作为掺药放在膏药上外用。这样,不仅药不对症,徒然浪费,而且三七性温,用之不当反增目糊、口唇烘热起疮等诸热象。考三七始用于明朝,《纲目》谓"此药近时始出"。几乎与李时珍同时代的薛己,作伤科专著《正体类要》，所述治伤方药及案例未见用三七。其后的伤科著作，如《正骨心法要旨》《伤科补要》等，亦仅于个别处方中用之。所以，三七止血散瘀、消肿定痛，虽为治伤良药，也有一定的适用范围。

先生十分推崇功效与三七相近的蒲黄。认为蒲黄生用性活能祛瘀生新，炒用性涩能调血止血，生炒并用则止血祛瘀，功效近于三七。而且蒲黄性微凉，能祛心、腹、膀胱之热，甚适用于胸腹损伤初起，或既有血出于外、又有瘀血留于内的损伤，另外，蒲黄药源广泛，价格低廉，亦为其可取之处。只是孕妇忌用蒲黄，蒲黄也不能完全替代三七。

先生晚年尚多用竹三七。竹三七能散瘀活血外，还能止咳化痰。胸胁损伤者每因瘀凝气阻而肺失清肃，多见咳嗽多痰，此时竹三七堪为适用，甚至有胜于三七之处。先生还提及菊三七，沪郊农村有人栽于园圃混以为三七，视若珍品。菊三七虽能活血止血，用治跌打损伤、咳嗽吐血，但与三七相比，功效相去甚远。只是还能解毒，治无名肿毒，毒虫蜇伤，此为三七之所不及。

三 紫荆皮

先生颇多应用。认为此药苦平，功能活血通经，消肿解毒，用于损伤初起，青紫瘀肿较甚者，对消退青肿极为有效。骨折脱臼伤筋之初，青紫肿胀广泛乃瘀血内蕴流溢所致。积瘀又每易化热，使局部青紫兼潮红灼热，全身可有口干欲饮，便秘溲赤等热象，甚者瘀凝尚可化为热毒。《本草述钩元》评价紫荆皮是"活血解毒功能并奏，则血瘀而有热者，用之诚宜"。因此，此时用紫荆皮（合清营活血之品）极为恰当。石氏治伤外用三色敷药亦以紫荆皮为主药，因其消散瘀血，外治也具卓效而设。《仙传外科集验方》有冲和仙膏治"痈疽流注杂病"，此类病证，"莫非气血凝滞所成"，而"紫荆皮……能破气逐血消肿"，故用为主药。可见，紫荆皮消瘀，或内服，或外敷，均有效验，历来有医家推崇。正因于此，又有内消之称。

四 大黄

大黄用治伤损有很久的历史，如《金匮要略》中"治马坠及一切筋骨损方"，《千金方》中"治从高坠下，落大木车马，胸腹中有血，不得气息"，"治腹中瘀血，痛在腹中不出、满痛、短气、大小便不通方"及"治腕折瘀血方"等，均用大黄为君。《三因方》鸡鸣散治折伤瘀血，仅大黄、杏仁两味。可见，大黄用治伤损，要在逐瘀。先生认为大黄祛瘀，生用熟用均可。大便秘结者生用，瘀积得泻而解。制大黄或久煎则泻下作用甚微，而使瘀积从水道而出。就病症而言，腹部内伤，或脊椎压缩性骨折后，瘀凝气滞，腹胀疼痛剧烈，二便不通者，用生大黄，或合元明粉，配活血行气之品，祛瘀通腑后，往往疼痛随之而大为轻减。脘腹内伤见有吐血，为瘀积在内，血逆于上,用大黄泻阳明瘀积可达降逆止血之功。四肢骨折伤筋,瘀血化热者,配入制川大黄,其效亦佳。大黄用之得当,其效非他药所能替代,但毕竟性寒而竣猛,故先生常常提出必辨证而施,才能恰到好处。非实瘀者勿用,体弱者慎用。大黄祛瘀亦可外用,《濒湖集验方》曰:"治打仆伤痕瘀血滚注,或作潮热者,大黄末姜汁调涂。"先生用石氏验方三黄膏加于三色敷药上治新伤局部肿痛,清瘀热而消肿止痛更易取效。三黄膏即由大黄合黄芩、黄柏组成。瘀阻化热,症现红肿热痛则单用三黄膏外敷。

五 天南星

天南星以其消肿散结之功而用治伤损,内服外敷均可取效。《仙授理伤续断秘方》列 45 方,其中竟有 10 方用天南星。所治之证除了至真散专为破伤风而设外,皆为打仆伤损或驴马跌坠而骨断筋碎,症见百节疼痛、瘀血不散、浮肿结毒等。先生用天南星于损伤早期,瘀血凝结不散或坚结成块者,或痰瘀互阻,漫肿疼痛之证。认为这类病症加用天南星,较之单用活血化瘀药或活血化痰利湿药,散结消肿更为见效。对于皮肤肌肉创伤的开放性骨折,先生多因袭传统,用天南星配合防风以防治破伤风,亦利于消散损伤瘀肿。天南星温燥,用牛胆汁制为胆南星,由辛温而为苦寒,燥性亦减,可用于症见热象者,且能清化热痰、息风定惊,用治头部内伤之后神思不安者。此时,先生多取石菖蒲相配。

六 牛蒡子

牛蒡子习以为疏散风热,宣肺透疹,用治内儿科病患。外科亦或用之,以其能消肿解毒,治痈肿疮毒。先生兼理外科,损伤积瘀成毒,即所谓"伤筋流注"初起时,多用牛蒡合疏风清营、凉血活血之剂以冀消散。突出的是,先生常以牛蒡子为君治疗伤科杂病。这类病证或有轻度损伤为诱因,或由积劳、过劳所致。症见局部漫肿疼痛或筋结筋块,酸楚麻痹,活动不利,亦或尚有身热等全身症候。先生说:这类病可统称为"痰湿入络",总由气血不和之因由。人之血气流行,无一息之间断。如有壅滞,津液凝积,则聚而成痰。而痰涎之为物,随气升降,无处不到,人于经络则麻痹疼痛,入于筋骨则头项胸背腰痛、手足牵引隐痛,聚于局部为块为肿。其治以豁痰通络为要。牛蒡子能豁痰消肿,散结除风,通十二经络,佐以白僵蚕化痰散结,则专治痰湿流注经络。症在腰膝,则《本草备要》谓牛蒡子能"利腰膝凝滞之气",更为合度。石氏自拟的验方牛蒡子汤,即由此而发展所成,临症应用,多有良效。病浅者方中有白蒺藜、白芷、半夏、秦艽等祛风散结、化痰通络之属,酌加活血之品即可。病久者则多虚实夹杂,先生依症或合黄芪、当归益气养血,俾气血充养而助化痰湿;或入草乌、细辛温经散寒,以温化痰浊阴凝;或佐助益脾肾之品,盖脾肾健益即温养气血之本源,痰湿无以复生。先生善用牛蒡子,但气虚便溏者因牛蒡子性滑利而禁忌,先以益气健脾,脾胃得健,始而用之。

七 细辛

细辛能治"头痛脑动"(《本经》)。先生拟柴胡细辛汤治头部内伤,以细辛配柴胡,合诸活血化瘀药。近年见多篇临床总结,可见其确具良效。《本经》论细辛,尚主"百节拘挛,风湿痹痛,死肌";王海藏又称细辛能"治督脉为病,脊强而厥"。先生依此而发挥,用细辛治颈臂或腰腿麻痛,及伤后着寒以致痹痛不仁等证。头部损伤及颈臂、腰腿痛,皆有关乎督脉经,用之自然得当。配伍用药,则风寒重著者配草乌、防风,温经益肾则配附子、熟地黄。我们体会这类病证用细辛后能有较好的止痛效果,亦有助于麻木的消除。

八 柴胡

先生善用柴胡于内伤治疗,如头部内伤拟有柴胡细辛汤,胸胁腰腹内伤从柴胡疏肝散、复元活血汤加减变化,少腹会阴内伤拟有柴胡桔梗汤等。我们曾随意抽取先生治疗的500例门诊单诊次病例加以分析,其中脊椎骨折、肋骨骨折、腰部软组织损伤、头部内伤、胸胁损伤及脘腹损伤共115例,应用柴胡者78例,占67.8%,可见应用柴胡于内伤治疗确实广泛。除头部损伤用于早期外,其他部位病期早晚均用之。先生认为柴胡用治内伤是因其能疏肝行经,升清降浊,又为肝胆两经的引经药。伤科内伤,如《伤科补要》所言:"是跌打损伤之证,恶血留内,则不分何经,皆以肝为主。盖肝主血也,败血必归于肝。其病多在胁肋小腹者,皆肝经之道路也。宜疏肝、调血、行经为主。"引药入肝经以柴胡为最,又兼柴胡本能疏肝行经,合理气行血药则药到病所,推陈致新,用之十分贴切。也可以说,柴胡用治伤损,既在于其本身的功效,也在于由柴胡之用,使理气理血诸药在内伤的治疗中能更有效地发挥作用。所谓柴胡能升清降浊,先生以为主要是升,升举清阳之气。损伤瘀阻而升降失司,柴胡合化瘀药使瘀凝得化,清阳能升,于是浊阴自可下降,除非柴胡之功而系治疗的结果。正因为此,在上述500例中凡虽有气瘀凝阻,而平素肝旺者,先生绝不用柴胡。

以上所述,为我们体会的先生之部分用药经验。先生用药,严谨宜忌,并刻刻顾及脾胃,认为惟此才可称为善用。药之为使,必以受纳为用,否则何以取效?或者病虽去而正亦伤,也非用药之理。这是先生用药的指导思想,也是介绍治伤用药尤其要提出的。

(石印玉 石凤霞)

第二节　伤科内伤辨

伤科内伤,通常被认为是伤科四大病证(骨折、脱位、伤筋、内伤)之一。但是,近年来,有的学者不屑谈内伤,把内伤从伤科学中抹去了;有的学者认为所谓内伤的有关病证,今日已非伤科从治范畴,没有论述和研究的必要;也有的学者言内伤却杂陈其义。出现这些情况有多种因素,其中主要的原因是古代文献中提到内伤却没有系统的阐述,近代研究则没有就内伤展开充分的讨论,以致内伤的含义不明确。因此,就教学和工作中的心得,从祖国医学文献的有关论述探讨内伤的含义,以就正于前辈和同道。

一 《黄帝内经》

这是现存最早的祖国医学文献之一,是中医学的重要经典,它的有关内容至今仍是中医各科的理论基础和临床指南。《黄帝内经》中已有内伤一词,然而它所提及的内伤却非伤科内伤。

《素问·刺要论》曰:"病有浮沉,刺有浅深,各致其理,无过共道,过之则内伤,不及则生外壅,壅则邪从之。"《刺要论》与紧接着的《刺齐论》所述均为针刺原则。"过之则内伤"是指:疾病有表里之别,针刺治疗当有深浅之异,病在浅而针刺过其所在(过之)则不仅不得其效,反而会伤及内部(内伤)。也就是如《刺齐论》所说的"此之谓反也",得到相反的结果。两篇都还提到伤皮、伤肉、伤脉、伤筋、伤骨等针治当及其位,而由于"过之"所造成的"内伤"变症。正如这些伤皮、伤肉、伤脉、伤筋、伤骨,不是伤科学所言的皮肉筋骨伤一样,此处的内伤显然不是指伤科内伤。

《灵枢·终始篇》曰:"人迎与脉口俱盛三倍以上,命曰阴阳俱溢。如是者不开,则血脉闭塞,气无所行,流淫于中,五脏内伤。"考《终始篇》全文是从脏腑阴阳、经脉气血运行的终始及人迎、脉口部位脉象的变化而论病证,并述针刺补泻之宜忌。其言之变是总述人体的病理变化,以上所引文字中的内伤,是指病理机转而言。损伤所致的病患虽然可能由于气血凝滞、脏腑不和而致阴阳俱溢,但是未必能因此而把此处内伤解作伤科内伤,因为它说的是各种原因所致的一种基本病理机转。

《灵枢·百病始生篇》曰:"卒然外中于寒,若内伤于忧怒,则气上逆,气上逆则六输不通,温气不行,凝血蕴裹而不散,津液涩渗,著而不去,而积皆成矣。"很明显,这是叙述积聚的病机。"内伤于忧怒"系指情感所伤,是与伤科内伤毫不相干的两个概念。

言内伤而均非伤科内伤,并不奇怪。《素问·移精变气论》有"外伤空窍肌肤"句,句中的外伤也不是伤科学的皮肉筋骨外伤。全句为"当今之世不然,忧患缘其内,苦形伤其外,又失四时之从,逆寒暑之宜,贼风数至,虚邪朝夕,内至五藏骨髓,外伤空窍肌肤"。可见这里的外伤是指失于调摄,正气虚损而虚邪贼风致病,以致内犯五脏,体表的孔窍肌肤亦受其累。

《黄帝内经》毕竟是广集古人与疾病斗争经验,并且上升为理论的经典。在有些篇目中多处提到由坠堕击仆举重等损伤而起,不见体表症状,却由脏腑失和、气血逆乱致成的有关病证。如《素问·缪刺论》曰:"人有所堕,恶血留内,腹中满胀,不得前后,先饮利药。"《素问·脉要精微论》曰:"肝脉搏坚而长,色不青,当病坠若搏。因血在胁下,令人喘逆。"《灵枢·邪气脏腑病形篇》曰:"有所坠堕,恶血留内……积于胁下,则伤肝;有所击仆……则伤脾;有所用力举重……则伤肾。"这些文字虽然没有出现内伤这个词,但是从条文的内容与后世的发展来看,这些应该是有关伤科内伤的最早论述。

二 隋以前的其他著作

隋以前的医学著作遗佚者众,现存的古籍中除《黄帝内经》之外有内伤一词的仅见于《刘涓子鬼遗方》和《中藏经》。

《刘涓子鬼遗方》卷二有"治金疮内伤蛇口衔散方"。虽然有方无解,但从药物组成为蛇口衔、甘草、川芎、白芷、当归、续断、黄芩、泽兰、桂心、干姜、乌头来看,其中蛇口衔、当归,按《神农本草经》为"五金疮"之品,甘草、川芎、白芷三味同卷有"治金疮烦闷止烦白芷散方",余则为活血清热、温经止痛类药,可见有两种可能:一为既有金疮,又有内伤;二为金疮重症,由金疮而见烦闷不宁等症。联系卷二诸方之名均为"金疮"-病机或症候-药名或方名-"方"的格式来看,似为后一种可能,即此处"内伤"系指金疮而病伤于内见有关症候。

《中藏经》"论诊杂病必死候"中提到"病金疮血不止,脉大者死;病坠损内伤,脉小者死"。此处的内伤当指由坠堕而致的伤科内伤这一病证而言。病坠堕内伤,恶血内留,其脉当搏坚而长,今反见脉小为脏气将绝,自属重危之证。因此,应该认为作为伤科内伤病证名称首次提出内伤这一称谓的当推《中藏经》。《中藏经》还提到用浓墨调服飞罗面治"内损吐血"。联系隋唐文献,如《外台秘要》引"许仁则方"(下述)来看,伤科内伤又名为内损,那么,内损一词亦首见于《中藏经》。

在这一段时间里,如《黄帝内经》那样,叙述坠跌、压迮、仆击而瘀血内留,症见短气腹满的诊治,则见之于许多著作。《金匮要略》有"治马坠及一切筋骨损方"。《神农本草经》列多种主治折跌、疲血的药物。《肘后备急方》还提到了"被打击,有瘀血在腹内久不消,时时发动"的临床情况。《史记·扁鹊仓公列传》则记有两例分别为持重而腰痛不得溺及坠马血下泄的有关病案。这些都是与伤科内伤有关的记述。

三 《外台秘要》及隋唐时期著作

隋唐时期的著作中内伤一词已被广泛应用,也有的称为内损。从其所叙述的内容,我们可以看到这就是自《黄帝内经》起已提出的坠损等所致的瘀血内留或亡血外泄之证。显然,这是指伤科内伤。《诸病源候论》曰:"压迮坠堕内损候,此为卒被重物压迮,或从高坠下,致吐下血,此伤五内故也。"《千金方》叙述类似情况采用"伤五藏"一词,曰:"……从高坠下,伤五藏,微者唾血,甚者吐血。"王焘等人编撰的《外台秘要》辑录了许多目前已散失的唐及唐以前的医籍,出于唐人的《许仁则方》《广济方》等都继承前人之见又明确提出关于内伤的论述,其中重要的有:① 引"许仁则疗吐血及坠损方",许仁则论曰:"此病有二种,一者缘堕打损内伤而致此病,一则缘积热兼劳而有此病。若内伤,自须依前堕坠内损大便血等诸方救之……又此病有两种:一者外损,一者内伤。外损因坠打压损,或手足肢节肱头项伤折骨节,痛不可忍。觉内损者,须依前内损法服汤药……若被打坠压伤损,急卒虽不至昏闷,腹内无觉触,然身之中相去非远,外虽无状,内宜通利。或虑损伤气不散外,虽备用诸方,腹内亦须资药,但不劳大汤。如前内损欲死者,服汤取利。"前段论吐血原因之一为坠打内伤,与《中藏经》所云"内损吐血"相一致。后两段则很明确地指出损伤可分外损与内伤两类,外损者头项四肢筋骨折伤,内伤则除了其他方书提到过的亡血证外,还补充了"损伤气不散外"的内伤类型,它可能症状不甚严重,也可能致成昏闷欲死的重症。② 引《广济方》"又疗男子虚劳,坠伤内损,吐血不止欲死,面目黑如漆者,悉主之方:黄芪、川芎、当归、芍药、甘草、生姜"。这是补充了一种新的情况——虚人受损内伤。用药亦不同于一般所提到的坠伤内损,以桃仁承气汤类活血逐瘀或以胶艾汤类补血活血,而以益气合养血活血。

同时代的被认为是最早伤科专著的《仙授理伤续断秘方》中,"治伤损方论"及大红丸、红丸子的主治等节也提到瘀血上攻心腹及内外俱损的内治方药,这里包括了内伤的概念,只是概念不及其他方书清楚,往往把内外俱损混统而论。

四 宋及其后的著作

唐宋以后,刊行于世的医学著作日趋增多,其中多有"折伤门""正骨兼金金镞科""落马坠井""从高坠下"之类的篇目。有关伤科内伤的论述大都未离开前人所述的范围,且极少有以内伤为题而论的。列内伤为标题的多系内科范畴,这是金元以后内科内伤学说深入阐发的结果,此不可不辨。在数量不多的伤科专著中,基本上也无明确称内伤的专论,而在以骨骼或经穴为条目分部论诊治时,凡头颅及躯干部的有关条目中多提及有关内容。在这一时期内值得提出的著作与论点有以下几处。

元·危亦林《世医得效方》"正骨兼金镞科"章中专列"内损"一节（也许是唯一专列章节的著作），除了提及"内损肺肝、呕血不止，或淤血停积在内、心腹胀闷"以外，又指出有"打仆内损，筋骨疼痛"这一种情况，"打仆伤损"节中也提到"虽新被伤纵不破皮而内损者"。这是提出了一类前未述及的内损症候，即以外不见破皮等可见之于体表症状，而唯筋骨疼痛为主症，亦无神志改变或躯干症状。此说法是否妥当是有待于进一步讨论的。

　　李东垣提倡脾胃学说，详尽阐述内科内伤，但是在他那个时代医者所治并非局限于今天分类的某一科。李氏亦治损伤，这一方面李东垣既继承前贤，以攻下逐瘀法治从高坠下，蓄血内蕴之证，并立著名的复元活血汤等方；又有新创，提出了慢性积劳所致的形体劳役所伤的诊治。清代胡廷光有曰："跌打损伤，则有形之伤也"，然而也还有"竭力劳作则伤中"的"无形之伤"。显然，此系承李东垣之旨之谓。所以，可以认为李氏补充了一类以虚损为主的内伤虚证。

　　王好古《活法机要》论坠损内伤之治辨证更为详细周密。既注意体质虚实不同，治则用药有异，谓"虚人不可下者，以四物汤加穿山甲煎服妙，亦有花蕊石散……不可不辨也"，又提出"以上、中、下三焦分之，别其部位"，各立不同的主方。此外，还结合《黄帝内经》有关条文指出了血积气滞之别，尽管在引用经文及内伤外伤的分辨上未必妥当，但毕竟进一步明确了临证治伤时须重视气血之辨。

　　邵达增补皇甫中氏《明医指掌》论"瘀血"曰："跌仆损伤，或被人打踢，或物相撞，或取闪肭，或奔走努力，或受困屈，或发恼怒，一时不觉，过至半日或一、二、三日而发者有之，十数日或半月、一月而发者有之。"在盛唐的《唐律疏义》中已述被打之后未必即时发病，而邵氏把内伤的发病情况叙述得更为具体。

　　缪希雍氏《神农本草经疏》有曰："蓄血俗名内伤，或积劳，或多怒，或饱后行房，或负重努力，或登高坠下，或奔走过急，皆致蓄血。"把内伤混统为蓄血是不正确的，但是缪氏的论述有助于内伤与其他常见的瘀血内结的鉴别，这是从反面提供了帮助。

　　薛铠、薛己父子著《保婴撮要》分列跌仆外伤与跌仆内伤，外伤者闪臂伤胫、折骨脱髁病案，内伤则为跌仆坠楼，以神昏胸胁腹痛为主症的案例。用具体的病案把内伤、外伤分得泾渭分明。另外，在惊风节中有周岁小儿从桌上仆地，良久复苏，发搐吐痰沫，年长后仍遇惊则复作一案；脑骨伤损节有症见手足发搐案；发搐节有跌伤股骨，又见口角微动案等，从前文所述可知这些也是内伤，或有内伤的病案。在文献中这是不可多得的有关内伤的临床记载。

　　沈金鳌氏《杂病源流犀烛》曰："故跌仆闪挫，方书谓之伤科，俗谓之内伤。其言内而不言外者，明乎伤在外而病必在内，其治之之法，亦必于经络脏腑间求之，而为之行气，为之行血，不得徒从外涂抹之已也！"这对指导临床处理是有益的，然而在概念上是混乱的。内伤是伤科学内容之一部分而非全部，而且从概念上说内伤与伤科亦属不同范畴。特别要指出的是，正是这段文字，使现代的一些著作中出现概念上的混乱。

金倜生氏撰《伤科真传秘抄》曰："五脏受伤，即为五痨，属于内伤。"如果从广义上讲这当指内科内伤。但是，若明确由损伤的病因而起，且由此而致比较直接的五脏受伤病证，则为伤科内伤。只是又称"五痨"并不恰当。作者又列"内伤治法"一节，曰："凡人身外部各处穴道皆与内部脏腑有连络之关系……"然而在述及具体的穴位时，除了涌泉穴外均见之于头颅及躯干部，这只能解释为作者所阐述的内伤的实际内容仍属见之于头颅及躯干部的损伤。

综合以上历代文献（不能说是全部的和完善的，但是是大部分的和主要的）有关伤科内伤的阐述，我们稍加分析，剔除其概念混淆和次要的内容，那么，可以得到这样一个关于伤科内伤的含义：凡外力所伤，外无体表征象，主要是伤及头颅或躯干部脏腑气血的病证。在多数情况下，以受伤后即出现疼痛及有关症候为特征，也有慢性积劳损伤，表现为缓慢起病的情况。

对内伤含义的辨析不仅仅是一个单纯的理论问题。从目前临床情况看，对内伤的研究远远落后于对骨折、脱位或伤筋的研究；另一方面，在某些病种的诊治上（如急性颅内血肿、慢性硬膜下血肿、伴有血气胸的胸廓损伤）又有按照关于内伤的理论和经验取得成功的报告。因此，从明确内伤的含义入手，进一步开展内伤理论和临床的探索，应该是发扬伤科学的一个重要方面，而且可以预期，它将使伤科学的研究发展达到一个更高的水平。

（石印玉）

第三节　养血软坚方治疗膝骨关节炎的临床报告

骨关节炎已成为临床常见病，在某些国家的疾病统计报告中发病率仅次于心脏病。膝部是发生本病最多见的部位之一，国内中医药学者多以益肾壮骨为治疗原则，并取得疗效。笔者认为本病病起于筋，故按"肝主筋"的理论，用养血软坚方柔肝润筋治疗膝骨关节炎，疗效满意。现报告如下。

一　临床资料

1. 病例与诊断标准　病员来自本院骨关节炎专科门诊。按美国风湿病学会制定的诊断标准筛选，其标准如下。

（1）膝关节病（就诊前1个月内，疼痛时间≥14天）。

（2）X线片示关节边缘骨赘形成（并通过拍摄双膝关节并立正位片，以排除已有膝内外翻畸形的病例)。

(3) 骨关节炎的缓膜液相:清、黏,白细胞计数<2 000/mL。三项中至少两项。

(4) 如无滑膜液指标,则年龄≥40 岁。

(5) 膝关节晨僵≤30 分钟。

(6) 膝关节主动活动有咿扎声(捻发音)。

符合(1)(2)或(1)(3)(5)(6)或(1)(4)(5)(6),则膝骨关节炎的诊断可成立。

观察病例服药期间严格控制可变因素。

2. 服药与疗程　养血软坚方由白芍、牡蛎、秦艽等组成,本院制剂室预制成 500mL 包含 7 天量的口服液。作为对照的中药由熟地、鹿含草、仙灵脾等益肾壮骨药组成,配制方法同养血软坚方。均分 7 天服用。

西药用芬必得作对照,按常规服用。

连续服药 4 周为一疗程。

3. 一般资料　见表 4 - 1。

表 4 - 1　各组病例概况表

养血软坚方(白芍、牡蛎、秦艽等)	50 例	男 17 例	年龄 44～71 岁	女 33 例	年龄 39～75 岁
中药对照组(益肾壮骨方:熟地黄、鹿含草、仙灵脾等)	24 例	男 4 例	年龄 46～66 岁	女 20 例	年龄 41～74 岁
西药对照组(芬必得)	188 例	男 74 例	年龄 46～73 岁	女 114 例	年龄 42～72 岁

4. 疗效评估　参照 Goldberg VM 及 Legnesne MG 的膝骨关节炎临床评估指数打分表评价病情严重程度见表 4 - 2,通过疗程前后积分差观察单项症状、体征及综合的疗效。

表 4 - 2　临床评估指数打分表

一、疼痛	评分	二、功能	评分
无痛/可忽略	44	(一) 步态	
轻度偶发,活动完全不受限	40	1. 跛行	
轻度,日常活动后痛但活动不受限,用止痛剂	30	无	3
		轻度	2
中度,可忍受日常活动受限,偶用强止痛剂	20	中度	1
		重度	0
明显,活动严重受限	10	不能行走	0
丧失活动能力	0		

续 表

2. 拐杖			能站起,有困难	3
不用	11		不能	0
长距离行走时用手杖	7		3. 坐下能力	
行走即需用手杖	5		无困难	1
腋杖	4		有困难	0
双手杖	2		三、畸形	评分
双腋杖	0		无	2
不能走	0		内翻或外翻超过10°	0
3. 行走距离			屈曲挛缩超过10°	0
不受限	11		四、关节活动范围*	评分
6个街区	8		0~15°	2
2~3个街区	5		15~45°	2
只能房内活动	2		45~90°	2
床—椅	0		90°以上	1
(二) 功能活动			五、关节稳定性	评分
1. 登梯能力			从无交锁或打软腿	7
上下均正常	6		偶有	5
上楼正常,下楼困难	4		常有	0
上下均需拉扶手	2		六、关节腔积血积液	评分
不能登梯	0		从无	3
2. 坐位起立能力			偶有	1
无困难	5		常有	0

* 关节活动范围为把每一角度段评分相加,即得关节活动范围总评分,如果角度段活动丧失,则该段不相加。

养血软坚方组与中、西药对照组病例的病情程度在治疗前越本一致(见表4-3～表4-6)。一个疗程后评价,养血软坚方组症状体征的改善率为92.00%,与西药对照组相比有显著性差别($P<0.05$),与中药对照组类同,优良率为70.00%,与西药对照组相比有非常显著性差别($P<0.01$),与中药对照组相比有显著性差别($P<0.05$)。把主要症状疼痛与体征分别评价,则改善疼痛的作用更为明显(见表4-7～表4-9)。

表4-3 治疗前后疼痛程度分级

组 别		评 估 积 分(%)					总例数
		>40	30~39	20~29	10~19	0~9	
养 血	治疗前	3(6.00)	19(38.00)	20(40.00)	8(16.00)	0(0)	50
软坚方	治疗后	40(80.00)	7(14.00)	3(6.00)	0(0)	0(0)	

续　表

组　别		评　估　积　分（%）					总例数
		＞40	30～39	20～29	10～19	0～9	
中　药	治疗前	0(0)	9(37.50)	11(45.83)	4(16.67)	0(0)	24
对照组	治疗后	11(45.83)	8(33.33)	5(20.83)	0(0)	0(0)	
西　药	治疗前	10(5.32)	66(35.11)	73(38.83)	39(20.74)	0(0)	188
对照组	治疗后	90(47.87)	39(20.74)	4(2.13)	30(15.96)	25(13.30)	

表 4-4　治疗前后步态分级

组　别		评　估　积　分（%）					总例数
		＞20	19～15	14～10	9～5	4～0	
养　血	治疗前	20(40.00)	21(42.00)	8(16.00)	1(2.00)	0(0)	50
软坚方	治疗后	45(90.00)	4(8.00)	1(2.00)	0(0)	0(0)	
中　药	治疗前	6(25.00)	12(50.00)	5(20.83)	1(4.17)	0(0)	24
对照组	治疗后	17(70.83)	3(12.50)	4(16.67)	0(0)	0(0)	
西　药	治疗前	70(37.23)	77(40.96)	9(4.79)	32(17.02)	0(0)	188
对照组	治疗后	98(52.13)	34(18.09)	9(4.79)	21(11.17)	26(13.83)	

表 4-5　治疗前功能活动分级

组　别		评　估　积　分（%）				总例数
		＞9	8～6	5～3	2～0	
养　血	治疗前	3(6.00)	21(42.00)	17(34.00)	9(18.00)	50
软坚方	治疗后	43(86.00)	4(8.00)	3(6.00)	0(0)	
中　药	治疗前	1(4.17)	8(33.33)	12(50.00)	3(12.50)	24
对照组	治疗后	13(54.17)	8(33.33)	3(12.50)	0(0)	
西　药	治疗前	10(5.32)	80(42.55)	63(33.51)	35(18.62)	188
对照组	治疗后	10(53.72)	28(14.89)	33(17.55)	26(13.83)	

表 4-6　治疗前后症状与体征分级

组　别		评　估　积　分（%）					总例数
		＞90	30～39	20～29	10～19	＜59	
养　血	治疗前	0(0)	2(4.00)	13(26.00)	8(16.00)	27(54.00)	50
软坚方	治疗后	31(62.00)	12(24.00)	4(8.00)	1(2.00)	2(4.00)	

续　表

组　别		评 估 积 分(%)					总例数
		>90	30~39	20~29	10~19	<59	
中　药	治疗前	0(0)	1(4.12)	6(25.00)	3(12.50)	14(58.33)	24
对照组	治疗后	6(25.00)	5(20.83)	5(50.83)	3(12.50)	5(20.83)	
西　药	治疗前	0(0)	7(3.72)	45(23.94)	28(14.49)	108(57.45)	188
对照组	治疗后	122(64.89)	8(4.26)	6(3.19)	20(10.64)	32(17.02)	

表 4-7　治疗前后症状与体征积分提高分级及疗程

组　别	总例数	积 分 提 高					改善率(%) 积分提高≥10	改善率(%) 积分提高≥20
		>40	39~30	29~20	19~10	<9		
养血软坚方	50	15	10	10	11	4	92.00	70.00
中药对照组	24	5	5	4	8	2	91.67	58.83
西药对照组	188	29	30	43	49	37	80.03	53.79

表 4-8　治疗前后疼痛分级提高分级及疗效

组　别	总例数	积 分 提 高				改善率(%) 积分提高≥10	改善率(%) 积分提高≥20
		>30	29~20	19~10	<9		
养血软坚方	50	6	16	22	6	88.00	44.00
中药对照组	24	1	8	11	4	83.33	37.50
西药对照组	188	12	37	83	56	70.01	23.40

表 4-9　治疗前后步态及功能活动积分提高分级及疗效

组　别	总例数	积 分 提 高				改善率(%) 积分提高≥10	改善率(%) 积分提高≥20
		>28	27~19	18~10	<9		
养血软坚方	50	0	5	18	27	46.00	10.00
中药对照组	24	0	3	7	14	41.67	12.50
西药对照组	188	0	10	65	113	39.89	5.32

 讨论

1. 祖国医学关于骨关节炎的认识　以历史文献为依据,结合当代临床实际情况,近二十年的文献对骨关节炎的中医病证归属有三种观点,即属痹、属痿及痹痿并存。我们认为,从有关报告的临床治疗方案来看,内服多以益肾壮骨,或再辅以活血通络取得较好的疗效,似当以属痿更切合实际。本病发病于中老年以后,女子六七、男子六八以它虚衰之象渐显,由"肝气衰,筋不能动"进而"肾藏衰,形体皆极",临床所见,呈筋急而挛,膝软动作辛强等病症。所以,从本质上说,属于痿症的范畴,由筋痿而骨痿。至于有关属痹的观点多由病疼痛为依据。风寒湿等往往是诱发本病临床症状的因素。如秋冬之交,气候变化,每次发病作痛. 但是"本病与风寒湿三气杂至合而为痹"的真正意义上的痹症有本质上的不同,只是"痹者闭也"的痹病。肝主筋,肝气虚衰,精血不能淫筋,血滞筋涩,才会风塞袭络致血行更失其畅,发为病痛,热敷也会使疼痛改善,不是由热而祛塞,而是因热血行畅通,挛急滞涩的筋络碍以舒缓止痛。用活血通络辅予益肾壮骨或者手法舒筋通络都是从血脉流畅的改善临床症状,所以,痹而痛是表象。基于以上的认识,我们认为骨关节炎是本痿标痹之证,其临床表现是痹痿并存,先痹后痿。

2. 关于骨关节炎的中药治疗　综合对疾病本质和临床表现的认识,我们认为益肾壮骨辅活血通络是理论上可得疗效可靠,标本兼治的治疗方案之一,我们的临床也予以证实。另一方面,考虑到先病于筋,且随着发病增加,发病年龄段提前,患者的 X 线片上还没有或仅有轻度的骨质改变(现代诊疗手段学不能客观地反映筋-软骨、肌腱等的改变)。我们认为还应以治肝治筋入手,或者说对于相当一部分的患者益肾更宜柔肝,活血还需养血。因此,用养血软坚以柔肝润筋当属合度,临床证实这是一个有效的临床方案,实验研究也提示养血坚方能较有效地延缓软骨降解及抑制滑膜炎症。

骨关节炎是一种涉及年龄广泛,临床病象多样的疾病,比较客观地说,不可能用单一的治疗方案统治这一疾病,我们用健脾祛痰化湿通络的方药,以黄芪、防己、半夏等治疗有积液的病例也有很好疗效。因此,就这一疾病的中药治疗应当是一个系列化的工程。只是便于观察和较深入地研究机理,我们做了一个片段的工作,提供了一种有一定价值的补充,或者说在全面认识的过程中提出一个新思路。

(石印玉　徐荣善　陈友红)

第四节　四组中药防治实验性骨质疏松症的对比研究

我们分别用不同组方的中药在临床上治疗骨质疏松症,经 3~6 个月的初步观察,都有较为满意的临床疗效,表现为腰背酸痛的改善,连续活动时间的增加和分别用单光子骨矿密度测定仪或 DA-Ⅰ型 X 线骨矿密度分析仪测定骨矿密度在多数病例有增加的趋势等。在此基础上,用糖皮质激素制作成骨质疏松动物模型,其中两组在制作模型的同时给予喂药;制成模型后则用四组药物喂药,分别喂药18周和12周后处死全部动物作相关的检测。由此观察这些中药防治骨质疏松症的疗效并讨论、思考有关的问题。

一 材料与方法

1. 实验药物 第Ⅰ组中药由上海中医药大学附属曙光医院制剂室提供;其他中药由上海市黄浦区中医医院提供;地塞米松磷酸钠注射液由上海第一制药厂提供,规格 1 mL:5 mg,批号 93 - 1208;盐酸氯氨酮注射液由上海第九制药厂提供,规格 2 mL:0.1 g,批号 92 - 1201;维生素 D_3 由上海第九制药厂提供,批号 91 - 0403。

2. 实验动物 12 月龄 SD 雄性大鼠 64 只,体重 400±20 g,由上海中医药大学实验动物中心提供(上海市医学实验动物管理委员会实动合格证书号 001750)。

3. 动物饲养 各组大鼠分笼饲养,自由摄取标准大鼠饲料(钙 1.01%,磷 0.78%),自由饮用蒸馏水,室温 18±2℃。

4. 动物分组与处理 将大鼠随机分为空白对照组 8 只、地塞米松组(模型组)8 只,处方Ⅰ预防组 8 只,处方Ⅱ预防组 8 只,处方Ⅰ治疗组 8 只,处方Ⅱ治疗组 8 只,处方Ⅲ治疗组 8 只,处方Ⅳ治疗组 8 只。空白对照组、地塞米松组分别肌肉注射生理盐水、地塞米松,6 周后停用,常规饲养;预防组Ⅰ、Ⅱ在注射地塞米松的同时分别给予相应的中药复方,6 周后停用地塞米松,继续给予相应的中药复方;各治疗组注射地塞米松 6 周后,停用地塞米松,开始给予相应的中药复方;18 周以后各组全部处死。

5. 试剂盒 骨钙素试剂盒由北京长城免疫技术研究所提供;甲状旁腺素试剂盒,睾酮试剂盒,雌二醇试剂盒、降钙素试剂盒全由美国 DPC 公司提供。

6. 实验仪器 DPX - L 型双能 X 线骨密度仪;INSTRON - 1122 型万能材料试验机;游标卡尺;80 - 1 型离心沉淀机;JOEL - 100CXⅡ型透射电镜。

7. 观察指标及其检测方法

(1) 全身骨密度的测定:处死以前,给予大鼠腹腔注射 5% 氯氨酮注射液,剂量 10 mg/100 g 体重。当大鼠呈现稳定的昏睡状态达到 10 分钟以上时,置于 DPX - L 型双能 X 线骨密度仪的探头下,应用全身骨密度软件进行全身扫描,并且自动打印测定结果。

(2) 股骨抗弯强度的测定:大鼠致死以后,取出完整的右侧胫骨。首先用游标卡尺测定股骨中段的宽度和厚度计算截面的面积;然后将股骨放在万能材料试验机的支架上(跨距=25 mm),以 5 mm/min 的速度下压于股骨中段,记录纸上呈现力线突然断裂时,记录最大的压力载荷;最后计算抗弯强度(单位截面积上最大的压力载荷)。

(3) 血清生化指标测定：通过心脏采血法致死动物，抽出的血液离心以后取出血清，应用放免方法，分别选择相应的试剂盒测定血清中的骨钙素，降钙素，甲状旁腺素，睾酮，雌二醇的水平。

(4) 骨组织显微结构观察：取右侧胫骨投入 4% 甲醛固定 24 小时以后，锯下近端 1/3，硝酸脱钙，常规脱水，HE 染色，光镜观察。

(5) 骨组织超微结构观察：取左侧胫骨投入 15% 卡洛斯液进行前固定 2 小时，然后在二甲砷酸缓冲液洗 2 小时，锇酸固定 1.5 小时，系列酒精脱水，环氧丙烷不同浓度树脂渗透，包埋，切片，醋酸铅和柠檬酸铅双染色，透射电镜观察。

8. 统计学处理　各组大鼠所有观察结果都以均数±标准差（$\bar{x} \pm s$）表示，两组均数之间比较采用 t 检验法。

二　结果

1. 造模　6 周后光镜下骨小梁变细且紊乱，12 周后未能修复，预防组的骨小梁排列较整齐，6 周后开始用药的治疗组骨小梁有一定的修复。透射电镜下正常的骨表面成骨细胞和破骨细胞均可见到，较为平衡。模型组破骨细胞呈活跃状态，覆盖在骨表面，极少有成骨细胞，胶原纤维破坏，排列紊乱。预防组则成骨细胞活跃，覆盖在骨表面，有大量的胶原纤维形成，治疗组也都有较多的成骨细胞。

2. 双能 X 线　骨矿密度测量、股骨抗弯强度测量，血骨钙素、甲状旁腺素、降钙素、雌二醇、睾酮的测量见附表。治疗和预防各组的骨密度、股骨抗弯强度都高于模型组，除了预防Ⅰ组以外，均未达到正常对照组的水平，而预防Ⅰ组与正常对照组之间无显著差异。各组雌激素水平高于模型组也高于正常对照组，而睾酮水平高于模型组，除了预防Ⅰ组明显高于正常对照组外，各组均未达到正常对照组的水平，各组骨钙素的水平与模型组的水平相比无显著差异。各组甲状旁腺素的水平低于模型组，除了Ⅰ组还低于正常对照组，降钙素除了治疗Ⅲ组都升高（表 4-10）。

表 4-10　各项检测值表(各组 $n = 8$, $\bar{x} \pm s$)

项目	正常组	模型组	治疗Ⅰ	治疗Ⅱ	治疗Ⅲ	治疗Ⅳ	预防Ⅰ	预防Ⅱ
股骨抗弯强度	22.540± 5.454	14.152± 2.249	21.191± 3.407	20.556± 2.270	19.826± 3.314	16.251± 8.004	24.816± 6.368	20.457± 2.621
骨密度	0.423 2± 0.025	0.382 3± 0.017	0.413 2± 0.013 4	0.417 5± 0.021 0	0.401 5± 0.008 7	0.417 3± 0.045 0	0.451 7± 0.126 0	0.404 2± 0.016 6

项　　目	正常组	模型组	治疗Ⅰ	治疗Ⅱ	治疗Ⅲ	治疗Ⅳ	预防Ⅰ	预防Ⅱ
骨钙素	2.802± 0.386	2.470± 0.450	3.125± 0.749	2.708± 0.273	2.973± 0.304	2.825± 0.714	2.817± 0.467	3.240± 0.789
降钙素	59.277± 19.132	70.392± 13.983	88.657± 53.939	72.021± 29.545	51.512± 16.360	101.689± 35.356	64.269± 16.364	82.187± 56.532
甲状旁腺素	9.203± 1.684	18.214± 8.499	13.626± 2.963	6.656± 4.328	6.658± 2.481	4.782± 2.163	10.190± 3.009	7.856± 3.744
睾酮	0.788 3± 0.360 4	0.266 1± 0.194 7	0.661 4± 0.407 2	0.678 3± 0.722 5	0.609 1± 0.526 9	0.719 1± 0.423 6	1.542 2± 0.338 4	0.772 3± 0.301 0
雌二醇	6.976 4± 2.690 7	5.304 1± 1.748 0	7.079 6± 2.029 2	7.794 4± 3.812 5	7.917 2± 2.106 7	8.436 0± 2.156 0	7.624 4± 2.268 7	7.624 4± 2.268 7

　　组方：治疗Ⅰ、预防Ⅰ：石斛、何首乌、牡蛎、巴戟天、肉苁蓉、黄芪、补骨脂、杭菊、紫河车、鹿茸等；治疗Ⅱ、预防Ⅱ：黄芪、党参、丹参、附子、巴戟天、肉苁蓉、菟丝子、骨碎补、杜仲、紫河车、鹿角等；治疗Ⅲ：生地黄、龟板、党参、丹参、黄精、牛膝、何首乌、玉竹、白芍、白术、山药、甘草等；治疗Ⅳ：治疗Ⅱ和治疗Ⅲ各一半的组合。

三　讨论

　　1. 中药防治骨质疏松症的效果　在中国，即使是西医临床和科研人员在介绍骨质疏松症的药物时也把中药列为其中之一。因此，中药防治骨质疏松症是有效的已成为中国医学界的共识。临床报告及以某一侧面通过实验研究阐发机理的报告已屡见不鲜，但是在这个总的前提下又呈现组方的繁复多样，几个单位（或个人）可以有 $n+x$ 个处方。往往都能改善临床症状，也都能增加下降的骨量和降低的骨强度，然而要在其间作一点比较就很困难。

　　2. 中药防治骨质疏松症的机理　从本研究结果看似乎与调节性激素的水平有关。在本研究中骨钙素的水平各组经统计学处理无显著差异，但如果从均值看似有使降低的骨形成得以改善。作者曾用第一处方治疗切卵巢动物模型，结果由于高转换引起的旺盛的骨形成得以抑制。两个实验放在一起就非常令人感兴趣。是否可以认为是对骨代谢的一种双向调节，中药治疗其他疾病也有类同情况，这是否是中药的一种特点，很值得进一步研究。

　　3. 中药防治骨质疏松症的问题　虽然中药有效，但严格地说临床报告还都只是概念上的，因为尚没有超过一年的观察，出现连续用药和观察超过两年也许还要相当多的时间。因此，这一研究的规范性还有很大的距离。原因也许是多方面的，组方的繁复多样、组方沿用的功利关系、制剂的难以长期应用接受等等，由此也很难实现临床和实验的可重复性。这就影响这一工作进入一个新的阶段。在我们的实验中，各项检测的离散度也很大。如果不能再重复，则其确定性意义就很难定论。所以能有相对统一的原则、组方、制剂、观察方法、实验规范，可能有望得到一些突破性的进展。

（石印玉　石鉴玉　沈培芝　陈东煜　李浩钢）

第五节　补肾中药防治原发性骨质疏松症的细胞学研究

按中医学"肾主骨"的理论，已有诸多用补肾中药防治原发性骨质疏松症的实验或临床研究。中医学理论中的肾有肾阴肾阳之分。我们通过证型调查，认为绝大部分原发性骨质疏松症患者属肾虚而偏于肾阴虚，结合考虑高龄人群的群体状态，制订了以补肾阴为主，兼顾补肾阳，并佐以益气活血的补肾益精方，临床和实验显示此方能增加骨量、改善骨结构、提高骨强度。为了解补肾中药对于原发性骨质疏松症相关的成骨细胞（OB）、破骨细胞（OC）活性的影响，作者用含药血清方法观察了补肾益精方及温肾阳代表方金匮肾气丸、滋阴泻火代表方知柏地黄丸干预离体培养的成骨细胞和破骨细胞，今报告研究的初步结果。

一　材料与方法

1. 主要试剂和仪器　MEM 和 Medium199 培养基、胎牛血清（FBS）、小牛血清（NCS）为 Gibco 公司产品，胰蛋白酶为 Difco 公司产品，Ⅰ型胶原酶为 Sigma 公司产品，戊二醛、甲苯胺蓝为 E. Merck 公司产品，24 孔培养板为 Costar 公司产品；723 型分光光度计，Leitzl600 型锯式切片机，SB2200 型超声波清洗仪，Nikonl02 型光学显微镜，日立 S-520 型扫描电镜。

2. 成骨细胞分离与培养　取 1 日龄 SD 大鼠（由上海医科大学放射医学研究所实验动物中心提供，沪医实验动物合格证号 34），75％乙醇浸泡 15 min，揭去头皮，取出头盖骨，剔净附着的结缔组织，PBS 冲洗 3 遍，用 0.25％胰蛋白酶预消化 25 min，再用 0.1％ Ⅰ型胶原酶消化，37′C 振荡、60 次/分、1 h，2 次，离心 1 000 rpm、10 min。细胞经 PBS 洗后，加入含 10％的 NCS-MEM 培养液中，37C、5％CO_2 环境中培养，次日换液，以后每 2～3 天换液 1 次。

3. 破骨细胞分离与培养　取 1 日龄 SD 大鼠（来源同上），拉颈处死，75％酒精浸泡 5min，无菌分离四肢长骨，剔净软组织，用 Medium199 培养液清洗 2 次，然后于 Mediuml99 全培养液（含 20％FBS、100^g/ml 硫酸链霉素、100 U/mL 青霉素钠，pH7.2)中，用解剖刀纵向剖开骨干，将骨质内表面刮入培养液，再以圆头吸管吹打骨碎片 5 min，静置 30 s，吸取上层细胞悬液均匀接种于预置有象牙薄片的 24 孔培养板中，37C、5％ CO_2 环境中培养 30 min，以 Mediuml99 培养液冲去未贴壁的细胞，更换全培养液至每孔 2 mL，继续培养，3 天更换 1 次培养液。

4. 大鼠血清制备 取正常 SD 大鼠（来源同上），每组 10 只，体重 270 ± 20 g，雌雄各半。按体表面积方法计算动物等效给药量，补肾益精方（何首乌、石斛、淫羊藿、黄芪、骨碎补等）胶囊（上海中医药大学附属曙光医院制剂室提供，批号 980528），金匮肾气丸（兰州佛慈药厂产品，批号 981138），知柏地黄丸（兰州佛慈药厂产品，批号 980716），倍美力（美国惠氏一艾尔斯特公司艾尔斯特大药厂产品，批号 A974055）分别以生理盐水溶解，连续 2 次（间隔 2 h）灌胃，末次灌胃后 1 h 采血，制备含药血清。动物以 1.1％氨基甲酸乙酯（广州化学试剂厂产品）腹腔注射(1.1 g/kg)麻醉，无菌条件下颈动脉放血，4℃离心 2 500 rpm、25 min，抽取血清，56 r，30 min 灭活，经 0.22 ptm 滤膜抽滤除菌，分装－30℃保存备用。同等条件下制备正常大鼠血清和生理盐水灌胃对照血清。

5. MTT 法测定成骨细胞增殖 细胞以 5×10^3/孔接种于 24 孔培养板内，第 2 天更换为含有加药血清或对照血清的培养液，培养 2 天后，PBS 冲洗，更换无血清的 MEM 培养液，同时加入 MTT，孵育让后加入 SDS 终止反应，在波长 570 nm 处读取 OD 值。

6. 骨吸收陷窝观察与计数 培养 8 h 后更换为加有含药血清或对照血清的培养液，培养至第 7 天，取出所有象牙薄片，2.5％戊二醛固定 7 min，于 0.25 mol/L 氢氧化铵中超声波清洗 5 min×3 次，系列梯度酒精脱水，自然晾干，1％甲苯胺蓝染液室温染色 3～4 min，蒸馏水清洗，于光镜 100 倍下对整张象牙薄片上的吸收陷窝计数，结果以陷窝数/片表示。然后对同一张象牙薄片再经超声波清洗 10 min×3 次，常规处理后进行扫描电镜观察。

7. 统计学处理 所有数据输入 Excel 表，进行两样本等方差双侧 t 检验，可信区间为 95％。

二 结果

1. 对成骨细胞增殖的影响 表 4-11 示，MTT 法测定 3 批实验结果趋同，金匮肾气丸有恒定的促进成骨细胞增殖作用，补肾益精方也显示能促进增殖，知柏地黄丸则表现为明显的抑制作用，西药倍美力也略显对增殖有所抑制。

如果将对照血清组的 OD 值作为 100％，那么，倍美力、补肾益精方、金匮肾气丸、知柏地黄丸对成骨细胞增殖的平均影响率分别为 75.7％、121.5％、159.2％、21.6％。

2. 对破骨细胞活性的影响　表4－12示,计数骨吸收陷窝,4批次实验结果呈一致趋势。知柏地黄丸组的骨吸收陷窝减少极其明显,补肾益精方组的骨吸收陷窝减少也很明显,但稍逊于知柏地黄丸组,金匮肾气丸组不如前二组,倍美力组则介乎前二组与后一组之间,也显示明显地减少了骨吸收陷窝数。

如果将对照血清组的陷窝数作为100%,那么,倍美力、补肾益精方、金匮肾气丸、知柏地黄丸对破骨细胞骨吸收陷窝数的平均影响率分别为38.1%、21.0%、50.2%、19.8%。

表4－11　含药血清对成骨细胞增殖能力的影响(OD值,$\bar{x}\pm s$)

组　别	标本数	OD值		
		第1批次	第2批次	第3批次
对照血清	8	0.048±0.016	0.067±0.021	0.098±0.012
倍美力	8	0.026±0.008△※	0.054±0.023※	0.094±0.021※
补肾益精方	8	0.081±0.000 3#	0.082±0.013△	0.078±0.001#
金匮肾气丸	8	0.107±0.007#※	0.099±0.010#※	0.111±0.017※
知柏地黄丸	8	0.017±0.011#※	0.015±0.005#※	0.008±0.001#※

与对照血清组比较,#$P<0.01$,△$P<0.05$;与补肾益精方组比较,※$P<0.01$。

表4－12　含药血清培养象牙片上吸收陷窝计数结果(个/片,$\bar{x}\pm s$)

组　别	标本数	吸收陷窝数			
		第1批次	第2批次	第3批次	第4批次
对照血清	4	136.7±74.0	168.8±27.0	241.8±77.6	183.3±70.0
倍美力	4	84.5±58.5▲	7.3±7.9#	141.3±25.6△	50.0±7.5#
补肾益精方	4	17.5±9.4#	22.0±17.6#	99.5±40.7△	31.5±15.0#
金匮肾气丸	4	98.7±67.6▲	71.5±13.5#※	125.0±56.3	68.0±42.0△
知柏地黄丸	4	29.7±28.6#	18.8±11.2#	90.5±11.2#	16.5±1.3#

与对照血清组比较,#$P<0.01$,△$P<0.05$;与补肾益精方组比较,※$P<0.01$,▲$P<0.05$。

 讨论

原发性骨质疏松症在发病年龄段开始的很长一段时间里是以骨吸收明显增加为特征的高转换类型,临床应用的有效西药主要作用往往是抑制骨吸收明显,促进骨形成的药物较少且效果不尽如人意。因此有些学者评价中药的作用时,寄希望于促进骨形成。本研究从细胞学角度观察,倍美力有明显的抑制破骨细胞活性的作用,而对成骨细胞也略显抑制作用;补肾中药的复方中补阳的金匮肾气丸或补肾益精方中含有淫羊藿、骨碎补等补阳药的复方都显示有促进成骨细胞增殖的作用；另一方面，养阴药如补肾益精方含何首乌、石斛等一定数量养阴药的复方都显示有抑制破骨细胞活性的作用。而若处方中含知母、黄柏等养阴为主而兼具泻火作用的药物就明显表现出对破骨细胞活性的抑制，同时也抑制成骨细胞的增殖。我们的工作初步揭示，平补阴阳的补骨药表现为温和的促进成骨细胞增殖作用和一定的抑制破骨细胞的作用，加重补阳药则对成骨细胞的促进增殖加强，对破骨细胞的活性抑制减弱；加重养阴药的作用相反，即对成骨细胞促进增殖的作用有所减弱，而对破骨细胞活性的抑制作用加强；养阴而同时加入泻火药则明显增强对破骨细胞活性的抑制，甚至对成骨细胞增殖也由促进减弱而成为抑制。

补肾中药只是一个笼统的"法"——治疗原则的概念，以上所提到的养阴、补阳、泻火等也同样如此，同一类的不同中药在作用上还有差异。从目前中药防治原发性骨质疏松症的大趋势来看，一种趋势是辨证基础上的复方，一种是单味中药中的单体或一定纯度的单体。如何体现中医药的传统特点，我们认为小复方更能表达中医特色，从以上研究结果看，在这一趋势方面似乎应有一个以平补阴阳为基本内容的通用方。另外，在高转换型的典型的绝经后骨质疏松症宜强化养阴乃至泻火药物，尤其是这一时期中有明显的阴虚火旺症状者，抑制活跃的骨吸收，同时也适当抑制业已增强的骨形成。而步入更老的年龄段则宜增加补阳药，因为高龄患者多属低转换型骨质疏松症，中医辨证也往往阳虚不足更加明显，要以促进骨形成为主，对本身并不活跃的骨吸收不必有太多的抑制。

肾主骨是中医学中肾作用的一个方面，中医学的肾是一个十分广泛的含义，涉及多个系统多个器官，骨质疏松可以看做是全身衰老过程在骨骼系统的表现。我们测定用于研究防治老年性痴呆的补肾药物的实验动物骨骼，也得到可以提高皮质骨和松质骨的骨密度和增强骨强度的结果，因此中药防治骨质疏松症在骨骼系统可以在骨吸收和骨形成两方面体现调整作用，对全身则是在整体调治背景上的多靶点发挥作用。这是中药的优势和特色，也提示中药在原发性骨质疏松症防治方面具有良好前景。

（石印玉　詹红生　赵咏芳　沈培芝　徐宇）

第六节　密骨胶囊治疗绝经后原发性骨质疏松症的两年临床研究

原发性骨质疏松症是以骨量减少、骨组织显微结构退化为特征，以致骨骼脆性增加和骨折危险性升高的一种全身性疾病。随着社会人口日益老龄化，骨质疏松症的发病率日益增加。根据美国 NIH 的统计，每年用于治疗骨质疏松症性骨折的花费高达 150 亿美元。因此 20 世纪 90 年代以来,骨质疏松症的防治工作已经成为社会关注的严重的公共卫生问题和医学界最热门的研究领域之一。

中医药治疗骨病的历史悠久,有完整的理论体系和丰富的治疗经验,有得天独厚的中药资源。密骨胶囊是我院院内制剂,制方的依据是原发性骨质疏松症中医辨证属肾虚与肾阴不足。本研究的临床调查提示,这与该年龄段女性的人群特点有关。

骨量丢失是女性原发性骨质疏松症骨折风险升高的主要原因。这种骨量丢失是长期累积造成的,如果通过药物延缓或者逆转骨量的丢失,那么观察药物是否有效的周期必须要有足够长的时间,才能获得相应的证据。目前国内开展的药物治疗原发性骨质疏松症的临床观察周期大多为半年本项工作中部分是两年长程口服密骨胶囊治疗原发性骨质疏松症的临床观察,国内随访 2 年的报道尚不多见。

一 材料与方法

1. 证型分析　入选标准:50～69 岁女性,绝经在 1 年以上,除外其他任何可以影响骨代谢的继发性骨质疏松症,并在此前 6 个月内未使用过影响骨代谢的药物。研究方法:按 1986 年郑州会议制定的中医虚证辨证参考标准进行辨证分型,同时测定腰椎骨密度。

2. 临床研究　入选标准:本研究共选择 35 例病例,均为 55～70 岁,绝经 2 年以上,腰 2～4 或股骨颈区骨密度下降大于 2 个标准差,并有骨痛的妇女。除外其他任何会影响骨代谢的继发性骨质疏松症,并在此前 6 个月内未使用过影响骨代谢的药物。分为两组:治疗组 20 例,每日口服密骨胶囊和同期不规则口服钙剂或短期应用其他药物有患者作为对照组,有 15 例。治疗组随访 3 个月时有 20 例,6 个月时 20 例,12 个月时 12 例,24 个月时 10 例。对照组随访 6 个月时有 15 例,随访 12 个月时 9 例,随访 24 个月时 6 例。

3. 随访指标　治疗组分别在试验前、试验开始后 6、12、24 个月检测骨密度;在试验前、试验开始后 3、6、12 个月检测血清骨钙素(GBP)和尿吡啶酚(PYD);在试验前、试验开始后 3、6、12、24 个月调查中医证候积分。对照组分别在试验前、试验开始后 12、24 个月检测骨密度;试验前、试验开始后 12 个月检测 BGP 和 PYD以及试验前、试验开始后 6、12、24 个月调查中医证候积分。

二 结果

1. 证型调查结果　821 例中被调查者中骨密度降低超过 2.0 SD 者 389 例,其中肾阴不足者 235 例,占 60.41%;合阴阳两虚共 289 例,占 74.29%。这个比例与全组辨证结果相一致(表 4 - 13)。

表 4 - 13　上海地区绝经后妇女中医证型抽样调查表

组　别	<1.0SD	1.0~2.0SD	>2.0SD	未见降低	合　计
肾阴不足	92	114	235	56	497
肾气虚弱	24	38	77	14	153
肾最亏损	3	2	17	4	26
肾阴阳两虚	24	23	54	25	126
脾虚	0	0	0	1	1
脾肾两虚	7	5	6	0	18
合　计	150	182	389	100	821

2. 临床研究结果

（1）骨密度，治疗组在 6、12、24 个月时腰椎骨密度分别上升了 0.8％、1.9％和 2.7％；而股骨颈则分别为：1.1％、2.6％和 4.5％。对照组在 12、24 个月时腰椎骨密度分别下降 1.2％和 1.8％；股骨颈分别下降了 1.6％和 2.3％。两组比较有显著性差异（$P<0.01$）（表 4 - 14、表 4 - 15）。

表 4 - 14　两组各时期腰椎骨密度的变化率

腰椎骨密度变化	6 个月	12 个月	24 个月
治疗组	0.8±1.3％	1.9±4.7％	2.7±3.1％
对照组	—	−1.2±0.9％	−1.8±2.5％

表 4 - 15　两组各时期股骨颈骨密度的变化率

骨股颈骨密度变化	6 个月	12 个月	24 个月
治疗组	1.1±2.0％	2.6±3.2％	4.5±2.7％
对照组	—	−1.6±2.3％	−2.3±2.1％

注：骨密度变化率＝（治疗后−治疗前）/治疗前＊100％。

（2）骨代谢生化指标，治疗组在 3、6、12 个月时 BGP 和 PYD 均有所下降，而对照组在 12 个月时，BGP 和 PYD 呈上升趋势（表 4 - 16、表 4 - 17）。

表 4 - 16　两组各时期血清骨钙素水平（mmol/L）

BGP	治疗前	3 个月	6 个月	12 个月
治疗组	12.8±6.4	11.7±5.4	10.5±3.8	9.5±4.7
对照组	12.2±3.9	—	—	13.6±5.9

表 4 - 17　两组各时期尿吡啶酚水平(μmol/L)

PYD	治疗前	3 个月	6 个月	12 个月
治疗组	28.4±7.3	26.3±6.2	26.0±6.8	24.7±5.9
对照组	27.9±6.5	—	—	29.6±9.3

(3) 证候积分,治疗组在 2 年内中医证候积分平均下降了 1.7 分,而对照组则上升了 1.2 分,两组比较有显著性差异($P<0.01$)(表 4 - 18)。

表 4 - 18　两组各时期的中医证候积分

中医证候	治疗前	3 个月	6 个月	12 个月	24 个月
治疗组	3.82±1.56	3.08±1.35	2.83±1.66	2.76±1.41	2.12±1.04
对照组	3.77±1.85	—	3.97±1.82	4.16±1.73	4.93±2.11

(4) 安全性,治疗组所有患者均未出现明显不良反应。

密骨胶囊长期口服能够提高绝经后骨质疏松症患者的骨密度,可以改善患者的中医肾虚证候,有良好的顺应性。此药的有效性与调整全身情况和抑制患者处于高转换状态的骨代谢有关。

（石印玉　张戈　郑昱新　赵咏芳　沈培芝　徐宇）

第七节　中医药防治骨质疏松症的优势与不足

骨质疏松症,现代医学认为是由于骨代谢失衡,骨的丢失大于骨的重建,结果导致骨量丢失,骨小梁的结构破坏,骨强度下降,而导致骨折风险升高的一种全身代谢障碍的退行性骨骼疾病。尽管骨质疏松症的发病率、骨折所导致的伤残和严重经济负担等一系列统计数字都令人震惊,但骨质疏松症仍然未得到充分重视。有研究表明,在 60~70 岁的女性中大约 1/3 有骨质疏松症,80 岁以上者则增加到 2/3;即使是 50 岁的女性也有发生骨质疏松性骨折的严重危险性,多达 1/2 的妇女一生中可能发生骨质疏松性骨折。在医疗发达的美国、欧洲和日本的数据显示,骨质疏松症的发病率亦很高,但只有大约 1/3 的患者得到确诊,得到适当治疗者更不足 20%。近年来,我们在中医药防治骨质疏松症方面开展了大量工作,兹就对骨质疏松症的认识及中医药在防治中的优势与不足探讨如下。

一　对骨质疏松症的认识

1. "松"与"痛"　中医学虽没有骨质疏松症的概念,然而包括骨质疏松在内的各种与骨代谢相关疾患的临床表现和发病机理在多部中医典籍中有记录。早在2 000多年前的《黄帝内经》中就有女子"二七"由于肾的精气充盈而使"天癸至,任脉通",而至"四七"则"筋骨坚,发长极,身体盛壮";"丈夫八岁肾气实,发长齿更。二八,肾气盛,天癸至""三八肾气平均,筋骨劲强";到了女子"七七"因肾的精气渐衰所表现出"任脉虚……天癸绝"及丈夫"七八肝气衰,筋不能动,天癸竭,精少,肾脏衰,形体皆极"的理论。这与现代所采用的双能X线骨密度测量法测定的正常人骨密度变化的规律相吻合。当代中医研究把它归属"虚劳""骨痿""骨枯""骨痹""腰痹"等范畴,认为多由肝肾不足、精血不能濡养筋骨而致。

在临床上,骨质疏松症患者往往表现为腰背疼痛、身高变矮、驼背、骨折等,但是很大一部分老年患者仅有些驼背或身高变矮,往往容易被忽视。而对这些老年人进行骨密度的检测则往往会检验出骨密度的下降,这就是我们所说的"松";仅有一小部分老年人由于各种疼痛而就诊,起初往往会被误认为其他疾病,实则经检查是属骨质疏松症,这就是"痛"。因而,在门诊就诊的患者中,以骨痛就诊者远远大于单纯骨质疏松症者。也就是说,患者要求首先解决的是"痛"而不是"松"。因此,我们认为这一病证在临床治疗上要把握痛与松的关系。该病就松而言是"痿",若以痛而言属"痹",本痿标痹,虚实夹杂。患者以痛而来,医者从松而治,效果大多不理想。《儒门事亲》说:"不仁或痛者为痹,弱而不用者为痿。"《证治百问·痿》:"痿本虚证……惟有软弱无力,起居日废,行步艰难……若痹证,必为麻木疼痛,行动艰难者也。"这些患者,就其症状而言多有腰背痛,可伴有一些与肾虚相关症状。至于疼痛的原因,中医认为不通和不荣均可导致疼痛。此以疼痛为主前来就诊的患者,肾虚为其次而瘀阻为其主,这类病症正虚邪实,本痿标痹,经久难愈。"急则治其标,缓则治其本"临床上宜以活血化瘀为主,兼以补肾扶正。

2. "肾"与"脾"　"肾主骨",应用益肾药物治疗骨质疏松已经成为一个公认的原则。我们曾在上海市作过一个中老年证候的小规模流行病学调查,结果表明骨质疏松症的辨证主要是以肾阴虚为主;然而在北方的调查结果表明其辨证主要是以肾阳虚为主。不管其差异如何,但骨质疏松症患者都以肾虚为主。

近年来,不少学者在探索运用补肾法治疗原发性骨质疏松症的过程中,取得了丰富的成果。马正立等通过研究证明了填精补肾药对下丘脑-垂体-靶腺轴具有调整及延缓其衰老的作用;沈霖等从骨组织形态计量、骨的生化指标、骨矿含量等方面的测定,提示补肾法对实验性骨质疏松症的作用是多方面的,既能抑制骨的吸收,又能刺激成骨;崔伟等着重从骨生物力学方面研究显示补肾法能提高骨细胞活性,促进骨转化,改善骨代谢,更有价值的是证明补肾法改善骨的内在结构,这样不但提高了骨矿含量,使单位体积内骨质含量增加,而且使病骨的内在结构恢复到生理状态,从而说明补肾法在治疗骨质疏松症中不但在量的方面,而且在质的方面都起到积极的作用。近年来用于防治骨质疏松症的文献报道,应用较多的是熟地黄、枸杞、山药、仙灵脾、杜仲、补骨脂、女贞子、骨碎补、当归、菟丝子等补肾中药。

我们在临证时常用补肾填精的方药"密骨胶囊"治疗原发性骨质疏松症,如用淫羊藿、肉苁蓉、补骨脂补肾阳益精血,何首乌、石斛补肝肾之阴。通过临床多中心、双盲、双模拟观察 300 余例骨质疏松症患者,并且对其中部分患者进行了 2 年的跟踪随访。结果在骨密度及肾虚症状等方面都有显著的改善,在 6、12、24 个月时腰椎骨密度分别上升了 0.8%、1.9% 和 2.7%;而股骨颈部位则分别上升了 1.1%、2.6% 和 4.5%。而在对与肾虚相关腰背疼痛、腰膝酸软、下肢疼痛、下肢萎弱、头目眩晕、步履艰难 6 项指标进行打分评判,治疗组在 24 个月后,总分由 3.82±1.56 下降至 2.12±1.04($P<0.05$)。显示补肾填精的方药"密骨胶囊"可以增加骨质疏松症患者的骨密度,改善患者的肾虚症状。而且值得注意的是,由于髋部骨质疏松而导致的骨折已经超过心脏病、乳腺癌发病率的 2 倍,成为老年人主要致死因素之一,因此髋部骨密度值的改变更有意义。

中医理论有"补肾不若补脾"之说,盖补肾药较多滋腻之品。用之不当,难以长期服用,而补脾药多益于胃纳摄食,适宜长期服用。从理论上讲,髓养骨,先天由肾所主,后天则由水谷精微化生而成,"谷入气满,淖泽注于骨,骨属屈伸"。脾胃强健,饮食水谷,摄取其精微物质,则充养气血,灌溉濡润,充髓养骨。因此由补脾立法亦属合宜。同时我们还运用淮山药、陈皮等中药制成的健脾方咀嚼片在临床上对骨质疏松症的治疗效果与补肾中药等相近。在髋部 Neck 区 BMD 平均升高 1.7%,Ward's 区 BMD 平均升高 2.6%,与治疗前相比有统计学差异($P<0.05$),而在腰椎部位则无明显差异。

对于是补肾还是健脾,我们认为这些原则并不矛盾,而且在古代和现代的许多处方中已经被综合运用。如山药,这一在传统处方中频率很高的药物就其本身而言主要是补脾,但也有益肾功效。《神农本草经》云:"山药主伤中,补虚羸,除寒热邪气,补中益气力,长肌肉,久服耳目聪明。"所以,完全可以按中医理论,将益肾或健脾作为防治骨质疏松症的治疗原则。一些动物实验证实了这种观点。在中药对小鼠成骨细胞 Cbfa1mRNA 水平的影响的实验中,补肾方或健脾方均对此有明显作用。

二 中医药防治的优势与不足

1. 单味药和复方药　骨质疏松症无论是治疗还是预防都是长期的,即使是服用量最少的药物,每日也要 3 次,每次 3~6 粒。而某些西药 1 日只需服用 1~2 粒,最近杭州默沙东制药有限公司推出的 70 mg 的福善美只需每周服用 1 粒,其药效与每天1粒相似。对于那些需要长期服用的患者来说,服用中药已经是一个负担。现在已有一些运用中药有效成分提取的单味中药开始面市,如川断提取物等,这样能解决部分服药量大的矛盾,而且疗效与复方药相似。

目前,以中药作为研究开发的新药在国际市场十分看好。一些著名的制药公司通过各种渠道,向大陆购取单味药材的提取物粗品,然后进行分离、提取及筛选工作,并将之制成药品。这无疑对我国中药行业开拓和占领国际市场是一种挑战。许多欧美国家还通过了一项包括草药在内的食品补偿剂的新法规,这将为中草药进入国际市场创造了一个新的发展时期,这是机遇,而来自国际上的挑战也很严峻。将单味中药提取物制成药物,也能通过全面调节机体功能状态达到治疗的功效,与复方制剂类同,为骨质疏松症开辟了多靶位治疗的新途径。单味中药提取物制成的药品的有效成分相对明确而易被检测,易被国际市场认同和接受,有效地提高了市场竞争力,这或许将是中医药进一步发展的方向之一。

2. 中西药物比较　近年来抗骨质疏松症药物的研究终点,已由当初的骨密度提高发展到如今的抗骨折率和降低再骨折的发生率,其部位包括脊柱、髋部和四肢。各种药物有其不同的临床疗效,对不同部位的骨骼亦有不同的作用。循证医学的荟萃分析显示,通常能降低脊柱椎体骨折发生率50%的药物,对椎体外骨折发生率的减少可达25%;降低脊柱椎体骨折发生率的能力<20%的药物一般对降低髋部骨折发生率无效;在骨质疏松治疗时,富含松质骨(小梁骨)的脊柱椎体较为敏感,故绝大多数药物对脊柱椎体骨折都有较好的疗效,而减少脊柱椎体以外部位的骨折率则需要药物有更强的作用。研究表明,骨质疏松的病变以松质骨受累为主,但密质骨的病变在骨质疏松治疗时不应被忽视。骨质疏松骨折的发生不仅仅受到松质骨的影响,密质骨才是骨折最终是否发生的决定者,尤其是椎体以外的部位。较好的骨质疏松治疗药物对骨骼的皮质骨也有一定作用,其主要是通过降低皮质骨内膜面的骨转换,增强皮质骨的厚度,而有效地降低不同部位的骨折发生率。

目前,骨质疏松症防治药物有两大类,即抑制骨吸收和促进骨形成的药物。前者有双磷酸盐(羟乙膦酸钠、帕米膦酸钠、阿伦膦酸钠和利塞膦酸钠)、降钙素(鲑鱼降钙素和鳗鱼降钙素衍生物)、雌激素、选择性雌激素受体调节剂、活性维生素D和钙剂;后者有甲状旁腺激素、氟化物、活性维生素D和合成类固醇等。经过一些多中心、随机、双盲、大样本、多年的观察(如著名的FIT试验、MORE试验、PROOF试验、CORE试验等),在一年的随访中除福善美能将骨密度提高约8%之外,其他的药物对骨密度的影响在1%~3%。我们曾对一些已经或尚未上市的中成药也进行多中心、随机、双盲的一年临床观察和动物实验,发现国内的中成药的疗效与之相近。复习回顾1992~2003年99篇中药防治骨质疏松症的临床资料,其结果也是增加骨量1%~2%;而西药在抗骨折率和降低再骨折的发生率方面均能达到30%以上的有效率。但是中医药对骨质疏松症的治疗主要表现在对全身情况的改善,以及对骨骼外指标(下肢肌力、抗骨折能力、平衡性)的改善,在这些方面的报道在国内并不少见。

综上可见,中医药无论是单味药的有效成分提取物还是复方,无论是健脾还是补肾,只要将辨病和辨证相结合,都能起到一定的治疗效果;其次,中医药对骨质疏松症的治疗除了能增加骨量、改善肌力、增强抗骨折的能力外,还能改善其他全身症状,包括对 SOD、血脂水平等的改善,而全身调节正是中药最能表现出其优势的地方。当然在中医药防治骨质疏松症过程中还存在观察时间不够等问题,如国外许多研究都已经有近 10 年的随访,而国内的许多研究只停留在半年时间,同时也缺乏进一步的随访,最长的观察也只有 2 年时间。因此,中医药对骨质疏松症的研究和发展还任重而道远。

(石印玉　石瑛　詹红生　赵咏芳　周吉韦　王翔　沈卫东)

第八节　石印玉针药结合治疗骨关节病经验

骨关节病包括颈椎病、腰椎肥大、椎间盘突出、膝关节炎、手足关节炎、骨质增生等,其在 50 岁以上人群中发病率为 50%,65 岁以上老人中发病率非常普遍。近年来随着生活水平的不断提高,骨关节炎发病呈现年轻化趋势,其原因为各种因素(如体重超标等)造成了关节磨损、关节"废用性"萎缩退化、不科学健身和过度运动造成关节面软骨的运动损伤等。我们在临床上,根据石印玉教授关于骨关节病"骨节错缝,气滞血瘀"致病的理论,运用中药、针药结合治疗骨关节病取得较好的临床疗效,现总结如下。

一　资料与方法

临床资料 93 例,系 2002 年 4 月至 2005 年 1 月在曙光医院石印玉工作室及门诊就诊的膝关节、腰椎、颈椎病患者,其中男 35 例,女 58 例,年龄 28~78 岁,平均 53 岁;病程 1~36 个月。患者均有局部疼痛,活动受限等临床表现。X 线片均显示不同程度的骨质增生或关节间隙变窄和畸形。按随机数随机分组法将患者分为三组,即中药组、针药结合组(针灸加中药治疗)和对照组(西药治疗)。中药组总 32 例,其中膝关节病 12 例、腰椎病 14 例、颈椎病 6 例;针药结合组总 33 例,膝关节病 11 例、腰椎病 17 例、颈椎病 5 例;对照组总 28 例,膝关节病 13 例、腰椎病 12 例、颈椎病 3 例。

治疗方法中药组:蜈蚣粉、全蝎粉、地龙粉、甲片粉、地鳖虫粉、三七粉等分,每日 2 次,每次 2g。10 日为 1 个疗程。针药结合组:中药服法同中药组,同时配合针灸治疗,针灸方法:用 0.30 mm×40 mm 的毫针,针对不同的部位,选择阿是穴针刺,每次 2 穴,用 G6805 型电针治疗仪,选择频率 5 Hz,将 2 个电极分别加在针柄上,电针 30 分钟。每日 1 次,10 日为 1 个疗程。对照组:采用西药芬必得治疗,每日 2 次,每次 1 粒(布洛芬 300 mg)。10 日为 1 个疗程。

疗效标准痊愈:自觉症状完全消失,关节活动自如;显效:自觉症状基本消失,仅在过劳时出现局部轻微疼痛或不适;有效:自觉症状部分消失;无效:治疗前后症状无改善。

治疗结果均进行 1 个疗程治疗后判定治疗效果,中药组总 32 例,临床治愈 11 例、显效 6 例、有效 13 例、无效 2 例,治愈率 34.4%,总有效率 93.8%;针药结合组总 33 例,临床治愈 16 例、显效 11 例、有效 5 例、无效 1 例,治愈率 48.5%,总有效率 97.0%;对照组总 28 例,临床治愈 11 例、显效 4 例、有效 11 例、无效 2 例,治愈率 39.3%,总有效率 92.9%。三组治愈率经统计学处理,中药组与针药组之间,针药组与对照组之间,$P<0.01$,差异有显著意义;中药组与对照组之间,$P>0.05$,无明显差异。三组有效率经统计学处理,中药组与针药组之间,针药组与对照组之间,$P<0.01$,差异有显著意义;中药组与对照组之间,$P>0.05$,无明显差异。针药结合组的治愈率和有效率均较单纯中药或单纯西药好,中药组和对照组之间无明显差异。

二　讨论

本病的发生与多种因素即营养、机械力、酶的改变及遗传素质等因素有关。异常应力可造成负重大和活动多的关节软骨细胞酶体膜破裂,软骨表面细胞发生退行性变和死亡,同时释放出溶酶到周围基质中,导致黏多糖加速降解,使软骨营养不良,修复速度低于破坏速度,关节软骨损害日趋加重。同时,由于关节负重和运动产生的机械性刺激,可导致软骨膜过度增生,形成软骨性骨赘,再进一步骨化形成骨赘,使关节面变为唇样,从而限制了关节运动。

祖国医学将本病纳入"骨痹"范畴,石印玉教授认为其发病不外乎外感风寒湿邪,内伤于肝肾不足,气血失和或有跌仆损伤,导致"骨节错缝""气滞血瘀",气血运行不畅,络脉阻滞不通,病久则肝肾两亏,筋软骨萎,功能障碍。

由于本病的骨质增生、关节间隙变窄或畸形是不可逆的,所以治疗以解除关节疼痛,活动受限等临床症状为目的。对照组我们选用芬必得,其主要成分布洛芬是前列腺(PG)合成酶抑制剂,系非甾体类抗炎药,有解热、镇痛及抗感染作用,被广泛运用于骨关节病的临床治疗。中药组以蜈蚣、全蝎、地龙、甲片、地鳖虫、三七配伍,以搜风通络、活血止痛,并予以粉剂,既方便服用又有利吸收。针药结合组在使用中药粉剂的同时配合针灸治疗,不但能祛瘀导滞,更能通过针灸作用,改善病变部位血液循环与肌肉等组织的应力状况,使各小关节恢复正常状态,从而改善症状。在临床运用中发现针药结合与西药对照组止痛作用优于单纯中药组,但在消肿,改善关节功能活动方面中药组和针药结合组却较西药作用明显,并且可通过辨证,对全身状况进行综合调理。

针药结合治疗骨关节炎标本兼顾,见效快,疗程短,较单纯中药治疗、西药治疗治愈率及总有效率有明显提高,可以在临床推广使用。

(沈卫东　石瑛)

第九节　石印玉教授治疗骨质疏松症经验

骨质疏松症是常见的骨伤科疾病,治疗常用的西药有二磷酸盐、降钙素及雌激素等,均需长期用药且费用昂贵。笔者跟随石印玉教授临床以来,经常遇到此病患者,经老师悉心诊治,每获佳效。现将其经验初步总结如下。

一　补益肝肾是中医治疗骨质疏松症的首要方法

骨质疏松症多由肝肾不足,精血不能濡养筋骨而致,治疗上多用补肝肾的方法,达到强壮筋骨的目的。石印玉教授认为骨质疏松症就松而言是痿,若以痛而言属痹,其根本为本痿标痹。补益肝肾等中药可以达到维持或轻度增加骨重效果,与除二磷酸盐以外的大部分西药疗效相近,在改善全身症状方面的效果比西药为优。石印玉教授常用补肾填精方药治疗骨质疏松症,如用淫羊藿、肉苁蓉、补骨脂补肾阳益精血,何首乌、石斛补肝肾之阴,牡蛎归肝肾之经。我们曾用补肾填精的方法,治疗200余例骨质疏松症患者,发现其骨密度及肾虚症状都有显著改善。动物实验也证实补肾中药对骨质疏松的疗效肯定。在治疗疗程上,目前国际上通行的原则是若非一年以上服药的病例资料,则难以评价其效果。国内评价中药治疗骨质疏松症的实际情况是连续服药半年以上。考虑骨质疏松症的治疗疗程较长,石印玉教授认为在中医各种治疗方法与药物剂型中,胶囊服法较为方便,如可以用密骨胶囊或仙灵骨葆胶囊治疗。密骨胶囊是石印玉教授常用的制剂,由何首乌、淫羊藿、骨碎补等7味中药组成,具有补肾益精、强筋壮骨的功效;仙灵骨葆是常用成药,由黔岭藿、续断、补骨脂、地黄、丹参、知母等药物组成,黔岭藿是贵州产的淫羊藿,温阳补肾之功较强,因此仙灵骨葆药性偏温,石印玉教授在临证时根据患者的体质加以选用。

二　健脾与适度锻炼对骨质疏松症有明显的治疗效果

传统中医理论中有补肾不若补脾之说,盖补肾药较多滋腻之品,如用之不当,则难以长期服用；而补脾药多益于胃纳摄食，适宜长期服用。因此石教授用山药、陈皮等制成的健脾方咀嚼片，临床上对骨质疏松症的治疗效果与密骨胶囊等药物相近。石印玉教授认为在药物治疗骨质疏松症的同时，也应辅以适当的锻炼。他临证时常鼓励患者增加活动量，认为通过适度的锻炼来促进气机流通有利于经脉濡养功能的改善。适度运动如太极拳等有预防骨质疏松症发生的作用。

三　正确处理骨质疏松症痛与松的关系

石印玉教授在临证时常告诫我们，骨质疏松症在治疗上要把握痛与松的关系：患者因痛而来，若医者仅从松而治，则效果多难理想。骨质疏松症也被称为没有痛苦的疾病，只是在生活中发现某些老人有些驼背或身高变矮。近来骨质疏松症引起广泛关注，但大多由骨密度检查与筛选而得骨质疏松的结果，就其症状而言多为轻微腰背痛，仔细追问则有一些不甚严重的肾虚相关症状。若患者因疼痛而就诊，经检查认为属骨质疏松症者，一般肾虚为其次而瘀阻为其主，因此治疗宜先用活血清热药。同时石印玉教授认为骨质疏松症的疗效标准应基于临床症状改善，而非骨量变化，先当用辨证所定汤剂荡其症，后用补益肝肾健脾诸法缓图根本。

四　典型病案

病案一：徐某，女，72 岁，退休。因"腰痛不能俯仰 2 日"于 2004 年 9 月 23 日初诊。患者以往长期有腰背部酸痛史。2 日前坐长途汽车，因车辆颠簸后出现腰背部疼痛加重，转侧不利，腹胀，大便 2 日未解，口干。查体见腰背部压痛，L_1 棘突处有压痛及叩痛，腰部活动不利。X 线片示骨质疏松，L_1 压缩性骨折，压缩约 1/3。舌淡红，边尖偏暗，苔薄白腻，脉细弦。证属肝肾不足，气血瘀滞，督脉受损，腑气不和，治拟活血理气，接筋续骨，佐以通腑。处方：柴胡 6 克、枳实 6 克、黄芪 12 克、当归 9 克、川芎 12 克、生大黄 9 克、生白术 30 克、白芍 12 克、骨碎补 15 克、狗脊 15 克、杜仲 15 克、延胡索 9 克、红花 5 克、续断 9 克、炙甘草 9 克、桃仁 9 克、何首乌 9 克、地龙 9 克，每日 1 帖，先予 7 帖，另予以中药膏药（膜中膏）外敷。

1 周后复诊见少腹部胀痛渐平，大便正常，腰背部仍有酸痛，活动不利，舌淡红，苔薄白腻，脉细弦，继以原法加减治之。处方：黄芪 12 克、当归 9 克、丹参 9 克、川芎 12 克、白术 12 克、白芍 12 克、骨碎补 15 克、狗脊 15 克、杜仲 15 克、青皮 9 克、陈皮 9 克、延胡索 9 克、何首乌 9 克、桃仁 9 克、红花 5 克、续断 9 克、炙甘草 9 克、地龙 9 克，每日 1 帖，续服 14 帖，仍以中药膏药（膜中膏）外敷。

2 周后复诊见腰背部酸痛大减，腰部活动好转，但不耐久坐久站，伴口干。舌淡，苔薄白，脉细。治拟补益肝肾，活血通络。处方：炙黄芪 18 克、当归 9 克、川芎 9 克、续断 12 克、狗脊 12 克、骨碎补 15 克、杜仲 12 克、黄精 12 克、何首乌 9 克、川牛膝15克、石斛12克、黄柏9克、熟地黄9克、鹿角9克、茯苓15克、枸杞子12克、炙甘草9克、菊花3克,再进14帖,2周后腰背酸痛诸症皆平,嘱继续服用密骨胶囊以资巩固,随访半年诸症未作。

　　按语:患者女性,年逾七旬。肝肾已亏,无以生化气血,无以充养骨髓,精亏髓空而百骸萎废,形成骨质疏松,为其根本。因此,患者受到轻微的外力作用即出现骨折表现。人有所坠,恶血留内,腹中满胀,临床上往往腰椎有压缩性骨折的患者会出现腹胀便秘,故治疗初期,在运用活血化瘀、通络止痛的同时,加入大黄、桃仁等药物,通利泻瘀。由于患者年事已高,肝肾精气亦亏,因而在骨折治疗的早期即加入补益肝肾的药物,并随着病程的发展,加重补肾药物的用量。至骨折基本愈合后,患者骨质疏松的表现成为主要矛盾。所以在以后的治疗中偏重对骨质疏松的中医中药治疗。而该患者阳不足,阴亦亏,因此在补益肾精的药物中除了运用鹿角、骨碎补、杜仲等温补肾阳的药物外,还加用何首乌、石斛、枸杞子、黄精、黄柏、菊花等养阴为主的药物。平补阴阳,共获奇功。

　　病案二: 房某,女,70岁,因"双侧髋关节及大腿疼痛半年"于2003年8月18日初诊。患者就诊时诉双髋关节及大腿前内侧疼痛半年,疲劳无力,整天卧床,无腰痛及下肢麻木放射痛,并伴有肩背疼痛。舌质红,舌苔薄,脉细。体格检查:脊柱活动好,无压痛及叩击痛,双侧直腿抬高试验阴性,左下肢滚动试验阳性,"4"字试验阳性。骨盆X线片(双髋关节)示退行性变。腰椎X线片示骨质疏松,L_4和L_5似有变形。骨密度检查示骨质疏松。

　　石印玉教授辨证分析为脾肾虚弱,精血亏虚,骨骼脆弱无力,而发本症。中医诊断为痹症,西医诊断为骨质疏松症。治疗以补肾,调和阴阳为法,辅以对症治疗。处方:熟地黄30克、半夏12克、陈皮10克、苍术10克、炙鸡内金5克、知母12克、黄柏12克、仙灵脾15克、延胡索15克、金银花15克、黄芪30克、丹皮6克、泽泻15克、竹三七15克,先予以10帖。

　　2003年8月28日复诊,自诉髋部、大腿、肩背处痛楚较前好转,时觉肋弓疼痛。舌苔腻,脉弦。原法有效,加味再进。处方:熟地黄30克、半夏12克、陈皮10克、山药15克、山萸肉10克、附片9克、知母12克、黄柏12克、生白术30克、肉苁蓉15克、延胡索15克、鸡内金5克、远志15克、莪术20克、黄芪30克、竹三七12克、全蝎粉1克^{冲服}、蜈蚣粉1克^{冲服},续服30帖。4周后随访,症情显著改善,大腿痛基本未作,未用其他药物。

　　按语:根据肾主骨的理论,肾虚是骨质疏松的发病关键,故治疗宜补肾壮骨,若肾精充足,则筋骨坚硬有力。脾虚则肾精亏虚,骨骼失养,骨骼脆弱无力,以致发生骨质疏松症。故治疗宜兼补气活血,健脾调肝。

(沈卫东　石瑛)

第十节 石印玉"以气为主，以血为先" 辨治思想浅识

石氏伤科自 18 世纪 70 年代初即享誉沪上，历经石蓝田(讳兰亭)、石荣宗(讳晓山)、石熙侯(讳筱山)及石熙伯(讳幼山)诸公三代开创、奠基与发展，复经嗣后门人弘扬，迄今已逾百年，成为沪上乃至全国中医骨伤科闻名遐迩的主流学派之一，更因石氏伤科素以正体济民为己务，斯为其不断发展、医界谨仰敬慕之由。在长期的临证拯济中，石氏历代诸贤充分传承中医理论之精髓，兼容并蓄，博采众长，尤擅外伤内治，主张内治诸法皆宜从气血立论，从而逐步形成并发展了自己鲜明的"以气为主，以血为先"，即"气血兼顾"之理伤观。石印玉教授为石氏伤科第四代嫡传，在长期的临床、教学与科研工作中，坚持以传统中医药理论为主导，充分继承并发扬了深厚的家学渊源与临床诊治特色，从而使石氏伤科得以丰富与发展。末学以得幸立雪石门为殊荣，对恩师石印玉教授"气血兼顾"内治理伤观稍有偶得，试粗论之。

一 气血兼顾是石氏理伤的核心内容

气血是构成人体和维持人体生命活动的基本物质，亦是阴阳的物质基础。生理上气血是相互依附、互生互用的，外而充养皮肉筋骨，内而灌溉五脏六腑，气血调和则阳气温煦，阴精滋养；病理状态下，若气血运行失度，或气血虚损，便会百病丛生，无所不及。伤科诸疾无论病在皮肉、筋骨、脏腑、经络，皆离不开气血阴阳平衡失调之变故。更因气血为病可互为相及，气血同病恒为常见，区别仅仅在于或偏于气、或偏于血而已。

有鉴于此，石氏伤科宿以为，气血病机是伤科疾病之核心病理，气血辨证是伤科辨证论治之总纲，气血兼顾是内治法则之准绳。然而气血以其功能各有所司，其为病亦不尽相同。临床既有气伤及血，亦有血伤及气，大多先痛而后肿为气伤形，先肿而后痛为形伤气，气血两伤多肿痛并见。此盖中医气血辨证之重要依据。石氏复以为，形体之抗拒外力，百节能以屈伸活动，气之充也；血之化液濡筋，成髓养骨，也有赖于气化。因此，"气血兼顾"宜"以气为主"；倘若积瘀阻络，妨碍气行，又当祛瘀，则应"以血为先"。由于气血之病病机复杂，症情变化多端，临证之时须当随机应变，根据"在气""在血"或"气血同病"的具体情况，做到准确地治气、治血或气血兼治。

1. 气血并病与"气血兼治" 在气血的病理关系上，气结则血凝，气虚则血脱，气迫则血走；反之，血凝则气滞，血虚则气虚，血脱则气亡。因此，伤气者，每多兼有

血瘀,而血伤瘀凝,必阻碍气机流通,终致气血俱病之患。肢体损伤诸症,多伤及气血,伤气则气滞,伤血则血凝。气滞每致血凝,血凝则碍气行,以致气血两伤、肿痛并见之气滞血瘀证。气血滞于肌表则为青紫肿痛,阻于营卫则郁而生热,积于胸胁则为痞满胀闷,结于脏腑则为癥瘕积聚。对于气血两伤肿痛并见之证,治须理气活血同时并进。石氏代表方有和营理气丸等。

2. 损伤及气与"以气为主" 人体之气,外布于肌表,内行于脏腑,升降出入,周流全身,气顺则平,气逆或气滞则病。外伤及气多系卒然而至,倘因过度负重用力,或屏气举重呼吸失调,或暴力跌仆闪挫,或击撞胸胁,均可致气机运行失常,出现气滞或气结于内的病理现象。气本无形,故郁滞则气聚,聚则似有形而实无质,气机不通之处,即伤病所在之处,必出现胀痛、闷痛或窜痛,其特点为外无肿形,自觉疼痛范围较广,痛无定处,体表无明显压痛点。气滞在伤科中多见于胸胁损伤,如胸胁进伤、挫伤后,则出现胸胁部闷胀作痛,呼吸、咳嗽,或转侧时均可牵掣作痛或肋间隐痛等。气滞之治当宗"疏其血气,令其条达,而致和平"(《素问·至真要大论》)的原则。由于气机郁滞相关脏腑之异,病情兼夹之殊,故在具体组方时尚需注意配伍活血化瘀、顺气肃肺、祛痰除湿、散寒或清热诸法。综观石印玉教授理气诸方,每多注重损伤部位之用药,如头部内伤常用柴胡细辛汤、胸胁内伤常用胸胁内伤方、腹部内伤常用复元活血汤或小柴胡汤、会阴部内伤常用柴胡桔梗汤等。

3. 损伤及血与"以血为先" 血之在身,随气而行,常无停积,倘因跌打坠堕、辗轧挤压、拳击挫撞,以及各种机械冲击伤及经络血脉,以致损伤出血,或瘀血停积,便会出现血瘀之证。血有形,形伤肿,瘀血阻滞,不通则痛,故血瘀会出现局部刺痛,痛有定处,伤处胀满。血瘀之证的治疗总以祛瘀生新为原则。综观石氏伤科理瘀之方,可归纳为以下诸法。① 理气化瘀法:多用于损伤初期气滞血瘀证,石氏代表方有理气止痛丸、和营理气丸等;② 清热化瘀法:用于瘀血化热、郁热互结之瘀热证,石氏代表方有鲜金斛汤、地龙汤等;③ 通利泻瘀法:多用于损伤初期恶血留内、腹胀便秘证,石氏代表方有麒麟散等;④ 痰瘀兼治法:多用于损伤后期气血失和、痰瘀相兼为患之证,石氏代表方有牛蒡子汤等;⑤ 扶正化瘀法:多用于气虚血瘀证,或血虚血瘀证,石氏代表方有腰背和营汤、调中保元汤等;⑥ 祛风化瘀法:多用于损伤后期局部卫阳不固、风寒湿邪乘袭之证,或血虚生风证,石氏代表方有活血舒筋丹等。

二 "以气为主,以血为先"与"十三科一理贯之"

石氏伤科"以气为主,以血为先"的重要思想语意概括,内涵丰富,不能简单地理解成"以气为主,以血为次",或"以血为先,以气为后"。从文法上分析,该行文当属互文见义修辞之法,文简而意赅,即应理解成"以气血为主,以气血为先",即"气血兼顾"或"气血并重"之意。文中对于气与血皆言"主"与"先",意在把气与血放在同等重要的地位,言气而确及血,举血而实赅气,语词避复而互备焉。

从历史渊源而言,石氏伤科"气血并重而不可偏废"的理伤原则实继承于传统中医学基础理论之精髓,其中"十三科一理贯之"之论盖启发于明代薛己的《正体类要·序》。其云:"肢体损于外,则气血伤于内,营卫有所不贯,脏腑由之不和……太史公有言:'人之所病,病疾多;医之所病,病道少。'吾以为患在不能贯而通之耳。"薛氏所谓"不能贯而通之"实喻指"气血"耳。在此基础上,石氏伤科正式提出"十三科一理贯之"的学术思想。此"一理"实指"气血之理"。因此,"十三科一理贯之"实际上是"以气血为主,以气血为先"的另一简要提法,同样在于强调理伤须"气血兼顾"。

从临床意义上讲,石氏伤科"以气为主,以血为先"论不仅是对"跌打损伤之证,专从血论"(《医宗金鉴·正骨心法要旨》)和"损伤一证,专从血论"(《玉机微义·损伤门·论损伤宜下》)的补充与修正,而且是对"若专从血论,乃一偏之说也"(《伤科汇纂·治血》)的继承与发展。

关于"以气为主,以血为先"的临床运用,即气血辨治的基本原则,石印玉教授在传承先辈有关理论与实践的基础上,对其多有阐发。其最要者可归结为以下几点。① 损伤轻重有别论:石印玉教授以为,对于一般新近内伤,发作较缓,治多"以气为主"而予以通气、利气;倘为骨折、伤筋、脱臼等严重外伤,其病态立现,其治就须"以血为先"而予以活血祛瘀。② 常法与变法论:石印玉教授以为,"以气为主"是"常法","以血为先"是"变法"。有关常法与变法的立论依据与使用原则,石氏历代传人皆未明言之。石印玉教授以为,"以气为主"是基于气之属阳、主动的生理特点,从"气为血之帅"中隐喻"气血兼顾",故恒为理伤之"常法"。诚如李中梓《医宗必读·医论图说》所云:"气血俱要,而补气在补血之先;阴阳并需,而养阳在滋阴之上。"《温病条辨·治血论》亦云:"故善治血者,不求之有形之血,而求之无形之气。"血属阴,主静,"以血为先"盖单指祛瘀之法,是从属于常法的变法。该原则尚可从石印玉教授诸多理伤处方中多种补气药(如黄芪、党参、白术)与理气药(如柴胡、青皮、木香)的君药地位得以求证。③ 治标之法与图本之计论:石幼山先生有言"气血兼顾,以血为先是临床常用的治标之法,以气为主的气血兼顾是刻刻留意的图本之计"。对此石印玉教授以为,肢体损伤早期,瘀血内阻,其证属实,治以祛瘀为法,当属"急则治其标";损伤中后期,多为气血并病,虚实夹杂,治当气血兼顾,以活血理气或益气活血法,故为"缓则治其本"的图本之计。④ 分期论治论:石氏伤科对于骨折、脱位及伤筋的分期内治,无论在早期、中期或晚期,都贯穿着"气为主而血为先"的原则。一般而言损伤早期宜活血化瘀,佐以理气;中期宜调和气血;后期则宜益气养血,调补肝肾。⑤ 损伤部位有别论:损伤瘀血有在经在络、在脏在腑之别,其为治亦当有殊。石印玉教授以为,在经络者主气,在脏腑者多血,以之治脏,多血中之气药;以之治经,多气分之药。是故四肢的损伤多主血瘀,治宜活血化瘀为主,稍佐理气药物;躯干损伤则往往气血兼顾。由此可见,"气血兼顾"是为石氏伤科理伤的基本原则,在此原则的指导下,进一步确立或以气为主,或以血为先,或气血兼治的具体治法。然而石氏临证之时仍须依据损伤病证之标本、症情之缓急、损伤部位之异同,以及症状出现与发展之先后而有所侧重,做到原则性与灵活性的高度统一。

三 结语

石氏伤科"以气为主,以血为先",即"气血兼顾"的重要学术思想,既是对传统中医学气血理论的总结与发展,更是对传统中医骨伤科疾患病理机制与理伤原则的全面总结与高度概括,是石氏伤科伤病内治的理论基础与核心思想,至今对中医骨伤科临床与研究仍然具有非常重要的学术价值。末学自跟师受业以来,承蒙先生不吝赐教,口传手授,遂浸悟石氏伤科诊治理论出处之高深,临床技艺之宏富。昔贤有谓:"化而裁之为之变,推而行之为之通。"兹以一鳞半爪之管见,权作引玉之石,就教于海内诸师学长,冀期学以致用,共同继承与发展石氏伤科重要的理伤经验与学术思想,若此,方不乖先生倾囊托盘之恩泽。

（黄仕荣　詹红生　石瑛）

第十一节　瘀血病机与腰痛证治——石印玉教授辨治瘀血腰痛学术思想管窥

石印玉教授为首批上海市名中医,在从事中医骨伤科临床、教学与科研工作的40余年里,坚持以传统中医药理论为主导,以现代西医学相关知识为依据,以临床研究为发展方向,充分继承并发扬了"石氏伤科"深厚的家学渊源与临床诊治特色,强调"十三科一理贯之",在综合运用中医药多种疗法防治骨质疏松症、骨关节炎、颈椎病与腰腿痛等退行性疾病的医疗与科研方面累积了丰富的实践经验。末学以得幸立雪石门为殊荣,专攻腰腿诸疾,侍诊之余,每每多受恩点,始稍得石印玉教授深邃辨证思绪之端倪。兹乃不揣谫陋,谨就石印玉教授辨治瘀血腰痛学术思想之端绪,偷隙撰述数语,敢请就录于斯,愿以一鳞半爪之管见,权作引玉之石,叩教于海内诸师学长云尔。

一 引言

"瘀血腰痛"之称盖首载于元·朱丹溪《丹溪心法·腰痛》。在历代中医文献中或谓之"血瘀腰痛""死血腰痛""沥血腰痛"等,名虽各异,其实一也。瘀血腰痛总因瘀血而起,然引起瘀血的因素很多,《证治准绳》《皇汉医学》等认为污秽之血为瘀血;《临证指南医案》《医林改错》等认为久病入络即瘀血;《血证论》则认为离经之血为瘀血,如此等等。由于腰部为人体之支柱、活动之枢纽;人体之三阴三阳经脉、奇经八脉,皆贯通于肾经而络于腰脊;腰部的活动范围最大,承受的重量最大,受伤的可能性亦最多,倘因用力不当,屏气闪挫,暴力扭转或因坠堕跌打,损伤筋脉,导致气血不通,腰部筋脉受损,瘀血痹阻于络可致腰痛卒发。瘀血腰痛之临床辨证总以腰痛如刺,痛有定处,日轻夜重,痛处拒按最为常见。本文所论之"瘀血腰痛"即指外伤瘀血所致之腰部一侧,或两侧,或腰脊当中出现以刺痛为主要临床症状之腰痛病。

二　审证求因,重辨口渴与问便

　　清·王清任《医林改错·气血合脉说》有云:"若血瘀,有血瘀之症可查。"瘀血诸证每因血瘀部位的差别、量的多寡与时间的新久而表现为种种不同的症状和体征。诸如痛有定处且拒按、腹满感、热象、口渴、出血、心悸、怔忡、癥积、肌肤甲错、舌青、脉沉弦而紧等,皆为常见血瘀之征,是为临床认识血瘀诸证病因病机的重要途径。由于血瘀凝滞,损伤筋脉,是故瘀血腰痛轻者俯仰不便,重则不能转侧,甚则采取弓背或侧弯体位。此症即如明·秦景明《症因脉治·内伤腰痛》所言:"内伤腰痛之症,日轻夜重,痛定一处,不能转侧,此沥血停蓄之症。"此外,先生在辨治瘀血腰痛时,尚重视问口渴与问便。瘀血腰痛由于瘀血内阻,津不上承,故口干不欲饮水。此症即如近人唐宗海《血证论·瘀血》所云:"瘀血在里则口渴,所以然者,血与气本不相离,内有瘀血,故气不得通,不能载水津上升,是以发渴,名曰血渴。"清·林佩琴《类证治裁·血症总论》亦云:"更有瘀血在里,漱水不欲咽,小腹满,身黄便黑。"血瘀津乏,或瘀久化热者,除症见"血渴",尚可见大便秘结,小便热赤等。此诚如明·戴思恭《证治要诀·诸痛门·腰痛》所云:"腰痛如锥刀所刺,大便黑,小便赤黄或黑,由血滞腰问,名沥血腰痛。"由此观之,结合病史、患者腰部功能的检查,结合问口渴与问便,即可大致明辨瘀血腰痛致病之由。

三　谨据病机,分期论治

　　1. 急性腰痛本"痛随利减"　　急性腰痛因于跌扑闪挫者,中医或称为"瞥腰"。语出隋·巢元方《诸病源候论·腰背病诸痛侯·腰痛侯》:"凡腰痛有五……四日瞥腰,坠堕伤腰,是以痛……"中医古籍亦称为"折腰""伤损腰痛""打坠腰痛"或"闪挫腰痛"者。因其病起突然,总属晋·葛洪《肘后备急方》所谓"卒腰痛"之范畴。复因腰部是为人体重力的支柱,活动的枢纽,最易遭受跌打损伤,或举重负力、旋转扭闪等外力伤及腰部经络血脉,血不得循经流注,阻于经遂之中,或溢于经络之外而致瘀血凝痛。此即如宋·王怀隐《太平圣惠方·治暨腰诸方》(卷四十四)所言:"夫暨腰者,谓卒然伤损于腰而致痛也。此由虚损血搏于腰脊而然。"清·尤怡《金匮翼·腰痛》亦云:"腰者,一身之要,屈伸俯仰无不由之。若一有损伤,则血脉凝涩,经络壅滞,令人卒痛。"因该证病起突然,大多症状较重,其证属实,常见腰痛剧烈,局部肿胀,不能转侧,腹胀便秘,烦躁不安,至夜发热,形神紧张,口干舌焦,脉沉实等。先生谓此乃跌打损伤,瘀血停滞,瘀热互结,化为脉实,腑气不通,是以故痛也。此证之治自当活血化瘀,理气止痛。然临证之时石印玉教授常谓余左右云:"此证当宗'血实宜决之'(《素问·阴阳应象大论》),若非破血下瘀,通利经脉,引热下行而无以致之焉。"遣方用药虽援引传统之桃核承气汤或身痛逐瘀汤加减,但尤重用大黄、生白术等通利下焦之品,以收药后"微利"之效。藉此俾经脉通,蓄血去,瘀热清,诸证悉平。此法当即如《素问·缪刺论》所云:"人有所堕坠,恶血留内,腹中满胀,不得前后,先饮利药。"亦即《医门法律》与《医学发明》所谓"痛随利减"之法。然则该法作用峻猛,惟临证之时仍须谨据病机,但见跌扑腰痛损伤之早期,瘀血较重,疼痛难忍,不能转侧,且二便秘涩,形体壮实者,方可用之,且宜中病即止,不可过剂,以免戕伐元气耳。

2. 慢性腰痛祛瘀兼以顾肾 瘀血不去则新血不生,顽固性瘀血腰痛日久未愈,血阻于络,则常致阴血不生,筋脉失养之变故。其证可见腰痛犹如触电,或如针刺,腰脊俯仰不利,甚或卧床呻吟,不能履地行走,长期低热,渴而不欲饮。舌质红或有裂纹,苔花剥或有紫斑,脉细涩。此乃虚中挟实之证,治当标本兼顾,攻补同施,理应化瘀通络以治其标。滋阴养血以培下元之根蒂。对此,先生临证之时,每多选用王清任之身痛逐瘀汤合大补阴丸以治之,俾宿瘀去,新血生,阴津复,虚热清,络脉得通。气血自行,筋脉得养而功能自复,病虽日久,取效亦捷。中医学认为,"病久入络""久病多虚"。慢性损伤性瘀血腰痛,迁延不愈,反复发作,正虚邪恋,气血瘀滞,尚可变生血瘀痰浊,痹阻经络,则见腰痛时轻时重,腰脊及腿膝强直,疼痛剧烈,痛有定处,屈伸不利,甚或腰部僵硬变形,或兼见下肢疼痛麻木。关节肿大,舌质紫,或有瘀斑,苔白腻,脉细涩等。治宜标本兼顾,在化痰祛瘀、活血通络的同时,或兼温补肾元,以开太阳之气化。对此临床诸家每多遣用《类证治裁》之桃红饮加服小活络丹,或选择南通名医朱良春经验方益肾蠲痹丸化裁以治之。惟本证痰湿浊瘀胶固互结,经络闭阻不通,病邪已深入筋隧骨骼,气血凝聚不行,自非草木之常品所能宣达,必藉虫蚁之类搜剔宙透,方能令浊去凝开,经络通畅,邪蠲正复焉。是故先生每多选用石氏伤科"健腰定痛汤""固腰补肾汤""固腰汤""地龙汤"等消息以治之。诸方妙在常用地黄、杜仲、当归、续断、狗脊、肉桂、附子、桑寄生、牛膝、独活、麻黄、八角茴香等以温肾壮督,搜剔逐邪,且每每佐益地龙、全蝎、蜈蚣、露蜂房、蕲蛇、乌梢蛇、地鳖虫、穿山甲、鳖甲、僵蚕等虫蛇之品,藉以加强搜风剔络,散瘀涤痰,消肿通经之功,或加白芥子、胆南星等以助祛痰散结,祛风息痛。

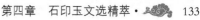

3. 宿伤难挽,治重兼邪　跌损瘀血腰痛如若失治,或经治未瘳,或经治"疾平而遗患尚存",经久之后则常致瘀留脉络,病根暗伏,偶遇气交之变,寒温失宜,或将养不慎,役用伤肾,而致风寒湿邪乘凌,或遇阴雨天而复动者,则每见腰部酸痛,热缓寒重,转侧不便,或牵挚腿膝,或兼见关节拘挛,或见筋块,或麻痹不仁,或有身热,舌质淡,苔白,脉象弦紧等宿伤瘀血腰痛之症,此盖《临证指南医案》所谓之"劳伤"是也,俗称"老伤"。石氏伤科或谓之"陈伤"。《中藏经·劳伤论》有云:"劳者,劳于神气也;伤者,伤于形容也。"《正体类要·序》复亦云:"肢体损于外,则气血伤于内,营卫有所不贯,脏腑由之不和。"是故该变证临床辨证仍以气血为纲,惟该变证病程既久,瘀血内阻,新血不复,辨证属虚,或虚中夹实。石印玉教授以为,对于瘀血腰痛处于损伤后期劳伤阶段者,其疼痛症状往往并不明显。原则上应先调理脾胃,后壮肝肾;或先壮肝肾,后调脾胃,合宜而施,其治常选用石氏伤科调中保元汤或补中益气汤消息以治之。石印玉教授理伤之核心思想在于"以气为主,以血为先",主张"气血兼顾",同时也非常重视"兼邪"的治疗。石氏伤科所谓兼邪亦谓之"损伤变证"。《医宗金鉴》或谓之"损伤挟表"。石印玉教授认为,该证或由损伤起因,或因积劳引发,"凡非本病,其发生不论前后,而有一个时期与本病同时存在的,都叫兼邪"。慢性瘀血腰痛既愈之后偶遇外邪而复作者,此诚"劳伤"之变证耳。诚如近人唐宗海在《血证论·跌打血》中所言:"跌打损伤既愈之后,有遇节候,或逢阴雨,或逢湿热,伤处每作疼痛,甚作寒作热,此乃瘀血着而未去,留伏经络之间,不遇天气节候,其身中运行之气,习惯而不相惊,一遇天气节候蒸动,则不能安然内伏,故作痛也。"是故《诸病源候论》认为"兼邪者,类同痹证"。其病机关键在于损伤日久,气血不畅,津液运行受阻;或因气血先亏于内,复因风寒湿邪乘隙入络,终致内外交困,浊瘀与痰湿凝沍,其症状多种多样,变态百出,而每以疼痛为主。此证治宜活血舒筋,祛邪通络。石印玉教授常遴选石氏伤科之"固腰补肾汤"或"地龙汤"佐助三七、全蝎、蜈蚣、地鳖虫等虫类活血之品以治之,并强调尚应依据所缨风寒湿邪之偏盛而灵活酌加或重用羌活、独活、秦艽、防风、防己、苍术、草乌、刘寄奴、威灵仙等祛风湿,利关节,活络止痛等对应之味。对于劳伤瘀血腰痛,如若外邪偏盛,阴天加重,伤处隐痛,或关节牵挚作痛者,可先以"五积散"或"麻桂温经汤"之属驱邪为主,兼以活血通络。另外,石印玉教授尚常明示吾侪从学之徒,劳伤腰痛之证临床常见,辨证非难,惟俾其疾速瘳不易,故常以丸散之剂缓图之,并常告知患者将身之宜忌。

四　辨证用药,匠心独具

1. 化瘀为主,兼治痰湿　传统中医学认为血水同源,血(当然指恶血)有余便是水,损伤积瘀,瘀凝气滞则易成痰聚湿。诚如清·沙书壬《医原记略·湿病证治》所云:"凡病之有形者,非痰则血,亦由湿瘀也。"近人唐宗海《血证论-瘀血》亦云:

"血积既久,亦能化为痰水。"复又云:"又有瘀血流注,亦发肿胀者,乃血变成水之证……血既变水,即从水治之。"(《血证论·肿胀》)由此观之,则知外伤瘀血腰痛常常伴有"津聚水停"之变故。因而石氏伤科认为,外伤瘀血腰痛只有治瘀兼以治湿,俾欲积之津不遂,已聚之水遽消,方可望水利津布,脉道润滑,血流畅利,若此则湿化则血行,更有利于瘀血的及时消散。可见,石氏伤科既往深受丹溪学术思想之润泽,在理伤中非但重视气血,也非常注重"痰湿"对损伤性疾病的影响,认为痰瘀胶沍易使顽疾不去,故理伤常用蠲痰化瘀之法,则每使新伤速瘳,沉疴复起,而收事半功倍之效。我辈末学后生者不可不细察焉。石印玉教授常谓余左右云:"辨证准确,尚须用药精当,方可收克期制痛之遽效。"关于治瘀兼以治湿,治湿以治瘀,石印玉教授在总结经验的基础上,提出相关药物有《金匮要略》桂枝茯苓丸之"茯苓"、少林伤方中之"泽泻"与当归泽兰汤中之"泽兰"三味。其他如猪苓、木通、水蛭、薏苡仁、赤小豆等数味亦常见诸同类处方之列。尤其值得一提者,先生医治损伤早期之瘀血腰痛,每多遣用"天南星"之一味。先生有谓:"对于损伤腰痛,瘀血沍结不散,或坚结成块者,或痰瘀互阻,漫肿疼痛之证,加用天南星,较之单用活血化瘀药或活血化痰利湿药,散结消肿更为迅速有效。"对于瘀血腰痛损伤日久,气血津液失畅,终致痰结湿滞之患,或兼有风寒湿之邪入络者,石氏伤科创立了牛蒡子汤。该方具有祛风,豁痰,通络之功。先生常援之以治损伤瘀血腰痛,迁延日久未愈,遇劳即发,或每遇外邪侵袭而加重者。

2. 祛瘀诸品,独擅虫蛇 传统中医援引虫蛇之品入药由来尚矣。汉代张仲景在《伤寒论》及《金匮要略》中即针对瘀血证首创了诸多祛瘀之剂,其中抵当汤、大黄䗪虫丸、下瘀血汤等名方之中的虫蛇类诸品至今仍为中医临床所常用。"石氏伤科"深谙中国传统医学之精髓,尤善伤科内治之法,反映在骨伤科疾病的内治上强调"以气为主,以血为先"的核心理论,注重"气血兼顾"的理伤原则。对于瘀血腰痛之辨治亦强调审证求因,辨证论治。历经数代的传承、总结与提高,石氏伤科逐步创立了"损腰汤""固腰汤""腰背和营汤""地龙汤"等多首祛瘀治腰之良剂,施之临床,多获灵验。值得关注者,石氏理伤在灵活遣用多首祛瘀之剂的基础上,每多依据兼挟症状之多寡、病情之轻重与病性之寒温而相应增益全蝎、蜈蚣、地鳖虫、水蛭、虻虫、地龙、僵蚕、乌梢蛇等虫蛇之药。石印玉教授以为,此类药物性润喜窜,走而不守,功可穿筋透骨,搜风攻毒,消瘕破坚,清热活血,涤痰通经。是故大凡瘀血凝痛之所,外而皮肤、经络,内而脏腑、筋骨,皆能开之,运用得体,便可加强祛瘀消肿,活血定痛,搜风剔络之功,以提高活血息痛之剂的临床疗效。另外,大多虫蛇之药专入血分,破瘀血而不伤新血,故尚可导引诸药直趋病所,兼作引经之使。由于该类药物大多不易溶解于水,入煎剂疗效较差且浪费资源,临床使用时先生多主张焙干研末,以作丸、散之剂吞服。再则虫类药物有较强的走窜之性,部分药物尚有燥血、动血之弊,在具体运用上多见石印玉教授以小剂量开始,逐次递增,毋使过之。

3. 重视引经,偏好"重权" 药物归经理论滥觞于《黄帝内经》时代,完善于金元时期。石印玉教授在诊治伤科骨伤诸疾时也非常注重引经药的临床应用。惟综观古今诸家治腰之方,大多喜用牛膝之一味,盖取其味甘苦酸,入肝肾之经,其性走而能补,尤善下行,疏通经络。诚如近人张锡纯在《医学衷中参西录·牛膝解》中所云:"牛膝······原为补益之品,而善引气血下注,是以用药欲其下行者,恒以之为引经。故善治肾虚腰疼腿疼,或膝疼不能屈伸,或腿痿不能任地······"石印玉教授在临床实践中擅用此物,并且认为腰部多为膀胱和督脉循行分布之所,因此,除牛膝之外,狗脊、续断、杜仲与桑寄生等亦具引经报使之功,多见石印玉教授治腰诸方之列。另外,腰为肾之府,隶属下焦,有着病变部位的特殊性,反应在治疗用药上亦当有别。《素问·至真要大论》有云:"气有高下,病有远近,证有中外,治有轻重,适其至所为故也······补下治下制以急,急则气味厚······远而奇偶,制其大服也。"受传统中医学理论的影响,石印玉教授在治疗瘀血腰痛遣方用药时每每采用"重权之法",用药剂量皆重,如理气祛瘀常用之品黄芪、丹参、当归等其用量常在 30 克以上,其他如水蛭、三棱、莪术等破血逐瘀利水之品亦皆重于常用剂量,从而体现清·吴瑭《温病条辨·治病法论》所云"治下焦如权,非重不沉"的用药原则,可谓匠心独具。虽然如此,石印玉教授亦常告诫吾侪,临证之时仍须辨证论治,针对患者的具体病情与兼挟症状,明辨特定患者的病机特点而灵活掌握。如若瘀血腰痛兼挟风寒湿邪外感者,则应遴选祛风散寒除湿、活血化瘀、轻而平淡之品,以期在上者小发其汗,在下者微利而解。若一味误取重权下沉之品,势必引邪入宅,以致沉疴难挽之虞。由此观之,理应灵活对待治腰重权之法,关键在于认证之确切,不在药量之盲重。

五 结语

中医辨证论治总须"必伏其所主,而先其所因"。瘀血腰痛总因瘀血作祟,气血之变为其病机变化之核心,是故理伤也多从气血论治,祛瘀理隧,畅气通络为其正治。然则瘀血留伏机体,若不遽消,其病机每每多生变故,具体表现为病情有轻重缓急之分,病位有在经在络、在气在血之殊,病程有长短久暂之别,病性有寒热虚实之异,加之病家素体禀赋之差,经治与未治之悬。有鉴于此,石印玉教授常告诫吾辈,须当临证不惑,正确掌握瘀血腰痛发病较急、病情较重、病机变化较多且迅速之特点,详辨细察腰痛之主症与相关兼症,做到"有者求之,无者求之"(《素问·至真要大论》),以同中求异、异中求同、异同互证,从而确认瘀血腰痛特定病情阶段的病机特点,并对腰痛的病变部位、疾病性质与病机演变特点有所了解,然后"谨守病机,各司其属",做到审时度势,辨证论治,使药证合契,丝丝入扣,如此方可加强治疗的针对性,以收如鼓应桴,药到病瘥之灵验。《素问·至真要大论》有云:"知其要者,一言而终;不知其要,流散无穷。"此之谓也!

(黄仕荣　詹红生　石瑛)

第十二节　石印玉论治骨关节病经验

石印玉教授是上海著名伤科流派"石氏伤科"学术经验传人。其治疗骨关节疾患的特色是"整体辨证,因人施术""治人先于治病"。石印玉教授善于从整体来考虑患者的病情,推崇薛己"十三科一理贯之"的学术思想,善于运用中药方剂,尤其是各类经方、古方、今方,以及各种不同的中药剂型和特色药物治疗各种骨关节疾患。在疾病的辨证论治方面,石印玉教授重视方随证变、药随病异,在古方基础上,长期实践,不断摸索,总结出了一系列骨关节病的辨证论治规律和基本方药,如桂枝芍药知母汤加减治疗脊柱关节病,柴胡加龙骨牡蛎汤加减治疗功能性关节痛,痹痛1、2、3、4号协定方加减治疗急慢性、退变性骨关节病的不同症候等等。

一　骨关节病的整体辨证思想

石印玉教授认为,骨关节疾患大多是局部疾患,尤其退行性疾病多是全身整体失衡后,于局部的表现。故在诊治之时,辨证总要考虑到患者的全身或整体情况,论治总要以全身调整之法为主,结合局部或对症之法。用药之前,除了常规望面色、查体、看舌苔、切脉外,还要问患者大小便情况如何,问女性月经的时间、颜色、数量等,石印玉教授常常要问患者是否口干,是否要喝水,以此来判断患者是属阴证还是阳证,是属热证还是寒证,津液是否不足,以便在用药之时考虑药物的寒热偏盛,顾护患者的津液及胃气。

在治疗之时,石印玉教授还灵活运用各种不同剂型,如汤剂、丸药、药酒、膏方等,根据患者的不同情况运用不同的剂型,这样,能够更好地发挥中药的治疗效果。石教授认为,当今社会的特征是多元化、多样性,不同人群的健康状态发生了不同的变化,患者的临床需求亦各不相同,有些患者不愿煎煮中药;有些患者敷膏药过敏;有些患者从外地赶来看病,来回不便;有些则经常出差,用药需要方便些,凡此种种,医者均需从患者实际需求和临床疗效考虑。有些患者病程较久,已成慢性,或可将中药制成丸药,长期服用。如一些髋或膝骨关节病患者,来自外地,就诊不便,石教授在诊疗之时,往往根据病情,建议其采用丸药进行治疗,因为此类患者大多已久病,非一时或几帖中药能够缓解,服用丸药2~3个月,患者往往能够获得良好的效果,且价格便宜,减轻患者负担。在冬日到来之时,根据季节及患者体质的特点,石印玉教授往往建议其将中药泡酒服用,在运用酒剂内服之时,石印玉教授认为冬日天气寒冷,往往易使寒邪痹阻人体肌筋、骨节,而此时服用药酒,可以借助酒的温煦和发散作用,驱除寒邪,而药物可以借助酒性,散布于全身各处,有利于骨关节疾病的康复。在膏方调治方面,石印玉教授亦在辨别患者体质的情况下,掌握患者的偏盛,辨证处方进行中药调摄,在此基础上,加入部分中药粉剂冲兑,这样既可纠正患者体质的偏衰,又可祛除过盛之处,从而增强了膏方治疗的效果。

石印玉教授非常重视西医学对疾病的认识和诊断方法,常常结合现代医学影像、化验及疾病诊断标准,分析病情,判断预后,因而往往能够切中要害,为患者释疑,疗效更进。这种整体与局部相结合的辩证思想,是石教授四十余年临证经验的总结,值得吾辈学习。

此外,石印玉教授非常推崇中医问诊的"十问歌",他认为大凡骨关节疾病,以"十问歌"为纲进行问诊,总能从患者繁杂的诉说中理出头绪,抓住要点,从而系统了解患者的阴阳、表里、寒热、虚实等全身情况,判断偏盛,进而灵活选方化裁用药。

二　骨关节病辨证经验集萃

1. 柴胡加龙骨牡蛎汤治疗功能性骨关节痛　石印玉教授在临床实践中善于运用《伤寒论》经方,如柴胡加龙骨牡蛎汤治疗功能性骨关节病,和解表里,助正达邪。石印玉教授认为临床上一些关节痛患者,为女性以多见,往往有柴胡证的表现,如口苦咽干、默默不欲饮食、身痛、烦躁等,或伴有絮叨、失眠、抑郁或焦虑等精神症状,大便不畅或秘结,以及亚健康状态、慢性疲劳综合征等均可采用此方化裁治疗,临床上往往能够取得不错的治疗效果。

骨关节疼痛患者有时会伴有各种各样的情志或心理因素,或抑郁或焦虑或疑病。其发病原因多种多样,石教授总能在复杂的叙述中抓住患者的症结所在,随之辨证施法,从而取得满意的疗效。

临诊时,石印玉教授首先耐心倾听患者诉说,然后详细向患者解释发病原因及预后,祛除患者心理上的疑虑,同时配合中药柴胡加龙骨牡蛎汤随症加减,以使患者症情缓解,达到事半功倍的效果。此外,常常根据患者的各种不同表现来合用其他方剂或药物,如关节痛较剧,口干者,合用清热解毒活血类或养阴类中药;如体虚者以鹿角、熟地黄、仙灵脾等补虚;如更年期等可合用甘麦大枣汤、二仙汤,以及补肾养阴、益气养血等类中药治疗。

2. 桂枝芍药知母汤治疗脊柱关节病　运用桂枝芍药知母汤辨证加减治疗脊柱关节病是近年来石印玉教授的新经验之一。石印玉教授选用该方治疗关节病,来源于对经典著作《金匮要略》潜心研读。桂枝芍药知母汤为《金匮要略》治疗风湿历节病专用方剂,对一些关节病患者有一定的疗效。脊柱关节病是近年来逐渐增多的一种自身免疫系统疾病,其症状以四肢关节、骶髂关节、脊柱的炎症反应为主,主要表现为疼痛,后期可引起颈腰骶髋等大关节的僵直,因有全身不同关节疼痛之表现,似历节之意,故石教授亦采用此方辨证加减治疗。桂枝芍药知母汤方寒热并用,对风寒湿热痹均有疗效,临床上如热象明显者可加土茯苓、土牛膝、白花蛇舌草、半枝莲等清热解毒中药。现代研究认为,清热解毒中药能够抑制炎症反应,从而达到快速解除疼痛的目的。对于临床有虚证表现者,可加黄芪、熟地黄、山茱肉等补肾强筋之品,扶助正气;有时亦可加入祛风除湿之青风藤,以及活血搜剔经络之三七、全蝎、蜈蚣、地鳖虫等药,以缓解痹痛。

在脊柱关节病患者的诊查中,石印玉教授很重视对患者病史的询问以及髋、腰、胸、颈等关节活动度的检查,重视诱发因素,如问有无腹泻或感冒等。另外,石印玉教授非常重视脊柱和骶髂关节 X 线片,骶髂关节 CT、MRI,以及红细胞沉降率、C 反应蛋白、HLA－B27 等有关指标的检测,以此来明确诊断和判断预后。石印玉教授认为,现在这一类疾病的发病率在不断地上升,尤其是二三十岁的青年人,发病率更高,临床上因症状不典型,容易漏诊。

3. 痹痛 1 号方(抗骨质增生丸)加减治疗退变性骨关节病　退变性骨关节病是临床常见病,属中医学"痹证"范畴,痹者,闭也,闭塞之义也。当人体正气不足,风寒湿邪侵袭经脉,阻滞经络,气血凝滞,导致脉气不通,日久则损筋伤骨,发而为痹。治以补益肝肾气血,活血疏通经络,从而达到通痹止痛之功效。现代研究证明,运用中医药疗法可以调节机体免疫功能,能够阻断局部炎症介质的释放,增加患处血流量,改善组织循环,使疼痛消除。

石印玉教授认为,退变性骨关节病,尤其是髋、膝骨关节炎患者,大多为本虚标实之证。随着年龄的增长,机体肝肾气血渐亏,不能濡养筋脉骨节,气血推动乏力,不能输送营养精微于全身各处,不荣则痛。此时,以补益肝肾之痹痛 1 号方治之,能够培补亏虚之肾气,肾气得充,化生无穷,鼓动气血津液,滋养筋脉骨节,滑利关节,正所谓"大树下面好乘凉",可见补充肝肾气血之重要。同时结合活血通利之品,如全蝎、蜈蚣、地鳖虫等,关节痹阻不通之证速除,诸病皆去。

三　病例举例

病案一:金某,女,53 岁,自由职业。初诊日期:2007 年 2 月 28 日。

主诉:右膝关节疼痛 2 个月。现病史:无外伤史,2 个月前开始出现右侧膝关节疼痛,上下楼梯及平地行走尚可,走路多则酸痛。胃纳尚可,夜寐欠安,二便走尚可,走路多则酸痛。胃纳尚可,夜寐欠安,二便节无红肿,压痛不著,关节屈伸功能正常,旋转挤压征(－),无肌肉萎缩。X 线片示右膝关节轻度增生退变。

中医诊断:虚损。

西医诊断:右膝骨关节病。

辨证分析:女子天癸绝,肝肾之气渐亏,气血运行失和,筋脉失养,关节濡润失常,故见疼痛。

治疗原则:和解阴阳,健胃安神。

处方:柴胡加龙骨牡蛎汤加减。柴胡 12 克,黄芩 6 克,半夏 12 克,党参 15 克,龙骨 15 克^{先煎},牡蛎 15 克^{先煎},茯苓 20 克,肉桂 6 克,干姜 6 克,桂枝 6 克,制大黄 6 克,大枣 15 克,白术 12 克,木香 3 克,鸡内金 6 克,黄连 3 克,枣仁 20 克,夜交藤 15 克,补骨脂 10 克,川断 12 克,共 14 帖,每天 1 帖,水煎服。

复诊:2007 年 3 月 14 日。服上述药 2 周,诉右膝痛明显减轻,关节有时有疼痛感,原方加鹿角 9 克、地鳖虫 6 克、熟地黄 15 克,续服 14 帖。

三诊:2007 年 3 月 28 日。服上述药 2 周,右膝痛基本缓解,时有心悸不适,舌淡、苔薄,脉细弦。原方加柏子仁 10 克,续服 14 帖。

随访:2 个月后电话随访,患者症已瘥,无不适,嘱调养身体,避风寒,保暖。

按语:该病患者以关节疼痛为主诉就诊,体格检查阳性体征不多,X 线片亦轻度退变,睡眠欠佳,结合其已绝经,脉细弦,故可诊为功能性的膝关节痛,采用柴胡加龙骨牡蛎汤加减治疗,和解安神,经络得通,彰显良效。

病案二:李某,男,35 岁。初诊日期:2007 年 11 月 28 日。

主诉:左踝及腕关节酸痛多时。现病史:左踝酸痛,1992 年前后始。今年 5 月份打羽毛球后肿胀迄今未已。右膝酸软 2 月份开始,7 月份出现下蹲障碍,近来两个手腕拧毛巾少力。苔薄,脉略数。体格检查:面欠华色,腕稍肿,屈伸明显障碍,总幅度约 40 度,无明显压痛。左髋受限甚于右侧,"4"字试验(+),右膝不能完全伸直,左踝肿,屈伸差,外展内收足完全受限。实验室检查:红细胞沉降率 70 mm/h,C 反应蛋白 34,OT 试验(−),HLA − B$_{27}$(+)。

中医诊断:痹证。

西医诊断:脊柱关节病。

辨证分析:素体亏虚,风寒湿热痹阻骨骼肌筋,久则阴虚内热,近日劳累后诱而发病,湿热痹阻,不通则痛。

治疗原则:清热解毒止痹痛。

处方:桂枝芍药知母汤加减。桂枝 10 克,赤芍 10 克,白芍 10 克,知母 10 克,半枝莲 15 克,蛇舌草 30 克,草河车 15 克,附片 12 克,生地黄 30 克,砂仁 3 克^{后下},白术 10 克,麻黄 6 克,黄芪 30 克,红花 10 克,白芥子 6 克,鸡血藤 15 克,青风藤 15 克,共 14 帖,每天 1 帖,水煎服。

二诊:2007 年 12 月 12 日。外院风湿科检查谓非风湿科疾病。苔薄,脉数。原方加黄柏 10 克,苍术 10 克,黄芩 10 克,胆南星 10 克,牛膝 15 克,赤小豆 15 克,续服 14 帖。

三诊:2007 年 12 月 31 日。症状缓解,腕肿痛见减,活动在 100 度左右。原方改生地黄为 15 克,加熟地黄 15 克,山萸肉 15 克,炮姜 6 克,续服 14 帖。

四诊:2008 年 1 月 14 日。大便溏,在晨、晚,脉小数。吴茱萸 5 克,黄连 3 克,补骨脂 10 克,桂枝 10 克,白芍 10 克,知母 10 克,黄芪 30 克,附片 10 克,白术 10 克,熟地黄 24 克,山萸肉 24 克,山药 15 克,丹皮 10 克,茯苓 15 克,泽泻 10 克,胆南星 10 克,当归 10 克,仙鹤草 15 克,马齿苋 15 克,14 帖。

　　五诊：2008 年 1 月 28 日。上下楼梯有酸楚不适感，晨僵，脉数，苔薄。桂枝 10 克，白芍 12 克，知母 10 克，黄芪 30 克，生、熟地各 18 克，木香 5 克，附片 10 克，白术 12 克，山萸肉 18 克，山药 15 克，半边莲 15 克，蛇舌草 30 克，土茯苓 15 克，当归 10 克，红花 10 克，天南星 10 克，白芥子 6 克，砂仁_{后下} 3 克，党参 15 克，鸡血藤 15 克，青风藤 15 克，鹿含草 15 克，14 帖。

　　六诊：2008 年 2 月 11 日。仍有晨僵，痛未尽，脉稍数。原方改生、熟地黄 24 克，加太子参 30 克，草河车 15 克，炙甘草 20 克，续服 14 帖。

　　随访：2008 年 3 月份，门诊随访。膝痛、肿感已有好转，上楼梯时略有酸楚感，需服西乐葆，继续随访治疗。

　　按语：本症患者符合脊柱关节病的表现，根据临床体征判断属有热象，故在基本方基础上加用清热解毒类中药。石印玉教授认为，清热解毒中药，可抑制炎症因子，如血管内皮生长因子等，从而达到消炎止痛作用。此外，本例患者应用西乐葆，患者认为服用西药方便，每日 2 次，每次 1 粒，且有较好疗效，如不服或少服则膝部关节上楼梯不适感加重，而服用中药后，感觉全身状况较好，不大感冒了，气色也比以前好多了。石印玉教授并不排斥西药，认为此类药物见效快，疗效好，且不良反应小，中医师应该在中医的体系中纳入此类西药，用中医的术语进行阐述，如补肝肾、强筋骨、活血化瘀、消肿、清热解毒等，做到洋为中用。

　　病案三：丁某，女，70 岁，退休人员。初诊日期：2007 年 2 月 26 日。

　　主诉：双膝关节疼痛 1 个月。现病史：无外伤史，1 个月前开始出现双膝关节疼痛，左重于右，伸直受限，上下楼梯受限明显，平地行走亦不便利，胃纳尚可。舌淡，苔脉平。体格检查：左膝关节略肿，浮髌试验（＋），双膝关节内侧压痛，关节屈伸功能受限，有摩擦感，无肌肉萎缩。X 线片示双膝关节增生退变明显。

　　中医诊断：痹症。

　　西医诊断：右膝骨关节病。

　　辨证分析：患者年老体弱，关节长期劳损，气血运行失和，阻遏不通，痰瘀互阻，发则疼痛。

　　治疗原则：补益肝肾，舒筋通络。处方：① 痹痛 1 号方（抗骨质增生丸）加减。半夏 10 克，陈皮 10 克，桂枝 10 克，茯苓 15 克，天南星 10 克，白术 12 克，细辛 10 克，仙灵脾 15 克，熟地黄 30 克，骨碎补 10 克，土茯苓 30 克，黄柏 10 克，丹参 30 克，牛膝 15 克，鹿含草 15 克，威灵仙 20 克，共 14 帖，每日 1 帖，水煎服。② 膜韧膏 3 张，外敷包扎（1 张外用，贴左膝内侧，3 日更换一次）。

　　复诊：2007 年 3 月 12 日。用上述药 2 周，诉仍疼痛，似略减轻，关节屈伸时有摩擦感，舌淡，苔脉平。鹿角 9 克，熟地黄 36 克，仙灵脾 15 克，骨碎补 12 克，肉桂 6 克，桂枝 6 克，炮姜 6 克，肉苁蓉 12 克，土茯苓 30 克，牛膝 15 克，莱菔子 5 克，鹿含草 20 克，秦艽 10 克，羌活 10 克，胆南星 10 克，天花粉 15 克，鸡血藤 20 克，附片 10 克，共 14 帖，每天 1 帖，水煎服。

三诊：2007 年 3 月 26 日。服上述药 2 周，右膝痛已有所缓解，关节摩擦感略明显。原方改熟地黄为 45 克，加苍术 10 克、白术 10 g、地鳖虫 6 g、女贞子 10 g、旱莲草 10 g，续服 14 剂。

随访：2007 年 5 月 7 日，门诊随访。膝痛已解，活动可，脉细小数。予补肾及活血中成药治之，以善其后。

按语：本症患者年老体虚，关节病变为退行性，且关节软骨已磨损，属中医学痹症范畴，辨为肝肾亏虚，筋脉不通，故在治疗时，采用长春刘柏龄之经验方抗骨质增生丸辨证加减，患者病久，肝肾亏虚较甚，非一时可以收效，故坚持服药一段时间后，患者症情已见好转，予以中成药续之。

（孙波）

第十三节　石印玉运用清热活血法治疗劳损性腰背痛验案 1 则

腰背痛是临床常见病之一，骨伤科诊治较多者为劳损性腰背痛。石印玉教授传承石氏伤科治疗经验，在内服药物治疗方面，以活血固腰为主。近 30 年来，按照临床辨证所得，石印玉教授又总结出清热活血、温经活血、通督活血等多种不同治法。而对于中年腰背痛患者石印玉教授尤喜采用清热活血法，往往能够取得良好的疗效。兹选取近来诊治的病例一则介绍如下。

一　病案实录

叶某，男，44 岁，教师。初诊时间：2008 年 9 月 11 日。

现病史：患者腰背痛 2 年。腰背部疼痛每于晨起时明显，起床活动片刻后改善，但不耐久立；口干喜饮，饮而不多，尿色偏黄，大便干结，纳寐尚安；舌偏红，苔薄，脉细弦略数。体格检查：脊柱正直，生理弧度稍弱，屈伸旋转无明显障碍，下腰椎棘旁、棘间、棘突以及骶棘肌外侧、腰椎横突处、臀部、臀上皮神经部位均有明显压痛。直腿抬高试验阴性，"4"字试验阴性，下肢感觉、肌力反射正常。X 线片示腰椎生理弧度变直，腰 3、4、5 椎体见唇样增生，腰椎间隙无明显改变。西医诊断：腰部劳损，腰椎退行性疾病。中医诊断：劳损腰痛。辨证：阴虚郁热，络脉痹阻。治法：清热活血，通络止痛。处方：黄柏 9 克，地骨皮 9 克，土茯苓 15 克，忍冬藤 18 克，川牛膝 15 克，骨碎补 15 克，黄芪 24 克，当归 12 克，玉竹 12 克，香附 12 克，萆薢 15 克，六神曲 15 克。另再予以三七粉、地鳖虫粉、全蝎粉、蜈蚣粉各 10 克混合，分为 12 包，每日 1 包，药粉入汤剂冲服。

二诊：9 月 25 日，服药后虽仍偶有疼痛，病已十去七八，口干欲饮亦见缓解。原方再服。

2 个月后随访，疼痛消失，授课站立已无乏力不适感，精力较前充沛。

二　临证体悟

劳损性腰背痛在临床上非常多见，以往患者多为体力劳动者，由劳动损伤、感受风寒湿邪夹杂致病。因此，传统应用的活血固腰药如当归、红花、川续断、狗脊，以及祛风药羌活、独活等，多属性温之品。石印玉教授认为，当前患者以伏案工作者居多，因经常持续保持某个体位，又缺少运动锻炼而造成筋骨劳损，与以往患者群体不同。此外，因工作紧张、压力重重、心绪操劳，故一方面劳损瘀阻，日久而郁，瘀郁而化热；另一方面，生活工作压力易致内火偏旺。相当数量的患者既表现出石筱山、石幼山先生提及的劳伤元气虚弱征象，又有瘀热内伤阴分的表现。其疼痛特点：一是每于卧床休息后晨间起床时疼痛最重，活动后减轻；二是临床体检时有浅表、广泛、敏锐的压痛。亦可问及阴虚内热症状，如口干欲饮，饮而不多，尿色偏深，大便干结等，且舌质多偏红，脉数。如此证候，内服宜用清热养阴药物为主。以黄柏、地骨皮、土茯苓、忍冬藤滋阴清热，并入黄芪、当归、牛膝、骨碎补益气活血，牛膝、骨碎补运用于以腰痛为主症者又能补肾壮腰；玉竹养血润燥；香附解郁理气；萆薢利湿通达；六神曲健脾调和为佐。除服汤药外，近 10 年来石印玉教授常用三七、地鳖虫、全蝎、蜈蚣 4 味研粉入药，每日服 0.6～1.0 克。活血通络，治疗筋骨疼痛，多见效验。

治疗腰背痛参入清热养阴药的治疗方法在 20 世纪 70 年代已有个案介绍。当时谓"脊柱增生""肥大性脊柱炎"等，运用的药物有天青地白草、萆草等，惜未加以重视和归纳总结。石印玉教授认为中老年腰痛、腰臀痛或腰腿痛者见诸热证，宜用清热养阴药者并不少见，临床当予以重视。

目前临床诊疗腰腿痛往往以现代医学病名为目标，患者亦自言其病为"腰椎间盘突出""生骨刺"等。石印玉教授则强调中医诊疗要坚持辨证论治。中医诊断学问诊中有"十问"，而当前许多中医医师并未按照"十问"原则，因此可能会遗漏辨证中的某些重要信息。治疗只是"通则不痛"，予以活血止痛药物，变成所谓的头痛医头，脚痛医脚，而不能完全体现中医整体观的原则。石教授认为治疗本病应遵循扶正祛邪、调整平衡的基本原则，这也是石筱山、石幼山先生一贯提倡的"整体治疗""十三科一理贯之"的石氏伤科学术思想。另外，在 X 线、CT 等影像学方面的改变也不能与临床病症等同，必须与临床表现吻合才有临床意义，而且影像学只能反应骨骼变化，对于产生症状极其重要的"筋""肉"（即筋膜、肌腱、关节囊、韧带、软骨等组织）的改变不能全面反映。而恰恰是这些组织的改变产生了局部和全身症状。因此只有借助完整的望、闻、问、切四诊，才能全面了解病情，作出正确的中医证候诊断，并据此拟订治法进行治疗。

　　本案的治疗采用粉剂与汤剂相结合,这是石印玉教授近年除煎药外较多应用的给药方式。随着社会的进步,中国逐渐进入了老年化社会,许多来就诊的患者均为老年人,还兼患其他方面的疾病。因此,骨伤科医师诊病的视野要广及全身而不仅仅局限于所谓的"伤病"。治疗方案也可借鉴其他学科的经验,变通化裁。运用活血通络药研粉掺入按辨证选用的汤剂或颗粒剂,或可参用其他专科的相关制剂,拓展中药的应用范畴,既能对骨伤疾病有相同疗效的治疗作用,又能对患者的其他兼并疾患起治疗作用,同时还能减少患者的服药量。

(石瑛　石印玉)

第十四节　石印玉中医骨伤科学教案——
膝骨关节炎的诊治

　　中医骨伤科学是一门运用中国医学的理论和诊治方法研究骨关节及其周围筋肉损伤与疾病的课程。如何使学生在学过的中西医学各门基础课程的基础上,了解和掌握中医骨伤科的基本理论与骨伤科疾病诊断治疗的基本方法,为从事中医或骨伤专科临床打下坚实的基础,让学生能够学以致用,应该成为中医骨伤教学的核心任务。为了发扬中医骨伤科的诊疗特色,加强中医院校学生理论联系实际的能力,辨证思维的能力与实际运用的能力。石印玉教授从临床实践出发,在长期的教学实践中总结出了"鉴别比较教学法"。该方法根据骨伤科常见疾病多有疼痛与功能障碍的症状,临床表现类似,易于混淆,将类似症状表现的疾病的发病原理与临床表现进行比较,分析各自特点,而使得学生能够抓住鉴别要点,概念明细,印象深刻,较好地掌握教学内容。

　　骨关节炎是一种可动关节的慢性非炎症性病变,又称退行性关节炎、增生性关节炎、肥大性关节炎、老年性关节炎、骨关节病、软骨软化性关节病等,好发于负重大、活动多的关节,如髋、膝、脊柱等处。骨关节炎是全球范围内的常见病与多发病。其病理特点主要表现为关节软骨的退行性变,关节边缘和软骨下骨质硬化、囊性变,继发关节表面及边缘骨赘,并由此引起关节肿胀疼痛、僵直畸形、活动障碍。膝关节是骨关节炎最常见的累及部位。中医学无明确的膝骨关节炎病名,根据其临床症状多将此病归属于"痹证""痿证""骨痹""筋痹""腰腿痛"的范畴。多数医家认为此病由肢体筋脉、关节、肌肉、经脉气血痹阻不通,"不通则痛"而发病,其病位在于肝、肾,与脾、肺关系密切。膝骨关节炎主要因劳累过度或经久积劳而引起的损伤,损伤后肌肉附着点的筋膜、韧带、关节囊等受损害的软组织可发出疼痛信号,引起肌肉收缩,紧张甚至痉挛,而减少肢体的活动,如果不及时治疗,损伤组织可形成不同程度的粘连、纤维化及疤痕化,造成新陈代谢障碍,进一步加重"不通则痛"

的病理变化,最后加重骨及软骨的损伤,出现疼痛、畸形和功能障碍。

古代医家多从"痹"或"痿"的角度来论治有近似骨关节炎症状表现的疾病,近代医家治疗此病亦有其特色与优势,采用药物内服、外敷,配合针灸、推拿、熨敷及日常调护等法,收效颇甚。从总体来看,论治骨关节炎主要存在二类中医学思路,从证概括一为痹类,一为痿类;从法概括前者为"本虚标实,补肾(健脾)祛邪",后者为"本痿标痹,养血柔肝(软坚)";从方药概括,除运用相应的祛邪、补肾、健脾、柔肝药外,虫毒类药的运用在骨关节炎的治疗中也发挥着重要作用。

膝骨关节炎教学中主要从骨关节炎的发病机理、诊断、治疗,以及病案举例、经典文献五个方面进行阐释。

一 膝骨关节炎的发病机理

(一) 骨关节炎的发病机理

骨关节炎被认为是一种退行性的关节疾病,现代医学对骨关节炎的发病机理有如下假说。

1. 软骨的变性和崩溃 大多数人认为骨关节炎最初的病理变化为软骨的基质内缺乏蛋白糖原和胶原,接着浅层的软骨细胞数量减少,使关节软骨松松地挂在关节腔内,受不起应力容易发生折断。在生化方面,老年人的软骨水分减少,硫酸软骨素比例增高,各种促使软骨降解的酶也相应出现。

2. 软骨下骨质僵硬 使关节软骨丧失了对应力的应变能力,尤其是不能承受横向的应力,容易产生剪力使软骨产生水平状劈裂。什么原因引起软骨下骨质僵硬目前还不明了,可能与肌肉骨骼系统缺乏必需的动力,使骨与软骨丧失了脉冲式刺激力量。

3. 力学上变化 为了维持力学上平衡,关节面承受异常的应力。在正常情况下,压力均匀分布,软骨下骨质应该表现为相同的厚度。如果关节有发育不良,负荷的力线出现偏斜,可以促使软骨的变性和软骨下骨的异常增生。

(二) 其他常见关节炎的发病机理

1. 类风湿性关节炎 这是一种病因尚未明了的慢性全身性炎症性疾病,以慢性、对称性、多滑膜关节炎和关节外病变为主要临床表现,属于自身免疫炎性疾病。致病抗原侵入关节之后,在 RA 易感人可引发滑膜关节炎及关节外一系列病变。

细胞免疫反应指入侵抗原被滑膜细胞(A 型细胞,树突样细胞、巨噬细胞等)吞噬、加工、处理,在细胞表面表达 II 类抗原受体,并将抗原信息传递给 T 淋巴细胞,激活 T 淋巴细胞,使之释放出多种可溶性介质。如白介素-1、肿瘤坏死因子(TNF)等。这些介质进一步促进滑膜增生、诱导滑膜细胞产生胶原酶和前列腺素 E_2(PGE_2)等使炎症反应加剧。有些单核细胞因子可促使关节软骨退变、抑制蛋白多糖合成,使使钙吸收增加,导致关节软骨萎缩破坏。体液免疫反应指侵入滑膜的致病抗原,在激活 T 淋巴细胞的同时,也可激活 B 淋巴细胞,使 B 细胞转化为浆细胞,合成多克隆抗体,包括抗免疫球蛋白抗体,即类风湿因子。类风湿因子是在滑膜中形成的,包括 IgG-RF、IgA-RF 及 IgM-RF 等。它们是关节及关节外损伤的重要因子,其中,IgG-RF 本身兼有抗原与抗体二种生物特性,它刺激 B 细胞合成 IgM 及 IgA 型 RF,其本身又易形成二聚体或多聚体,易被吞噬细胞吞噬形成RA 细胞,在关节腔内形成免疫复体,通过经典途径激活补体,激活激肽系统增加血管通透性,激活巨噬细胞释放多种免疫介质,如白细胞趋化因子,促使中性粒细胞在关节腔内集聚,释放溶酶体酶、胶原酶及超氧阴离子等炎性介质,使滑膜细胞产生蛋白溶解酶类,金属蛋白酶类及前列腺素等,加强炎症反应,最终引致结缔组织和关节软骨大分子分解,关节结构破坏及纤维结缔组织增生。广义的类风湿性关节炎除关节部位的炎症病变外,还包括全身的广泛性病变。

2. 痛风性关节炎　这是一种因嘌呤代谢障碍,使尿酸累积而引起的疾病,属于关节炎的一种,又称代谢性关节炎。痛风的定义是人体内嘌呤的新陈代谢发生了紊乱,尿酸(嘌呤的氧化代谢产物)的合成增加或排出减少,造成高尿酸血症,当血尿酸浓度过高时,尿酸即以钠盐的形式沉积在关节、软组织、软骨和肾脏中,引起组织的异物炎性反应。

3. 风湿性关节炎　这是风湿热的一种表现。风湿热是由 A 组乙型溶血性链球菌感染所致的全身变态反应性疾病,病初起时常有丹毒等感染病史。

(三) 骨关节炎的中医学病因病机学说

骨关节炎一病,与肝、肾及脾、肺关系密切,和肢体经筋、经络气血密切相关。凡是能引起气血经脉痹阻不通的因素,皆可引起骨关节炎的发生。

1. 肝肾亏损　肝藏血,血养筋,故肝之合筋也。肾主储藏精气,骨髓生于精气,故肾之合骨也。诸筋者,皆属于节,筋能约束骨节。由于中年以后肝肾亏虚,肝虚则血不养筋,筋不能维持骨节之张弛,关节失滑利,肾虚而髓减,致使筋骨均失所养。精血不足,筋脉失养,寒湿之邪侵入人体,流注关节,筋骨脉络不通,使气血痹阻,痹证乃成。

2. 慢性劳损　过度劳累,日积月累,筋骨受损,营卫失调,气血受阻,经脉凝滞,筋骨失养,致生本病。由于老年人气血亏虚,风寒湿邪易客注凝结于关节,使气机阻滞,气血运行不畅,"不通则痛",发为本病。

本病基本证候病机变化有虚有实,但以虚为本,涉及气血津液,因此只有抓住骨关节炎的基本证候要素才可以灵活辨证,紧扣病机。综合古今文献,涉及便秘的基本证候要素包括六淫邪气(风、寒、湿等)、气血相关要素(气滞、气虚、血虚、血瘀)以及痰浊等,而以肝肾不足、筋脉瘀滞证,脾肾两虚、湿注骨节证,肝肾亏虚、痰瘀交阻证最为常见,各证候要素可独立或相互交叉结合形成相应证候。

1. 肝肾不足、筋脉瘀滞证　年老体虚或慢性劳损,日久致肝肾亏虚,肝虚则血不养筋,筋不能维持骨节之张弛,关节失滑利,肾虚而髓减,致使筋骨均失所养。精血不足,筋脉失养,寒湿之邪侵入人体,流注关节,筋骨脉络不通,使气血痹阻,痹证乃成。

2. 脾肾两虚、湿注骨节证　度劳累或年迈体虚或久病,日积月累,致脾肾两虚,营卫失调,气血受阻,经脉凝滞,日久筋骨受损,局部水液停滞,流注关节,使气机阻滞,气血运行不畅,"不通则痛",引起本病发生。

3. 肝肾亏虚、痰瘀交阻证　年老体虚或慢性劳损,病久或加之过力劳伤或跌打损伤,致瘀血停滞,经脉淤阻不通,局部津液运行不畅,凝津为痰。痰瘀作为病理性产物,相互搏结,既可直接痹阻经络,也可致局部正虚,招邪致痹,从而导致此病发生。

二　膝骨关节炎的诊断

(一) 中医诊断标准

参照 1995 年 1 月 1 日实施,由国家中医药管理局发布的《中华人民共和国中医药行业标准》中的《中医病证诊断疗效标准》有关"骨痹"的诊断,其诊断依据为:"骨痹由于年老体衰,骨失滋养,气血失调,所致局部或全身骨关节退化改变。临床表现以大关节疼痛,活动受限为主症。多见于退行性骨关节病,肥大性改变。"

(二) 西医诊断标准

参照中华医学会骨科学分会制定的骨关节炎诊疗指南(2007 年版)中的诊断标准进行诊断。诊断依据如下。

(1) 近 1 个月内反复膝关节疼痛。

(2) X 线片(站立或负重位)示关节间隙变窄、软骨下骨硬化和(或)囊性变、关节缘骨赘形成。

(3) 关节液(至少 2 次)清亮、黏稠,白细胞计数<2 000 个/mL。

(4) 中老年患者(≥40 岁)。

(5) 晨僵≤3 分钟。

(6) 活动时有骨摩擦音(感)。

注：综合临床、实验室及 X 线检查，符合(1)(2)或(1)(3)(5)(6)或(1)(4)(5)(6)条，可诊断为膝关节骨关节炎。

参照 1995 年美国风湿病学会修订的有关分类标准，可根据患者的症状、体征、关节滑液及典型的 X 线表现来诊断此病。具体标准如下。

1. 临床

(1) 前 1 个月大多数时间有膝痛。

(2) 关节活动时有骨响声或骨摩擦音。

(3) 晨僵＜30 分钟。

(4) 年龄大于或等于 38 岁。

(5) 膝检查显示有骨性膨大。

满足(1)(2)(3)(4)或(1)(2)(5)或(1)(4)(5)者可诊断为膝关节骨关节炎。

2. 临床及放射学

(1) 前 1 个月大多数时间有膝痛。

(2) X 线示关节边缘骨赘形成。

(3) 关节液实验室检查符合骨关节炎。

(4) 年龄大于或等于 40 岁。

(5) 晨僵＜30 分钟。

(6) 关节活动时有骨响声或骨摩擦音。

满足(1)(2)或(1)(3)(5)(6)或(1)(4)(5)(6)者可诊断为膝关节骨关节炎。

(三) 与其他关节疾病的鉴别诊断

1. 风湿性关节炎 典型表现为游走性的多关节炎，常呈对称性，关节局部可出现红肿热痛，但不化脓，炎症消退，关节功能恢复，不遗留关节强直畸形，皮肤可有环形红斑和皮下结节。风湿性心肌炎是最严重的并发症。原发性骨关节炎可出现游走性疼痛，经治疗后关节功能可适当恢复，日久可能遗留关节强直畸形，无环形红斑和皮下结节，亦无内脏并发症。

2. 类风湿性关节炎 均可出现多关节发病，而且累及手足小关节，逐渐出现关节僵硬、肿胀、畸形。由于骨关节炎是一种最常见的关节炎，类风湿性关节炎患者同时患有骨关节炎的比率亦很高，所以在治疗和随访这些患者时一定要正确地判断造成疼痛的原因，以免造成治疗上的错误。鉴别如表 4-19。

表 4-19 类风湿关节炎与骨关节炎鉴别

	类风湿关节炎	骨 关 节 炎
发病年龄	30~50 岁为发病高峰	随年龄增加而发病增多
诱发因素	不定	创伤、肥胖、先天异常等
起病	缓慢，偶为急性	缓慢

续　表

	类风湿关节炎	骨　关　节　炎
全身症状	有	几乎无
晨僵	＞30分钟	＜30分钟
受累关节	多发、对称、四肢大小关节	远端指间、膝、髋和颈及腰椎
皮下结节	＋	－
Heberden结节	－	＋
Bouchard结节	－	＋
类风湿因子	＋	－
X线特征	软组织肿胀,关节间隙变窄,关节变形,半脱位,强直	骨赘,骨硬化,可有关节间隙狭窄

　　3. 膝关节半月板损伤　单纯半月板损伤多有外伤史,或者为先天盘状软骨畸形、交叉韧带损伤未能及时治疗所致半月板破裂。最主要的症状为关节内疼痛多由一些特殊的动作(屈膝、转身、伸直)而诱发或加剧,有关节"卡住"(即医学上的"绞索")症状,非持续性疼痛,为突发性,有时伴随关节突然不能活动。而骨关节炎多为单个关节或合并对侧膝关节,为退行性表现(随年龄加重),并因为关节软骨的磨损、老化,病变较局限于关节,为活动后出现疼痛,持续性加重,休息后缓解。

　　4. 十字韧带损伤　十字交叉韧带损伤也可出现膝关节疼痛的症状。但膝交叉韧带位置深在,非严重的外力不易引起交叉韧带的损伤或断裂,多因膝关节受到打击的外力引起。但韧带损伤后膝关节生物力学改变,造成膝关节不稳,可使关节软骨面局部的负荷和磨损增加,改变其他部位的功能,可继发膝骨关节炎,尤其是前交叉韧带损伤后继发软骨损伤率明显升高。但在十字韧带损伤早期应与膝骨关节炎相鉴别,有无外伤、X线和MRI检查等可鉴别。

　　5. 膝关节化脓性关节炎　膝关节化脓性关节炎在中医认为属邪毒内侵,局部表现红肿热痛为其特点,严重者可形成窦道,浓汁外溢。在早期仅表现为疼痛时,与膝骨关节炎较难鉴别。但化脓性关节炎在早期即可伴有体温升高,化验检查红细胞沉降率、C反应蛋白明显升高等表现,疼痛程度可较膝骨关节炎重,静息跳痛明显,关节内穿刺化验,白细胞计数大于 $50 \times 10^9/L$,或可见脓球,关节液生化检查关节液中糖含量明显下降,与血糖之差超过 2.2 mmol/L(正常两者相差小于 0.55 mmol/L),细菌培养在未治疗或治疗初期阳性率高。

　　6. 膝关节结核　膝骨关节炎与膝关节结核在膝部初起表现症状不易区别。膝关节结核好发于儿童及青少年,病者及家属可有肺痨病史,起病缓慢,初起仅感病变关节略有酸痛,皮色不变,活动不利,动则疼痛加剧,数月或经年以后,可有寒性脓肿出现,脓肿溃后,脓水稀薄,夹有败絮状物,不易收口。早期全身症状不明显,中、后期出现低热、颧红、纳呆、盗汗、消瘦、精神疲乏,脉细数等虚弱症状,膝关节局部关节肿胀、强直,活动受限,大、小腿肌肉萎缩,形如鹤膝,脓肿多出现于病变关节附近。活动期红细胞沉降率明显增快,结核菌素试验呈强阳性,脓液培养可有结核杆菌生长。早期影像学显示骨质疏松、脱钙,甚至部分破坏模糊,稍晚可见死骨游离,死骨吸收后可见骨空洞,晚期关节间隙狭窄或消失,呈畸形。

三　膝骨关节炎的治疗

(一) 肝肾不足、筋脉瘀滞证

1. 症舌脉　主症:关节疼痛,胫软膝酸。次症:活动不利,运作牵强,舌质偏红,苔薄或薄白,脉滑或弦。

2. 治法　补益肝肾,通络止痛。

(1) 方药运用

常用方:独活寄生汤(《备急千金要方》)加减。独活、寄生、杜仲、牛膝、细辛、秦艽、茯苓、肉桂心、防风、川芎、人参、甘草、当归、芍药、干地黄。

加减:阴虚火旺,口干咽干者加知母 10 克、黄柏 3 克,纳呆者加砂仁 6 克、炒白术 10 克;肢冷不温,舌淡苔白者加制附片 10 克、桂枝 10 克;关节痛甚加淫羊藿 15 克、巴戟天 10 克。

常用中成药:抗骨增生胶囊(国药准字 Z10980006):口服,每次 5 片,每日 3 次。补腰肾,强筋骨,活血止痛。用于骨关节炎肝肾不足、瘀血阻络证。

(2) 针灸

主穴:内膝眼、外膝眼、阴陵泉、阳陵泉、阿是穴、鹤顶。

配穴:肝肾亏损者,加三阴交、太溪、肾俞、肝俞;瘀血阻滞者,加血海、膝阳关;寒湿痹阻者,加梁丘,足三里。

手法:平补平泻法,每次留针 20~30 分钟。亦可给予电针治疗,每日 1 次,10 次为 1 个疗程。

(3) 外用方药:石氏伤科的外处方为麻黄 10 克、桂枝 20 克、细辛 10 克、制南星 20 克、威灵仙 20 克、白芷 20 克、鹿含草 20 克、花椒 10 克。煎取药汁和药渣熏洗患膝,每次 20 分钟,每日 3~4 次,10 次为一疗程。

临证参考:膝骨关节炎有痹的病机与表现特点,在对痹的病因认识上,随时代演变,对痹证内因的认识逐渐重视和清楚;在对痹的治疗上,从古至今涌现出祛邪、补肾、健脾三类治法,唐以前多偏祛邪,唐以后多偏补肾或健脾,至近代则扶正与祛邪兼用。这三类治法是古医家明确提出的也是后世运用较多的方法,也正奠定了骨关节炎从"痹"论治的治法依据。治"痿"的方法多以补肝肾、祛湿热为主,所谓"治痿独取阳明",但对膝骨关节炎这一类特殊的本痿标痹证以养血软坚、养筋柔肝的治法也多能取效,或者说养血软坚、养筋柔肝法也是贴切骨关节炎的痿证治法之一。柔肝法古医家虽未从理论上提出,但也的确是骨关节炎的有效治法。膝骨关节炎诸症的发生、发展和转归与关节整体结构的失衡以及脏腑功能的失调密切相关,在应用外用中药和非药物的外治疗法时,应注重关节整体结构及全身脏腑机能的调整。中药辨证施治再配合药物熏洗或外敷,体现了中医骨伤内外兼治,筋骨并重,整体与局部相结合的治疗原则。

(二)脾肾两虚、湿注骨节证

1. 症舌脉　主症:关节疼痛,肿胀积液。次症:活动受限,舌质偏红,或舌胖质淡,苔薄或薄腻,脉滑或弦。

2. 治法　补脾益肾、祛湿消肿、温经通络。

(1) 方药运用

常用方:三妙丸(《医学正传》)加减。黄柏、苍术、川牛膝。

加减:临症可根据湿热轻重,调整苍术和黄柏的配伍用量。筋骨疼痛,足膝红肿痛热为主时,加豨莶草、木瓜、忍冬藤、虎杖清热祛湿通络;筋骨痿软,加牛膝、鹿衔草、五加皮以强壮筋骨。

常用中成药:四妙丸,口服,每次 6 克,每日 3 次。祛湿清热。用于由湿热下注引起的两足麻木,下肢痿弱,筋骨疼痛,足胫湿疹痒痛。

(2) 针灸

主穴:阳陵泉、委中、足三里、悬钟。

配穴:八风、解溪、丘墟、昆仑、照海、秩边。

手法:施以毫针刺法,留针 30 分钟,其间行针 1～2 次。亦可给予电针治疗,每日 1 次,10 次为 1 个疗程。

(3) 外用方药:一些舒筋活络洗剂,临证可以选用,如自制剂膝痛宁外洗方剂(洛阳正骨医院)组成:苍术 20 克、黄柏 20 克、牛膝 15 克、川芎 15 克、薏苡仁 15 克、茜草 20 克、土茯苓 20 克、桂枝 6 克、大黄 5 克、红花 10 克、威灵仙 20 克、川乌 20 克、草乌 20 克;膝痛宁熏洗:每日 2 次,一次 30 分钟。

临证参考:许多医家在口服药物的同时兼用中药熏洗(外敷)来治疗膝关节疼痛及合并滑膜炎者,对于软骨下骨挫伤疗效较好。

(三)肝肾亏虚、痰瘀交阻证

1. 症舌脉　主症:关节疼痛,肿胀肥厚感,痿弱少力。次症:骨节肥大,活动受限,舌质偏红,或舌胖质淡,苔薄或薄腻,脉滑或弦细。

2. 治法　滋补肝肾、化痰祛瘀。

(1) 方药运用

常用方:上中下痛风通用方(《丹溪心法》卷四)加减。黄柏、苍术、天南星(姜制)、神曲、川芎、桃仁、龙胆草、防己、白芷、羌活、威灵仙、桂枝、红花。

加减:关节冷痛者加制附片 10 克;关节热痛加黄柏 5 克、生地黄 15 克;关节疼痛甚者加炙乳香、没药各 3 克,或加全蝎 10 克、蜈蚣 2 条;关节肿甚者加生薏苡仁 15 克、苍术 10 克。

常用中成药:瘀血痹冲剂活血去瘀,通络止痛。每次 1 袋,每日 3 次。

(2) 针灸

体位:坐位或仰卧位,膝关节屈曲 90 度。

取穴:局部取穴:阳陵泉,阴陵泉,足三里,犊鼻穴,膝眼;远道取穴:昆仑,悬钟,三阴交,太溪。针具:一次性不锈钢无菌针灸针,规格:0.30 mm×60 mm。

方法:针前穴位皮肤碘酒消毒,再用 75% 乙醇脱碘消毒;采用指切或夹持进针法,垂直于皮肤进针,针刺深度按部位不同在 10～25 mm 范围,捻转得气(局部酸,胀,重,麻感)后留针,在留针 10 分钟后运针一次,起针前再运针一次,共三次,运针方式为每针捻转提插约 5 秒至得气为度。留针 20 分钟后起针,起针后以消毒棉球轻压针孔约 3 分钟。

剂量:每次 20 分钟,每周治疗 2 次。

注意事项:明显关节肿胀者只以远道取穴方式治疗。

(3) 外用方药:一些外用洗剂,临证可以选用,如伸筋草 30 克、透骨草 30 克、苏木 30 克、乳香 30 克、没药 30 克、白芷 30 克、丹参 30 克、红花 10 克、制川乌 15 克、五倍子 15 克。上述中药用水浸透后煎煮 15～20 分钟取药汁,将药汁滤出后待温度适宜,用以浸洗患处,每日 2 次,每次 30 分钟,1 周为 1 个疗程。

临证参考:阳虚所致的骨关节炎,治疗重在温通。本证多呈慢性经过,往往病情不重,但很难取效于一时,临证时应该辨证施药,缓缓图之,切不可为贪一时之快,过用猛浪泻剂。目前,老年性骨关节炎的患者越来越多,其中虚证骨关节炎较为多见,阳虚型骨关节炎尤其要注意。除了中药口服、外敷、熏洗之外,对于膝关节屈曲挛缩或合并内外翻畸形患者,还可辅助按摩推拿手法。

四　病案举例

病案一:州守张天泽,左膝肿痛,胸膈痞满,饮食少思,时作呕,头眩痰壅,日晡殊倦。用葱熨法,及六君加炮姜,诸症顿退,饮食稍进。用补中益气加蔓荆子,头目清爽,肢体康健。间与大防风汤十余剂,补中益气三十余剂而消。

一妇人,发热口干,月经不调。半载后,肢体倦怠,二膝肿痛,作足三阴血虚火燥治之,用六味地黄丸,两月余,形体渐健,饮食渐进,膝肿渐消,半载而痊。

——《古今医案按·卷六》

按语:引《古今医案按·卷六》余震。此是立斋医案,虽仅二条,而治法大备。盖鹤膝风乃足三阴经亏损,寒湿乘虚而入故所用四方,皆要药。若欲作脓,或溃后,又宜十全大补汤;若兼头晕吐痰,小便频数,须佐以八味丸,皆要法也。惟初起时,以葱熨,或雷火针使其内消为妙。又预防法,用艾绒缝入护膝,将大红绢作里面,着肉缚之,昼夜不脱,可免此病。

病案二: 东阳傅文,年逾六十,性急作劳。患两腿痛甚,动则甚痛。予视之曰:此兼虚证,当补血温血,病当自安。遂与四物汤加桃仁、陈皮、牛膝、生甘草,煎入生姜,研潜行散,热饮。三四十帖而安。

——《格致余论·痛风论》

按语:多劳且年近花甲则肝肾气血渐虚;性急则厥阴肝脏伏火,易耗伤阴血;肝主筋又主藏血,膝者筋之府,膝痛无有不因肝肾虚者;虚则风寒湿气袭之,湿阻热郁于其所,即发为两腿疼痛也。其治以四物汤补血活血;桃仁、牛膝活血,牛膝且可通络下行;身半以下者,湿中之也,故治膝胫之病,须以去湿为主。潜行散以黄柏清热燥湿凉血又滋阴补肾,壮骨健行;佐生甘草凉血缓急止痛,生姜温散;寒药热服,即"寒因热用"之法,以助宣痛之力。

五 经典文献

《素问·痹论》载:"黄帝问曰:痹之安生?岐伯对曰:风寒湿三气杂至,合而为痹也。其风气胜者为行痹,寒气胜者为痛痹,湿气胜者为着痹也。帝曰:其有五者何也?岐伯曰:以冬遇此者为骨痹,以春遇此者为筋痹;以夏遇此者为脉痹;以致阴遇此者为筋痹;以秋遇此者为皮痹。"

《素问·痹论》:"风寒湿三气杂至,合而为痹也。其风气胜者为行痹。"

《证治准绳·杂病》:"风痹者,游行上下,随其虚邪与血气相搏,聚于关节,筋脉弛纵而不收。"

《症因脉治·卷三》:"风痹之症,走注疼痛,上下左右,行而不定,故名行痹。"

《金匮翼·痹证统论》:"痛痹者,寒气偏胜,阳气少、阴气多也。夫宜通而塞则为痛,痹之有痛,以寒气入经而稽迟,注而不行也。"

《证治准绳·杂病》云:"湿痹者,留而不移,汗多,四肢缓弱,皮肤不仁……"《症因脉治·卷三》:"湿痹之证,或一处麻痹不仁,或四肢手足不举,或半身不能转侧,或湿变为热,热变为燥,收引拘挛作痛,蜷缩难伸,名曰着痹,此湿痹之证也。湿痹之因,或身居卑湿,湿气袭人;或冲风冒雨,湿留肌肉,内传经脉,或雨湿之年,起居不慎。"

《素问·痿论》:"阳明虚则宗筋纵,带脉不引,故足痿不用也。"

《难经·十四难》:"三损损于肌肉,肌肉消瘦……四损损于筋,筋缓不能自收持……五损损于骨,骨痿不能起于床。"

《张氏医通·诸痛门》载:"膝者,筋之府,无有不因肝肾虚者,虚者风寒湿气袭之。"

《临证指南医案·卷八》云:"老年腰膝久痛,牵引少腹两足,不堪步履,奇经之脉,隶于肝肾为多。"

《中藏经·卷上痹第三十三》曰:"痹者,闭也。五脏六腑感于邪气,乱于真气,闭而不仁,故曰痹。"

《诸病源候论·卷一风病诸候上》曰:"二十、风痹候:痹者,风寒湿三气杂至,合而成痹。其状,肌肉顽厚,或疼痛。由人体虚,腠理开,故受风邪民。病在阳曰风,在阴曰痹。冬遇痹者为骨痹,则骨重不可举,不随而痛。二十一、风湿痹候:其风湿气多,而寒气少者,为风湿痹也。由血气虚,则受风湿,而成此病。久不搓,入于经络,搏于阳经,亦变令身体手足不随。"

(庞坚　詹红生　石印玉)

第十五节　从《正体类要》看石印玉
教授治伤思路

石氏伤科是上海市著名的中医骨伤科流派。近年来,石氏伤科传人石印玉教授对骨关节疾病、腰腿痛、骨质疏松症等骨伤科疾病有独特深入的研究。他非常推崇明代大医家薛己所著的《正体类要》,认为该书重视辨证施治,内容丰富生动。书中反映的学术思想和用药特点,对后世伤科的发展具有很大的影响。本研究从临床出发,综述石印玉教授的治伤思路。

一　整体疗伤,明辨虚实

整体疗伤的特点是《正体类要》的重要辨证思想。《黄帝内经》曰:"有诸内必形诸于外"。薛氏则反其道而论之,认为外在的损伤不但可以引起内在脏腑经络气血的病变,反过来脏腑功能变化,又可影响局部创伤的愈合进程。正如陆师道在序文中指出的"肢体损于外,则气血伤于内,营卫有所不贯,脏腑由之不和"。可见在外损的同时应认识到还有内伤的存在。例如,从高处坠下,脊柱压缩性骨折的患者往往会伴有腹胀、便秘等相应内脏的症状。中医伤科认为这不仅是外伤骨折,还伴有脏腑受损、气滞血瘀的内伤存在。这与现代医学认为创伤可引起心脏、肺、肾、脑等重要器官的功能变化,严重创伤可引起多系统、多脏器功能衰竭相一致。这种强调创伤局部与脏腑相关联的病理观,是中医伤科辨证思想的一大进步,对后世内伤概念的形成具有重要影响。

　　石氏伤科在治疗的过程中还重视虚实的变化,正如《正体类要》中指出:"若肿不消,青不退,气血虚也。"在临床上损伤后,单纯实证阶段的时间并不长,接着往往可有耗气伤血的趋向,其后病机渐渐由实挟虚,出现虚实夹杂的现象。老年人损伤后该现象更加明显,即使有实证表现,也多存在原有体质的虚弱或宿瘀的存在。因此在临诊时应根据实际情况辨证论治,勘审虚实,或先攻后补,或先补后攻,或攻中寓补。用法虽然灵活多变,但万变不离其宗。石筱山先生和石幼山先生都有治老人先理其虚,待虚损得复,始攻其瘀的经典案例,而不是按通常所说的三期治疗,先攻、继和、后补。即使是损伤积瘀,见诸肿胀疼痛瘀斑等实症,作为一个整体的"血",一部分成"瘀"。整体自然就是"虚",而且瘀积越重,虚亦越甚。只是在急性损伤早期,瘀积的征象为主,掩盖了虚损,待瘀去则虚象毕现。薛己也说过"余治百余人,其杖后血气不虚者,惟此一人耳"。因此,三期治法中,后期是补,无虚不补,即要补必有虚。瘀既得去,虚象渐现,唯补为要,这也是全身整体观的体现。

　　中国逐渐进入了老龄化社会,许多来中医就诊的患者都是老年患者,病种以骨与关节退行性疾病为主体,也有许多其他方面的疾病。相关研究曾对前来上海中医药大学附属曙光医院骨伤科就诊的 60 岁以上的患者做过一个不完全的调查,其中 83.48% 的患者都有一种或一种以上的其他科的疾病。其中主要是高血压、冠心病、脾胃病等。因此,辨证要广及全身而不仅仅局限于所谓的伤病。治疗的方案方法也可从各科的经验中借鉴,变通化裁。因此,石印玉教授经常在临床上借用其他科室的制剂治疗骨伤疾病。例如,肝病科的补肾冲剂用于治疗肝肾亏损的退行性疾病,脾胃科的益胃颗粒用于伴有胃肠道病变的患者,中外科的小金丹活血软坚用于通络止痛等。

二 以气为主,以血为先

　　伤科疾病无论在脏腑、经络,或在皮肉筋骨,归根结底都离不开气血。气血之于体内,无处不到。薛氏在《正体类要》中对损伤的认识是以气血为主,故在论治的过程中,多从气血入手。他认为,气血内伤,以气为帅,瘀阻络道则从化瘀为先。对于跌扑闪错而气滞血瘀者,多运用复元气散。方中以木香宽胸调气,青皮疏肝散滞,贝母肃肺降气,陈皮、茴香和胃畅中,并配白芷辛香通络,山甲走窜活血,漏芦疗伤调经脉,各药配合形乃复元。这就是以气为主的治疗方法。而对跌仆致伤瘀血停滞者,采用以血为先的治法,以复元活血汤主之,方中当归、桃红、山甲、大黄、花粉活血化瘀、疏通腑气,柴胡引升发之气,以疏肝经之瘀结,有直捣黄龙之功,再配合甘草缓急,共奏疏凿瘀滞、血活气行之功效。石氏伤科曾对此有评注认为,临床上的情况往往气滞血瘀并见,只是有所侧重不同,治疗原则也是如此。

石印玉教授则有进一步的发展,认为内伤的治疗除此之外还因根据症状、部位的不同结合脏腑、经络辨证用药,如痛在胸,兼有咳呛、气促者,加入顺气肃肺的旋覆花、桔梗等;痛在胸胁,加疏肝胆之柴胡、郁金、玄胡、香附等;脘腹受伤,则肠胃运化失司,加入理气通腑的大腹皮、枳实、瓜蒌等;少腹损伤、膀胱气化失司,加入疏肝下气的柴胡、青皮及通利水道的车前子、通草等。总之以气血为总纲,结合全身辨证,明辨虚实,使气血运行于全身,周流不息,在外营养皮肉筋骨,在内灌溉五脏六腑。正是因为注意气血流通、全身调治的指导原则,临床上往往取得良好的治疗效果。

三　筋骨并重,动静结合

伤科治疗的疾病中,很大部分是"筋""骨"方面的疾病,筋不离骨,骨不离筋,而筋骨与肉又不能分隔。所以祖国医学认为筋骨疾患与肝、脾、肾三脏最为密切相关。"肝主筋",肝血充盈则"淫气于筋",使筋有充分的濡养,才能"束骨而利机关"。凡损伤之证,不分所伤何经,皆以肝为主,所以薛氏在《正体类要》中提出,在疗伤青瘀时,应顾及肝脏,注意补养肝血,这样既防其克伐脾土,上犯肺金,又防止瘀血滞留,化为变证。在用药上实者祛瘀不忘调肝,调肝不忘补血;虚者补血不忘养肝,养肝谨防留瘀。方取小柴胡汤、逍遥散、当归导滞散等。可谓治肝祛瘀左右逢源,为后世医家所推崇。

"肾主骨""藏精""生骨髓",骨的生长、发育及至损伤以后的修复,都有赖于肾中精气的滋养。肾为先天之本,五脏阴阳,皆根于此。薛氏对素体虚弱、劳伤日久、元气亏损者,均以补益肾精为主。笔者依据此原则,对劳损而致的腰背部、四肢部劳损酸痛、动作乏力、甚或关节变形患者,采用补益肾精、气血兼顾的方法,将六味地黄汤、八味地黄汤、保元汤、龟鹿二仙汤、左归丸、右归丸等诸方化裁治之,取得了一定的疗效。曾有一例陈旧性骨折患者,骨折半年后骨痂形成依旧不明显,追问病史有严重的肾精不足的临床表现,故而从益肾固精着手治疗,肾精充盈骨痂形成,久治不愈的陈旧性骨折终于取得了满意的效果。

肝肾在骨伤中的作用是显而易见的,因此,退行性骨关节疾病的病机与"筋"密切相关,薛己谓"筋骨作痛,肝肾之气伤也"。以传统中医观来看,就是所谓的"筋出槽,骨错缝"。手法是治疗"骨错缝,筋出槽"的首选方法。治疗时当先揉筋,轻轻搓摩,令其和软,将筋按捺归原处,再施以矫正关节类手法,使手法作用力深达骨关节部位,令骨缝对合,最终恢复"骨合筋舒"的正常状态。石印玉教授认为药物与手法结合,一动一静,动静结合,往往能取得良好的疗效。目前,临床和动物试验都证实,药物结合手法治疗膝骨关节炎有明显的疗效。

四 总结

《正体类要》是薛己博采诸家之长，结合自己的临床经验而辑成的一本伤科专书。这本书对伤科内伤辨证治疗体系的完善作出了重要贡献，许多治伤理论至今仍在伤科领域中占主导地位。

石印玉教授非常推崇《正体类要》，他在临床上的一些理论和用药方法都与之相关。他尤其推崇薛氏诸多著作中体现的"十三科一理贯之"的思想，认为虽寥寥数字，但意义深远，把中医内外结合的整体治疗观表述的十分清楚。外损不仅是外力对机体的作用，还可以进一步影响气血、脏腑的功能，耗气伤血，虚实夹杂或由实及虚。脏腑则与肝、脾、肾的关系最为密切。临床上往往以气血为主，根据不同的症状、部位，辨明虚实，结合脏腑、经络辨证用药取得良好的治疗效果。

（石瑛　詹红生）

第十六节　石印玉虫药治验

石印玉教授秉承石氏精髓，在颈肩腰腿痛、陈伤劳损等骨伤杂病的诊疗上积累了丰富的经验，尤对虫类药物的使用颇有心得。笔者侍诊多年，受益匪浅，现将石印玉教授运用虫类药物的部分经验总结于下。

一 虫药运用之学术特点

1. 强调整体辨证　石印玉教授认为，颈肩腰腿痛等骨伤杂病不同于一般的骨折伤筋，多由于内部脏腑气血失衡，复感外邪而发，石氏伤科素以"十三科一理贯之"为理论宗旨，在治疗时必须认真仔细的收集患者症状体征，参合四诊，辨清脏腑气血寒热、虚实，才能有的放矢，切中病机。石印玉教授临证时，常应用一些内科的处方加上虫药研粉吞服来治疗这类骨伤杂病，疗效十分突出。

2. 调治"兼邪""痰瘀"　石印玉教授对于颈肩腰腿痛及陈伤劳损这类杂病，常常运用"兼邪"理论来调治。所谓"兼邪"，即"凡非本病，其发生不论前后，而有一个时期与本病同时存在的，都叫兼邪。"陈伤劳损，久治不愈之颈肩腰腿痛等杂病几乎都与"兼邪"相关，在"兼邪"之中，最为突出而常见的就是"痰瘀"。王隐君指出："痰之为物，随气升降，无处不到。"说明痰可成为多种疾病的致病因素。唐容川《血证论》中指出，痰瘀可以互化："瘀血化水，亦为水肿"；"须知痰水之壅，由瘀血使然"。周学海指出："治痰必用破瘀。"

因此,石印玉教授在诊治上述疾患时总以整体平衡为准绳,虚实兼顾、攻补兼施,在此基础上再加用虫类药全蝎、蜈蚣、地鳖虫、地龙等豁痰破瘀,往往起到画龙点睛之妙,使沉疴应手而起,宿疾得愈。

二　常用虫类药物简析

现代研究表明,虫类药物均含有较为丰富的动物蛋白,以蜈蚣为例,主要含有二种类似蜂毒的组胺样物质及溶血性蛋白质。其制作过程通常是将捕得的蜈蚣用削尖的竹片插入其头尾两部、绷直、晒干;或先用沸水烫过,然后烘干或晒干。石印玉教授认为,整条蜈蚣若入煎剂,在煎煮过程中,其表层蛋白往往首先凝固,这样内层的一些有效成分便不易释放出来而影响药效,故当研粉吞服为佳(一般用量0.6~1.0克);且蜈蚣价格较贵,研粉吞服用量相对较小,可以节省有限的医疗资源、降低治疗费用。

1. 蜈蚣　性味辛温,专入肝经,祛风解痉,通络止痛,最善搜风剔络。张锡纯(《医学衷中参西录》)曰:"蜈蚣,走窜之力最速,内而脏腑,外而经络,凡气血凝聚之处皆能开之……其性尤善搜风……"石印玉教授在治疗颈腰椎疾病时,常加入蜈蚣。此类疾患多症情顽固,痰瘀互结,病情缠绵,经久难愈,加入蜈蚣以加强搜经剔络、豁痰除湿、祛风止痛之功,使顽痰无所遁形得化,风湿无所依附而除。

2. 全蝎　性平味辛咸,专入肝经,善祛风解痉,豁痰通络止痛。《本草纲目》曰:"蝎,足厥阴经药也,故治足厥阴诸症。"李杲曰:"风疝气带下皆属于风,蝎乃治风要药,宜加而用之。"石印玉教授认为,全蝎、蜈蚣乃治风要药,善于走窜,不仅可祛风淫、利湿痹、通经剔络(《玉楸药解》"穿筋透骨,逐湿除风"),而且都善化痰散结,("开风痰"《本草正义》;"凡气血凝聚之处皆能开之"《医学衷中参西录》)。张寿颐也认为:"蝎乃毒虫,其能治风者,盖亦以善于走窜之故,则风淫可祛,而湿痹可利,若内风之动,宜静不宜动,似非大毒之虫所可妄减,然古人恒用之,治大人风淫、惊痫者,良以内风暴动及幼科风痫,皆挟痰浊上升,必降气开痰,始可暂平其焰"。如顽久的腰腿痛,根据"久病必瘀,久病必络"的原理,血瘀日久往往与气滞、痰湿胶结而为沉疴。石印玉教授常在活血化瘀药的基础上再加入虫类破瘀药及搜剔药,如全蝎、蜈蚣、地龙、乌梢蛇等进行治疗,往往起到事半功倍的效果。

3. 地鳖虫　又名"土元",临床所用为冀地鳖虫的雌虫体。性寒味咸,专入肝经,逐瘀破积,接骨续筋,力强而性缓。南通朱氏曰其破而不峻,能行能和。《本草经疏》曰:"治跌仆损伤,续筋骨有奇效。"《本草通玄》曰:"破一切血积,跌打重伤,接骨。"《长沙药解》曰:"善化瘀血,最补损伤",故虚人亦可用之。石印玉教授认为,血乃身中之真阴也,灌溉百骸,周流经络,血若凝滞,则经络不通,而地鳖虫性味咸寒,咸寒之品能入血软坚,故可主血积之证。如《金匮要略》中鳖甲煎丸用以治疟病日久,结为"疟母";大黄䗪虫丸用以治虚劳腹痛,内有干血;下瘀血汤用以治产后腹痛,内有瘀血;土瓜根散用以治经水不利,少腹满痛。伤科疾患,一由损伤,一由风寒湿邪人络,常致人体气血运行失畅,经络气血泣而不行,津液凝结而滋生痰浊,阻遏经络,痰浊的形成反过来又加重了气血运行的失畅,痰瘀交阻而结为沉疴。治疗上需逐瘀破积与化痰除湿同用,石印玉教授遇到此类情况常将地鳖虫、参三七与全蝎、蜈蚣合用。蝎蚣长于搜风剔络、祛风除湿;地鳖虫长于逐瘀破积;参三七长于活血散瘀;蝎蚣性温,地鳖虫、参三七性寒;全蝎、蜈蚣性刚,地鳖虫性柔;一者搜风、一者祛风、一者破瘀、一者散瘀,一寒一热,一刚一柔,相得益彰,四药合参而使宿瘀得化而无停滞经脉之痹,痰湿得除而无留于骨节之患。只是在运用时应当注意虫类化瘀药有伤中败胃之嫌,故处方配伍中宜顾护胃气,做到攻瘀逐邪而不伤中。

三 应用举隅

病案一:张某,男,29岁,"颈项背部疼痛板滞不舒3年,加重2个月"来诊,患者平时常在电脑前工作,时常觉得颈部活动不利,于外院推拿、针灸,并外用双氯芬酸乳胶剂,内服英太青等药物治疗,症状略有改善。体格检查:颈椎生理弧度尚存,$C_5 \sim C_7$ 棘旁压痛(+),C_5 横突压痛(+),斜方肌痉挛,压头试验(-),臂丛神经牵拉试验(-),双侧 Hoffman 征(-),肱二头肌、肱三头肌反射均引出。X线片示颈椎骨质增生,生理弧度略直,椎体间隙未见异常。舌淡苔薄白,脉细。

诊断:颈椎病。辨证:太阳经气不舒、痰瘀阻络。治则:豁痰逐瘀、益气养血、柔肝润筋。处方:全蝎粉1克,蜈蚣粉1克,三七粉1克,黄芪24克,葛根24克,秦艽12克,牡蛎30克,白芍15克,甘草8克,玫瑰花3克。服用方法:全蝎粉、蜈蚣粉、三七粉冲服,每日1次,余药煎服,每日2次。二诊后症状改善,随访病情稳定。

按语:局部型颈椎病多数因颈椎处于强迫姿势过久引起,究其病因或认为颈肌扭伤、韧带撕裂;或认为小关节滑膜嵌顿;或认为神经根后支受刺激;或认为椎间盘退变。石印玉教授认为,此乃风寒客于太阳经,以致经气不舒,津液运行受阻,经脉失于濡养而致项背拘急,俯仰不得自如。该案取益气养血柔肝润筋之品与蝎蚣相合,并以葛根引动阳明之经气上达巅顶,共奏益气活血、祛风解痉之功。

病案二:陈某,女,49岁。"无明显诱因下腰痛并引及右下肢三月余"来诊,发作时疼痛放射至小腿外侧,咳嗽时加剧,并伴有右下肢酸胀麻木。一直卧床休息在家,曾牵引、推拿、针灸治疗。查体:腰椎生理弧度平直,腰椎向左侧凸,$L_4 \sim L_5$ 右侧棘旁压痛(+),直腿抬高试验:右腿35°、左腿70°,加强试验右腿(+)、左腿(-),右侧 L_5 神经支配区痛觉迟钝,双侧膝及跟腱反射均消失。X线片示腰椎生理弧度变直,向左侧凸,椎体骨质增生,$L_{4,5}$ 椎间隙狭窄。CT:$L_3 \sim L_4$ 椎间盘膨出,$L_4 \sim L_5$ 椎间盘向右后突出,压迫硬膜囊,后纵韧带钙化,黄韧带肥厚,$L_5 \sim S_1$ 椎间盘膨出。舌红,苔黄腻,脉弦。

诊断:腰椎间盘突出症。辨证:肾虚湿热痰浊为患。治则:豁痰清热固肾。

处方：蜈蚣粉 1 克，全蝎粉 1 克，仙茅 15 克，仙灵脾 15 克，知母 12 克，黄柏 12 克，黄芪 18 克，制天南星 10 克，陈皮 10 克，地龙 12 克，泽兰 10 克，当归 10 克，仙鹤草 15 克，砂仁 3 克。服用方法：三七粉、全蝎粉、蜈蚣粉冲服，每日 1 次，余药煎服，每日 2 次。14 帖后，疼痛有所缓解，又按原方服用 40 余剂，随访已正常工作。

按语：腰椎间盘突出症是骨伤科常见病之一，约 1/5 的腰腿痛患者为腰椎间盘突出症，属中医"杂病"范畴。石氏认为，"气虚血虚乃其病本，挟风、挟痰、挟寒、挟湿乃感邪之由"。如《诸病源候论》所述："由体虚受于风邪，风邪随气血行，气虚之时，邪气则胜，与正气交争相击，痛随虚而生"。故治疗须求其本并注重兼夹。本案患者恰逢更年期，冲任不调，肾虚火旺，石印玉教授以二仙汤补肾壮阳与滋阴泻火同用，方中全蝎、蜈蚣、地龙、南星皆乃"能消"之品，善化痰涎，且全蝎、蜈蚣、地龙又可通络息痛，三者寒温平同配，而合全方寒热并用之意，共取标本兼治之效。

病案三：吕某，女，55 岁，"右髋疼痛 6 个月余"来诊，患者行走站立时加剧，腰膝酸软，行走少力，口干，舌红苔薄白，脉细。外院 X 线片示右髋关节退行性变。诊断：右髋关节骨关节炎。辨证：肝肾不足、气虚血瘀痰浊为患。治则：益气活血化痰、调补肝肾。处方：三七粉 2 克，全蝎粉 2 克，地鳖虫粉 2 克，鸡血藤 18 克，熟地黄 30 克，黄芪 30 克，骨碎补 15 克，仙灵脾 15 克，何首乌 15 克，砂仁 3 克，肉苁蓉 15 克，鹿衔草 18 克。服用方法：三七粉、全蝎粉、地鳖虫粉冲服，每日 1 次，余药煎服，每日 2 次。6 周后疼痛改善明显，随访症情稳定。

按语：增生性骨关节病多见于 50 岁以上的中老年人，以髋膝等承重关节多见，当届中医学之"痹证"范畴。《黄帝内经》曰："风寒湿三气杂至，合而为痹"。石氏认为：肾藏精，主骨，肝藏血，主筋，肝肾亏虚则精血失源，筋骨失养，关节不利，而风寒湿邪留于筋骨，风湿相搏则气滞血瘀，骨节疼痛，不得屈伸。此类患者多为肝肾不足且挟有瘀血、痰湿。如顾松国《医镜》中所述："邪郁病久，风变为火，寒变为热，湿变为痰。"全方虚实兼顾、攻补兼施，以抗骨质增生丸补益肝肾，全蝎粉豁痰通络止痛，佐以三七、地鳖虫活血破积而收全功。

病案四：张某，女，74 岁，"右膝外侧损伤两月"来诊，当时患者右膝肿痛，外展、外旋、屈曲位受限，经石膏固定 1 个月，拆除石膏后觉右膝疼痛酸楚，行走不利，又于外院求治月余，未见好转，来就诊时步履仍痛。体格检查：右膝伸直受限，内侧间隙压痛（+），抽屉试验（+），侧向试验（－），旋转挤压试验（－），右侧股四头肌萎缩，关节无明显肿胀。MRI 提示外髁关节面软骨缺损，累及软骨下骨；前交叉韧带不全撕裂；内侧副韧带不全撕裂，关节腔少量积液。舌淡胖，苔薄腻，脉沉细。

诊断：右膝关节内侧副韧带不全撕裂。辨证：肝肾不足、痰瘀阻络。治则：补益肝肾、化瘀逐痰。处方：左归丸、养胃冲剂。全蝎粉 1 克，蜈蚣粉 1 克，地鳖虫粉 1 克，乌梢蛇粉 1.5 克，三七粉 1 克。服用方法：每日养胃冲剂 2 包与 5 种药粉混合，分 2 次冲服；每日服用左归丸 6 克。上法服用月余，疼痛减瘥，行走自如。

按语：韧带是膝关节的稳定因素，临床上关节囊韧带、侧副韧带和交叉韧带的损伤颇为常见,而维持膝关节的稳定侧副韧带和交叉韧带尤为重要。韧带撕裂若失去早期修复机会,常会遗留不同程度的关节不稳,不稳定的关节容易反复受伤,导致肢体肌肉萎缩或创伤性关节炎。晚期韧带手术重建方法虽多,远期效果多不理想,不能完全恢复原韧带功能。此类损伤属中医"伤筋"范畴,石筱山先生曾指出"初受之际,当按揉筋络,理其所紊",施以必要的手法,另一方面,又"加以节制活动为要",作必要的固定,并且内服化瘀通络的药物。

　　本案患者证属气虚血瘀、痰湿阻络。石印玉教授以参三七、地鳖虫活血化瘀;全蝎、蜈蚣、乌梢蛇化痰除湿通络,并防局部卫阳不固再为风寒湿邪所袭;左归丸调补肝肾,固先天之本;养胃冲剂健脾养血,资后天之本,助气血生化之源。充分体现了石氏以气为主,以血为先,肝脾肾同治,调治兼邪,独重痰湿的学术思想。

　　需要指出的是,虫粉吞服口感略差,为了便于服用,石印玉教授常加用扶正冲剂,如养胃冲剂(黄芪、党参、白芍、香附、陈皮、山药、乌梅、甘草)、玉屏风冲剂(黄芪、白术、防风)、骨松宝冲剂(生地黄、熟地黄、川断、黔岭藿等)等;气虚者予玉屏风冲剂、肾虚者予骨松宝冲剂、气血俱虚者予养胃冲剂,需益气理气并重者则可予理气止痛颗粒等等。

　　石氏伤科作为上海主要骨伤流派之一,秉承"十三科一理贯之"的宗旨,在治疗骨伤科疾病上注重整体辨证,强调"兼邪"致病的重要性,尤在疑难杂症的治疗上,特别重视对"痰瘀"的治疗。从石印玉教授虫类药治疗各类骨伤杂病的经验中,我们可以看出,石氏伤科的理论体系具有相当高的临床实践及学术价值,值得我们进一步挖掘与拓展。

(周淳　石印玉)

第十七节　石印玉关于"筋骨痹"的学术特色

　　纵观肌肉、骨骼系统疾患,除骨结核、骨肿瘤外,大致可分为创伤性、退行性、部分风湿性疾患及内分泌失调和精神因素所致的肌肉和骨关节疾病。除创伤性疾患外,其他大多数仍未形成规范的辨证论治体系。

　　石印玉教授基于中医理论,提出了针对此类杂病的"筋骨痹"理论。其基本思想包括"筋骨痹"概念、病位、病因病机、辨证规律、治则治法和处方用药等。本文试将其特色加以阐述。

　　通常痹证是指由于风、寒、湿、热等邪气闭阻经络,影响气血运行,导致肢体、筋骨、关节、肌肉等处发生疼痛、重着、酸楚、麻木,或关节屈伸不利、僵硬、肿大、变形等症状的一种疾病。轻者病在四肢关节肌肉,重者可内舍于脏。

一　"筋骨痹"概念

1. 历代"筋骨痹"概念之简述 "筋骨痹"这一病名反映了该病是筋、骨系统的病变，也指出其基本病位在筋、骨。如《素问·长刺节论》云："病在筋，筋挛节痛，不可以行，名曰筋痹……病在骨，骨重不可举，骨髓酸痛，寒气至，名曰骨痹。"《素问·痿论》曰："宗筋，主束骨而利机关也。"《素问·脉要精微论》载："膝者，筋之府，屈伸不能，行则偻附，筋将惫矣……骨者，髓之府，不能久立，行则振掉，骨将惫矣。"以上论述表明，人们早已认识到痹与筋、骨、膝、肾等的关系，由此也反映了筋骨疾病的部位和特点。

关于"痹"的论述古已有之，且有较为完善的理论论述，如《素问·痹论》言："风寒湿三气杂至，合而为痹也。""其风气胜者为行痹，寒气胜者为痛痹，湿气胜者为着痹也。""以冬遇此者为骨痹，以春遇此者为筋痹，以夏遇此者为脉痹，以致阴遇此者为肌痹，以秋遇此者为皮痹。"久病后，皆内舍于其合，形成了脏腑痹。由此可见，《黄帝内经》对"痹"的论述主要基于对外邪和四时变化的认识。至叶天士《临证指南医案·痹》的论述，则在《黄帝内经》论痹的基础上进一步提出"久病入络"的观点："初病湿热在经，久则瘀热入络。"而在痹证论治上，他指出："风寒湿三气合而为痹，然经年累月，外邪留著，气血皆伤，其化为败瘀凝痰，混处经络，盖有诸矣。倘失其治，多年气衰，延至废弃沉疴。"久病入络，叶天士主张从络论治："医不明治络之法，则愈治愈穷矣。"络虚邪留，痰瘀互结，病势顽固，显然草木之剂难能为功，必用精灵走窜之"搜剔动药"方能透络达邪。可见叶天士对痹的病因和病理变化有了深入认识。

2. 石印玉教授对"筋骨痹"概念的观点 石印玉教授在长期临床实践中，将病位在筋、骨，筋脉、骨骼、气血等痹阻不通，以疼痛为主症的疾病称为"筋骨痹"。

石印玉教授认为，"筋骨痹"概念的要点，一为部位在筋、在骨：凡作用在筋骨部位或导致筋、骨发生病变或失衡的疾患均可归入"筋骨痹"辨证论治范畴，而仅出现内脏或精神情志等变化，或肌肉萎软的疾患暂不列入该范畴。二为病症：以筋骨疼痛为主症，包括酸重麻木、屈伸不利等临床表现。因此，诊断为"筋骨痹"者，一定要有筋骨系统以疼痛等为主的临床症状，无症状者不能诊断为"筋骨痹"。

二　"筋骨痹"病因病机

《素问·痹论》云："风寒湿三气杂至，合而为痹。"指出痹症的基本病因为外邪入侵，与机体相合之后所发。石印玉教授进一步指出，气虚血瘀、肝肾不足是导致"筋骨痹"发病的基本病理因素，自身正气不足，外合邪气，诱而发病。"正气存内，邪不可干""邪之所凑，其气必虚"。因此，正气不足、外邪入侵是"筋骨痹"的基本病机,属本虚标实之证。

除风寒湿热外邪痹阻肌肉骨节是常见病因之外,某些筋骨疾病,并无明确病因,其基本病理变化却错综复杂。凡此种种,均表明此类筋骨疾患的病因复杂,或肝肾不足,或气血亏虚,或风寒湿热外邪阻滞,或"骨错缝,筋出槽",或情志内伤,最终均可导致筋骨痹阻不通的病理变化,进而出现或疼痛、或不仁、重着、或屈伸不利等临床病变。

三 "筋骨痹"辨证规律

临床诊治"筋骨痹",首先当细辨因由。如有些胸、背、腰、胁部的闪错损伤或摒伤,虽无明显外力,但可导致筋脉、骨节失衡,气血阻滞不通,辨为"骨错缝,筋出槽"。如某些无明显原因的骨与关节疼痛,通常以膝、肘、颈肩、肌腱等疼痛为主,查无明显体征,多见于中老年女性,语言絮叨,如有精神症状表现者,当辨为情志内伤,肝气积聚,气机失衡,导致筋肉、关节疼痛不舒。若风寒湿热外邪侵袭,或淋雨当风,或久处湿地,或汗后当风,导致肌筋骨节疼痛不舒者,辨为风寒湿热外邪痹阻肌肉骨节作痛。而年老体弱,或久病体虚者,关节疼痛不舒,或屈伸不利等,则辨为年老筋骨退化,气血阻滞不通而作痛;或营卫之气不能散布于筋脉百骸,不荣则终痛。

四 "筋骨痹"治法用药

"筋骨痹"治则治法根据不同辨证结果而有所差异,如为"骨错缝,筋出槽",此时可采用手法理筋、入缝;如辨为情志内伤、肝气积聚,则可疏肝理气,调畅气机;如为风寒湿热外邪为患,则考虑以祛除外邪为主,或温经止痛,或清热解毒,如体虚者,可补肝肾益气血等。而对大多数筋骨退化、增龄性改变,以及久治不愈的筋骨疾病,其基本的治法,当为"补肝肾,益气血,活血疏通经络"。也有学者认为,在骨关节疾病中,"筋"的病变是需要解决的主要矛盾,当可借鉴。

石印玉教授将石氏伤科"以气为主,以血为先"的理伤经验运用到"筋骨痹"的论治中。临床上善用黄芪、当归,补益气血;因"肝主筋,肾主骨",如柔肝之芍药,疏肝之柴胡,镇肝之龙骨、牡蛎等;补肾强筋之骨碎补、仙灵脾、鹿角、坎炁等;活血之三七、地鳖虫、桃仁、红花、三棱、莪术、丹参等;通络之全蝎、蜈蚣等;祛风湿之威灵仙、川乌、草乌、羌活、独活、秦艽等;清热之黄芩、黄连、黄柏、白花蛇舌草、土茯苓、地骨皮等;化痰之牛蒡子、胆南星、半夏等。

石印玉教授非常重视对"筋骨痹"患者正气的调养,常以疏肝理气法来调和气血,以疗此疾。正如《灵枢·本藏》云:"经脉者,所以行气血而营阴阳、濡筋骨、利关节者也。是故血和则经脉流行,营复阴阳,筋骨强劲,关节清利矣。"

五　小结

总之,"筋骨痹"理论是石印玉教授对中医骨伤科临床新特点所形成的一整套概念、理论、治法、方药的归纳,是对现今中医骨伤科疾病称谓和治法不统一的突破性理论探索。"筋骨痹"理论在临床上已得到较好应用,对临床实践有一定的指导意义,因此,有必要进行深入研究并加以推广应用。

(孙波　石印玉)

第十八节　石印玉应用经方治疗
骨伤科疾病验案举隅

在几十年的临床实践中,石印玉教授对中医药治疗骨关节病、颈肩腰腿痛、急慢性软组织损伤等各类骨伤科疾病有着深刻的认识。在各家方药中,石印玉教授对经方尤为推崇,认为其"汤方辨证"的体系极为有效,只要运用得当,方证相符,对许多传统认识之外的骨伤科疾病的症状也确有"效如桴鼓"之功。现介绍石印玉教授应用经方治疗骨伤科疾病验案 5 则,以飨同道。

一　柴胡龙牡治腰痛,翻身转侧效堪夸

罗某某,女,64 岁。2013 年 1 月 3 日初诊。

现病史:髋关节骨折 1 年余,长期卧床,X 线片示陈旧性骨折,但骨折处仍痛,行走不便,翻身困难,腰骶部疼痛,周身不畅,神疲乏力,纳差,舌质淡红、苔薄,脉细。证属脾胃阳虚,气血不足,虚寒虚热夹杂其间。治拟调和气血,和解少阳,温阳健脾。方用柴胡加龙骨牡蛎汤加减治疗,处方:柴胡 10 克,黄芩 10 克,半夏 10 克,党参 10 克,生龙骨 15 克,生牡蛎 15 克,茯苓 15 克,制大黄 3 克,干姜 3 克,胆南星 10 克,黄芪 40 克,桂枝 10 克,杜仲 15 克,鸡内金 6 克,焦山楂 10 克,焦神曲 10 克,细辛 6 克,炙甘草 10 克。14 帖。常法煎服。

二诊:1 月 16 日。患者经治疗后肩臂及腰骶部疼痛均有所缓解,翻身疼痛亦有改善,能起来缓步行走,苔脉如前。上方加鹿角 9 克、龟板 9 克、独活 15 克、山茱萸 15 克、地鳖虫 6 克,续服 2 个月。

三诊:3 月 20 日。患者腰痛改善明显。在室内行走无碍,只是劳累后症状偶尔有所反复。上方去炙鸡内金,加生鸡内金 6 克、苍术 10 克、白术 10 克,续服 14 帖巩固疗效。

按语：该患者为老年女性,气血不足,中焦失运,加之长时间疼痛,情志多有不畅,易郁而化火,寒热虚实错杂,先予以和解少阳、清热安神、温阳健脾利水之法予以调理。待疼痛缓解后,再予以补肾调养气血之法。方中柴胡、黄芩和解少阳,党参、黄芪、干姜、细辛益气温阳,茯苓、鸡内金、焦山楂、焦六神曲健脾养胃,大黄、胆南星、半夏清热化痰,龙骨、牡蛎重镇安神。二诊时再加鹿角、龟板、山茱萸等以补阴益阳,调和气血,终使中焦脾胃得养,气血得以畅通,而诸症得愈。

柴胡加龙骨牡蛎汤化裁自小柴胡汤,出自《伤寒论》:"伤寒八九日,下之,胸满烦惊,小便不利,谵语,一身尽重,不可转侧者,柴胡加龙骨牡蛎汤主之。"石印玉教授认为,该条文中"一身尽重,不可转侧"与现在许多腰腿痛患者的症状极为相符。现代人运动减少,饮食肥甘,脾胃受损而致湿热内蕴的情况极多,且现代生活压力大。情志多有不畅,易郁而化火,清热化痰当为现代治疗腰腿痛的一个重要治则。柴胡加龙骨牡蛎汤原方由柴胡、龙骨、黄芩、生姜、铅丹、人参、桂枝、茯苓、半夏、大黄、牡蛎、大枣等药物构成,有清热利水、重镇安神化痰之功。石印玉教授应用此方,对于症状表现为腰痛翻身转侧不利的患者,临床上常能取得理想的效果。

二 己椒苈黄疗腰突,"水气"新解融新知

徐某,女,44 岁。2012 年 6 月 27 日初诊。

现病史:腰痛伴右下肢放射麻木 1 周。患者曾有腰腿痛病史半年余,刻下咳嗽时疼痛加剧。体格检查:腰活动度受限,腰椎生理弧度消失,脊柱向右侧凸,$L_{4\sim5}$ 右棘突旁压痛明显.并向下肢放射,双膝、踝反射存在。$L_4 \sim L_5$ 右神经分布区皮肤感觉较左侧减退。CT 示 $L_{4\sim5}$ 间隙椎间盘向右后方突出。舌质暗红、苔白腻,脉滑数。证属痰阻经络、气血瘀滞。治拟祛瘀通络,逐痰利水。方用己椒苈黄丸合牛蒡子汤加减。处方:黄芪 40 克,牛蒡子 9 克,僵蚕 9 克,白芥子 9 克,泽漆 15 克,胆南星 9 克,土茯苓 15 克,全蝎 3 克,当归 10 克,丹参 15 克,防己 10 克,川椒目 6 克,葶苈子 10 克,制大黄 6 克,地鳖虫 10 克,丹皮 10 克,牛膝 15 克。14 帖。常法煎服。

二诊:8 月 4 日。转方续服 1 个月后,患者腰腿痛缓解大半,麻木感也明显好转,只是偶有腰酸和下肢牵掣感,苔脉如前。上方去泽漆、川椒目、葶苈子、大黄,加鹿角 9 克、龟板 9 克、白术 10 克,续服 14 帖以巩固疗效。

按语:患者为中年女性,饮食肥甘,运动不足,形体壮而筋肉弱,属气虚血瘀、湿停痰阻之证。石印玉教授以黄芪、当归补益气血,牛蒡子、僵蚕、白芥子、泽漆、胆南星豁痰散结、通络利湿,丹参、红花、桃仁、延胡索、丹皮等散瘀活血,再配合《金匮要略》己椒苈黄丸增强化痰利水之功。而终使气血流通,水饮得除而获效。

己椒苈黄丸出自《金匮要略·痰饮咳嗽病脉证并治第十二》,方由防己、椒目、葶苈子、大黄组成。原文:"腹满,口舌干燥,此肠间有水气,己椒苈黄丸主之。"方中防己长于清湿热;椒目消除腹中水气;葶苈子能泄降肺气,消除痰水;大黄能泻热通

便。四药合用共起泻热逐水之效。石印玉教授认为,腰突症处于急性下肢疼痛麻木期的患者,许多情况下都伴有神经根的炎性水肿,是否能及时缓解神经根的水肿,亦是治疗该病是否能快速取效的一个关键。己椒苈黄丸原条文中"有水气"应是该方辨证的一个重点。从原方药物组成来看,并不应局限于"肠间有水气"。而神经根的水肿,恰恰应能看成是"有水气"的延伸,是另一类肉眼无法所见的"有水气"之证,故而石印玉教授应用该方治疗腰突症处于急性下肢疼痛麻木期的患者,并配合补肾活血祛痰之法,时常会有奇效。

三　桂芍知母医强脊,寒热并用仲景法

王某,女,45岁。2012年6月27日初诊。

现病史:全身多关节疼痛1年余,以右肩背部、手指、膝关节、踝关节为甚。查右肩关节无明显异常,X线片提示颈椎轻度骨质增生,血清化验结果显示各项风湿类抗体均为阴性,外院诊断为血清阴性型脊柱关节病。症状时轻时重,人易觉疲劳,口不渴,肢体较畏寒。舌质淡、苔薄,脉细。证属气血不足,营卫失和,筋脉失养。治拟补益气血,调和营卫。方用桂枝芍药知母汤合当归补血汤加减。处方:桂枝10克,赤芍10克,知母10克,附片10克,白10克,防风10克,麻黄6克,生地黄30克,黄芪30克,当归10克,威灵仙10克,仙灵脾10克,骨碎补10克,黄精10克,三七粉2克,姜黄10克,白芷6克,鹿衔草15克。14帖。常法煎服。

二诊:7月11日。患者服药后疼痛有所缓解,但踝关节仍疼痛,且肢体畏寒较剧,并伴有咽痛,胃纳稍差,苔脉如前。上方改生地黄15克,加熟地黄30克、连翘10克、板蓝根15克、制川乌10克、炙甘草15克、砂仁3克,续服14帖。

三诊:8月22日。转方续服1个月后,患者疼痛改善明显,手指少许屈伸不利,踝关节内侧和下肢均留有少许牵掣感,舌质淡红、苔薄,脉细。证属气血亏虚,痰阻经络。治拟补益气血,调和营卫,豁痰通络。方续用桂枝芍药知母汤加减。处方:桂枝10克,赤芍10克,白芍10克,知母10克,白附子6克,防风10克,麻黄6克,黄芪30克,当归10克,地鳖虫6克,熟地黄30克,青风藤9克,羌活6克,白芷6克,胆南星10克,鸡血藤15克,白术10克,红花10克,川芎10克,仙鹤草15克,骨碎补10克,鹿衔草15克。续服14帖。

四诊:9月5日。患者关节疼痛继续好转,握手基本已无障碍,关节已无冷痛感,口较渴,舌红、苔薄,脉细。上方去麻黄、白附子,加石斛15克、天花粉10克、地骨皮10克、黄柏10克、生地黄15克。续服14帖后又转方续服1个月,症状基本缓解,随访半年症状无反复。

按语:患者多关节疼痛,迁延不愈,结合苔脉,当属气血不足、营卫失和之证。患者病程较长,二诊和三诊时均有症情的变化,更显出寒热虚实交错的复杂征象。石印玉教授以桂枝配合芍药调和营卫;知母、甘草养阴清热,和血脉,利湿消肿;白

术、骨碎补、仙灵脾健脾补肾;麻黄、附子温阳散寒;防风渗湿祛风;黄芪、当归、黄精补益气血;姜黄、威灵仙、鹿衔草祛湿除痹。诸药合用,共成清热、散寒、祛湿、祛风、通络、活血、补虚之方。

桂枝芍药知母汤源于《金匮要略·中风历节病脉证并治第五》,"诸肢节疼痛,身体尪羸,脚肿如脱,头眩短气,温温欲吐,桂枝芍药知母汤主之"。原方由桂枝、芍药、甘草、麻黄、生姜、白术、知母、防风、附子等药构成,历代认为本方是治疗痹病的代表方剂。近代医家陆渊雷在《金匮要略今释笔记》中曾云:"本条证治急慢性关节风湿病,其他脓毒性、淋菌性、梅毒性关节炎亦可用。"石印玉教授认为,近年来随着对强直性脊柱炎等血清阴性型关节病认识的加深和X线检查的普及。该病在骨伤科门诊出现的概率也逐步提高。此类患者多属本虚标实、寒热错杂之体,症情较为复杂,以桂枝芍药知母汤寒热并用之法为主,再配合补肾益气血的汤药,对该病有着标本兼治之功,临床常能收到较好的疗效。

四　治眩时用泽泻方,证型错杂需细辨

徐某,女,39岁。2012年5月16日初诊。

现病史:头痛头晕目眩并伴恶心呕吐,颈部板滞不适,夜寐、二便尚可,口较苦,舌红、苔薄腻,脉弦稍数。患者颈椎压痛较明显,X线片示颈椎呈退行性变,张口位片示寰枢关节无明显异常。患者证属少阳失和,内有蕴热,痰湿阻滞,上蒙清窍。治拟祛湿利水,和解少阳,清热化痰。方用泽泻汤合小柴胡汤加减。处方:泽泻30克,白术15克,柴胡10克,黄芩10克,半夏10克,党参15克,制大黄6克,干姜9克,茯苓15克,生龙骨15克,生牡蛎15克,桂枝10克,川芎10克,葛根15克,陈皮10克,竹茹6克,六神曲10克,黄连9克,生地黄15克,熟地黄15克,生甘草10克,桔梗6克。7帖。常法煎服。

二诊:5月23日。患者服药3帖后,头晕恶心呕吐等症状已基本消除,颈部还略有不适,苔脉如前,上方去泽泻、桔梗,加全蝎3克、黄芪30克,续服14帖以巩固疗效。

按语:颈性眩晕在临床并不少见,石印玉教授认为现代人体力劳作减少,工作压力大,脾胃功能多欠佳,因而痰湿之体在临床上极为常见。本例患者除颈性眩晕外,还伴有口苦、目眩等"少阳证",故而石印玉教授将泽泻汤与小柴胡汤并举,以泽泻为君药,配合白术祛湿利水,小柴胡汤和解少阳之枢,并配以葛根、桂枝增液舒筋,黄连、黄芩清上焦蕴热,川芎、桔梗上行清利头目,陈皮、竹茹、六曲等健脾化痰。

"泽泻汤"源于《金匮要略·痰饮咳嗽病脉证并治第十二》,原文:"心下有支饮,其人苦冒眩,泽泻汤主之。"原方由泽泻五两、白术二两组成,主治饮停心下,清阳不升,头目昏眩。石印玉教授认为,重用泽泻配合白术治疗痰湿型的颈性眩晕。确实有很好的效果,但并非所有颈性眩晕都能用此方治疗,患者属实证,或者虚实夹杂,

属痰湿证引起的眩晕,方能应用该方。在临床实际应用中,此方还常须配合化痰平肝之药,以期达到更好的临床效果。

五 麻市倚仗黄芪方,调和营卫益气血

徐某,男性,47 岁。2012 年 6 月 20 日初诊。

头晕颈项酸痛板滞 1 个月,右手指麻木时作。X 线片示颈椎生理弧度变直,$C_5 \sim C_7$ 间隙略窄。$C_5 \sim C_7$ 棘突两侧压痛,无明显放射痛,霍夫曼氏征(一),右手环、小指感觉稍迟钝,颈部活动基本正常,苔薄腻,脉细。证属气血不足,痰湿入络,督脉气血失畅。治拟益气活血,调和营卫,豁痰通络。方用黄芪桂枝五物汤加减。处方:生黄芪 40 克,鹿角 9 克,当归 9 克,川芎 9 克,白术 9 克,白芍 9 克,桂枝 6 克,制南星 9 克,防风 9 克,炙僵蚕 9 克,白蒺藜 9 克,炙地龙 9 克,徐长卿 12 克,大枣 10 克。14 帖。常法煎服。

二诊:7 月 3 日。患者服药 2 周后,手指麻木症状改善明显,颈部还略有不适,苔脉如前,上方去徐长卿,加葛根 15 克,续服 14 帖以巩固疗效。

按语:石印玉教授选方以黄芪为君药;佐以当归、大枣益气补中活血;桂枝治卫升阳,芍药入营理血,二药合用则兼理营卫;制南星、防风、僵蚕豁痰解痉;地龙、徐长卿祛风除湿通络;鹿角补益气血而兼通督脉。诸药合用而使气血得以补益,营卫得以调和,络中之痰得以蠲除,而终使气血畅通,诸症得以缓解。

黄芪桂枝五物汤化裁自桂枝汤,源于《金匮要略·血痹虚劳病脉证并治第六》,原文为:"血痹阴阳俱微,寸口关上微,尺中小紧,外证身体不仁,如风痹状,黄芪桂枝五物汤主之。"原方由黄芪、芍药、桂枝、生姜、大枣组成。石印玉教授认为,手足麻木是颈腰椎疾病的常见表现,是神经受卡压后的一种症状,符合"血痹"的范畴,现代医学应用甲钴胺等维生素类药物治疗该症时效果时有时无。中医对"麻木"一症有悠久的认识,历代先贤多将麻木一症的病因归为"气虚""血虚"或"胃中痰湿",在具体方药选择上,则多宗此方。金代李东垣治疗麻木的代表方"神效黄芪汤"即由该方化裁而来。在临床实际应用时,石印玉教授的经验是生黄芪的用量当不小于 30 克,更需配以豁痰通络之药,方能收到更好的效果。

(顾钧青)

第十九节 石印玉教授治疗腰腿痛
临床经验举隅

全国名老中医石印玉教授系"石氏伤科"第四代传人,全面继承了石氏伤科对

骨伤科疾病诊疗的学术思想,在治疗腰腿骨关节疼痛疾患有独到的见解。兹介绍石印玉教授诊疗腰腿痛的临床经验,以飨同道。

一 病因病机

石印玉教授认为临床多见腰腿痛疾患并非完全是腰椎间盘突出引起,现代医学对腰腿痛诊断尚不明确,医学影像学表现不能完全解释临床现象,所有非手术治疗有效患者影像学检查皆无改变,因此影像学上的椎间盘突出与临床上腰腿痛等症状之间的关系尚待考究。由于平时工作生活中的坐姿或站姿不当,日积月累发生腰腿痛,腰腿痛患者在伤科门诊患者中占绝大多数,病发严重影响人们的日常生活,而临床上典型的腰椎间盘突出症较少。腰腿痛者临床多见四肢少力,筋骨关节酸疼畏寒等,《巢氏诸病源候总论》中"肝主筋而藏血,肾主骨而生髓,虚劳损血耗髓,故伤筋骨也"。损血耗髓于内,风寒湿邪侵袭于外,气血运行受阻,又有《病源》"血不能荣养子筋,使筋气极虚,又为寒邪所侵,故筋挛也"。类同中医的痹症范畴。临诊时石教授常强调"十三科一理贯之""以气为主,以血为先""治伤先识人",认为治疗腰腿痛疾患由气血虚弱致痰瘀阻滞经络,兼有风寒湿邪加而为病。治病不能只着眼于局部,更不能完全依赖于影像学的检查,要仔细询问患者的全身情况、工作性质、居住环境等综合判断其体质,辨明阴阳表里寒热虚实属性,遂遣方用药。

二 辨证分型

石印玉教授依据患者具体的临床表现将腰腿痛疾患大致分为气虚瘀痰阻滞型、虚实寒热夹杂型、肝胆失和筋失所养型,并分别以补阳还五汤、桂枝芍药知母汤和柴胡加龙骨牡蛎加减治疗。

1. 气虚瘀痰阻滞型 此型由气虚在内,气虚血行则缓,发为瘀血痰湿停驻,滞涩经络而发病,气机失调故痛,临床多见腰部沿下肢神经走向放射痛,急性期见腰部板滞,俯仰不能,此型以补阳还五汤为主方加减化裁。方中重用黄芪,大补脾胃之气,使气旺血行,瘀去络通;当归尾长于活血,兼能养血,因而有化瘀而不伤血之妙;赤芍、川芎、桃仁、红花皆有活血化瘀之功,与当归尾同用于一方,加强活血祛瘀之功;地龙生性走窜,通经活络。此方立方之初是王清任先生治疗中风后遗症,方中用大量的黄芪补气,只用少量的活血药,意在补气为主,补气兼以活血,治疗气虚血瘀以气虚为主的患者。石印玉教授则借用其来治疗由气虚瘀痰阻滞引发的腰腿痛患者,每获良效。腰腿痛病属痹证,痹证日久则为痿,痿痹并存。腰腿痛患者失治或久治不愈,由实转虚,发展为以气虚为主、血瘀为标的病理机制,当可投以补阳还五汤治之。血瘀甚者,可加大活血化瘀的药以及剂量,添加乳香、没药、三棱、莪术等;痹证日久,瘀成癥瘕,非攻瘀走窜之虫类活血破血药所不能达者,石印玉教授常于汤药之外配以蜈蚣粉、全蝎粉、地鳖虫粉随汤液同服,以加强攻瘀通络之功。

2. 虚实寒热夹杂型 此型除腰腿痛外见多关节病或指关节晨僵,腰背酸胀,伴有畏寒、易汗等症,用桂枝芍药知母汤为主方化裁治疗。《金匮要略》载"诸肢节疼痛,身体尪羸,脚肿如脱,头眩短气,温温欲吐,桂枝芍药知母汤主之"。此方具有通阳行痹、祛风除湿、和营止痛功效,为治疗痹证良方,通治风寒湿三邪所致痹证。方中桂枝、麻黄、防风温散寒湿于表;芍药、知母和营行痹于里;白术、附子助阳除湿;生姜、甘草和胃调中。同时麻黄、桂枝得白术能兼除表里之湿,和以附子可温经复阳;生姜既助麻黄散寒,又助白术、甘草和中。诸味相伍,合而用之,表里兼顾,风湿俱除,有温散而不伤阴,养阴不碍阳之妙。纵观此方药物组成偏于温燥,以祛邪为主。在临床应用过程中,石印玉教授常以此方为基础化裁:偏于虚热者,加用黄柏、地骨皮宣透虚热,治疗骨蒸盗汗等症,用生地黄、熟地黄补肾滋阴凉血;对于实热偏盛者,添以清热解毒之药,如白花蛇舌草、半枝莲、土茯苓等。

3. 肝胆失和筋失所养型 此型除腰腿痛之外多伴有入睡困难,睡后易醒,多关节痛等症状,用柴胡龙骨牡蛎汤为主方化裁治疗。本汤证原载于《伤寒》,见"伤寒八九日……一身尽重,不可转侧者,柴胡加龙骨牡蛎汤主之"。本方证为三阳并病,阴阳交错之证治,病机为太阳病误下,邪气内传,停于三阳表里之间,内郁不解,形成痰热互结,虚实交错之证。少阳邪陷失于转枢,则一身尽痛,不能转侧。陆渊雷先生曾对此汤证做过解释,"方虽杂糅,颇有疑不可用者,然按证施治,得效者多,经方配合之妙,诚非今日之知识所能尽晓也"。石印玉教授深得此意,又有少阳证治法但见一症便是,不必悉俱,取其"一身尽重,不能转侧"之象。加上现代生活节奏之快,有形无形压力与日俱增,更有病痛困扰,不乏情绪压抑,心情烦躁之人,其中又以妇人为多见,临诊时随症加减每获良效。方中柴胡桂枝解外邪而除一身重痛;龙骨牡蛎收敛浮越之正气,且能镇静安神,养心除烦;大黄清阳明之热,茯苓淡渗利湿,畅透三焦以健脾;人参、大枣、生姜益气养营和卫,以扶正祛邪,为治病之本。

本方多为加减化裁使用,对于腰痛酸困乏力者,辅以防风、天南星、羌活祛风寒于表,燥湿化痰于内,温通经络;有气滞血瘀患者加用黄芪、川芎、地龙等药以行气活血;妇人兼有月事无信,两胁胀痛者添以香附、枳壳等药以行气解郁;难以入睡者可加灵芝、茯神以协助龙骨牡蛎之效;腰腿部筋脉紧弦者可合芍药甘草柔肝润筋治疗。

三 验案举隅

病案一:患者,男,52岁,2012年10月15日初诊。患者腰痛3年,加重1个月,不能直立,伴有左下肢酸痛。体格检查:腰背部肌肉群按压疼痛,直腿抬高实验(＋)，"4"字实验弱阳性，踝反射正常，病理征(－)。CT 示 $L_4 \sim L_5$，$L_5 \sim S_1$ 的轻微突出，伴有腰椎管狭窄。中医诊断：腰痛。西医诊断：腰肌劳损。舌红苔薄白，边有瘀斑，脉弦，证属气虚瘀痰阻滞型。治以补气活血，除痰通络。处方：黄芪40 克，地龙 9 克，桃仁 9 克，红花 9 克，赤芍 15 克，丹参 15 克，白芍 15 克，制胆南星9 克，花椒目 6 克，南葶苈子 10 克，泽漆 15 克，枳壳 9 克，苍术 9 克，怀牛膝 15 克，三七粉 2 克^{冲服}，甘草 9 克。14 帖，水煎服，每日 1 帖，早晚分服。调治 2 个月病情有很大改善。

　　按语：患者患病多年，时好时坏，久病必虚，重用黄芪补气；腰痛加重，不能直立，为痰湿瘀血有形之邪阻滞经络，气血不通，经络失于濡润，故腰部疼痛，俯仰不能，用地龙、桃仁、红花、丹参、制胆星驱之，还配以利水消肿之花椒目、葶苈子，佐以白芍、赤芍柔肝理筋，苍术、枳壳以燥湿理气，三七化瘀不伤正，诸药相配以达补气活血、燥湿化痰，利水通络，缓急止痛之功。

　　病案二：患者，女，54 岁，2012 年 9 月 24 日初诊。主诉颈腰部疼痛半年余。患者于半年前与人争执后出现颈腰部的隐隐作痛，伴随出现失眠、胸闷等症状。体格检查：颈部和腰部肌肉僵硬，稍加旋转活动痛甚，直腿抬高试验(＋)，"4"字试验(－)，踝反射正常，病理反射(－)。颈部和腰部的 MRI 检查都见到轻微的突出。中医诊断：腰背痛。西医诊断：腰背部肌筋膜疼痛综合征。舌红苔薄黄，脉弦细，证属肝胆失和筋失所养型。治以疏肝利胆，和营通络，处方：柴胡 9 克，黄芩 9 克，制半夏 9 克，党参 10 克，大黄 6 克，龙骨 15 克^{先煎}，牡蛎 15 克^{先煎}，桂枝 9 克，干姜6 克，茯苓 10 克，防风 9 克，天南星 6 克，羌活 9 克，川芎 10 克，地龙 6 克，生黄芪15 克，香附 9 克，灵芝 10 克，六神曲 9 克，白芍 10 克，炙甘草 9 克。14 帖，水煎服，每日 1 帖，早晚分服。2012 年 10 月 15 日二诊，症状大有改善，原方基础上随症加减调理使其病瘥。

　　按语：患者由于与人发生争执后，肝火引动，气逆而行，肝失调达，经脉之气运行不畅，气滞则血停，停滞瘀阻于筋脉肌肉，营卫失调，故出现肌肉僵硬，转侧不利。气机升降出入失调，郁于胸中出现胸闷不舒，烦而不能眠，主方用柴胡加龙骨牡蛎汤。柴胡疏肝解郁，黄芩清热以除胸中烦闷，半夏理气平冲，党参、黄芪行气消滞，龙骨、牡蛎配灵芝不仅取其重镇宁神且有软坚散结之用，香附、川芎、地龙有行气活血通络之功，用大黄配以干姜有清上温下之意，桂枝、防风、羌活祛湿除表，茯苓、六神曲健脾以助药力，配合白芍、甘草有柔肝顺筋缓急之效。

　　（韦宋谱　徐勤光　王学宗　丁道芳　曹月龙　詹红生　石印玉）

第二十节 浅议石印玉教授理伤从肝论治

一 "从肝论治"与石氏伤科的相关性及发展

《素问·六节脏象论》曰:"肝者,罢极之本,魂之居,其华在爪,其充在筋,以生血气。"又曰:"肝藏血,主疏泄,肝主筋"等。肝的生理功能特性决定了肝在躯体生理病理中具有极其重要价值和地位。肝之功能出现失调,阴阳气血失衡,则机体就会出现多种疾病。临床上很多疾患都可"从肝论治"。明·薛己在《正体类要》一书中论述伤科疾患,验案颇多,且许多伤科疾患的病机和治疗,如"胁肋胀痛……喘咳吐痰者肝火侮肺也……若下而胸胁反痛,肝血伤也"等,又如在扑伤之症治验中有肝火作痛、肝火忿怒、肝胆虚证等验案,多"从肝论治"。清·吴谦《医宗金鉴》言:"凡跌打损伤堕坠之证,恶血留内,则不分何经,皆以肝为主。盖肝主血也,故败血凝滞,从其所属必归于肝,其痛多在胁肋少腹者,皆肝经之通路也。"石氏伤科认为"头胸腹之内伤,不论其新伤宿损,或虚实之证,总与肝经相系"。"石氏伤科内证治疗中亦以肝经为主,作为准绳"如头部内伤所致的眩晕呕吐,乃肝经症也,因伤而败血归肝之故。初期治则,疏肝理气祛瘀生新调和升降为主。方予柴胡细辛汤、天麻钩藤汤等;后期或失治日久致虚,眩晕、耳鸣、记忆减退等,此出肝而及肾,肝肾相通。石印玉教授坚持"十三科一理贯之"的观点和明确提出气、血、筋、骨皆与肝有密切关系,认为诸多伤科疾患其生理及病理变化由"肝"而致,可"从肝论治"。且当前伤科疾病多见肝气不疏,气滞血瘀所致。石印玉教授对薛己和石氏伤科的"从肝论之"颇有阐述、继承、发扬和创新,不但常用于内伤,筋伤,也用于骨折后疾患,及亚健康等。石印玉教授认为当前患者中气郁血滞,或兼痰湿凝滞者偏多,肝"性喜疏泄调达,与气血休戚相关",调理气血多从肝而论。石印玉教授指出昔日患者体质及疾病多单纯,现今患者体质多杂变,病种繁多,病理多痰、湿和瘀。且认同名医孔伯华"今人内热者多,尤以阴虚内热者多见,临床以肝肾阴虚生内热,肝阳上亢或心肝火旺多见"于现时仍有学术价值。石印玉教授认为伤科疾患初起多实证,久病多虚、多瘀、多痰;青壮年肝血旺,多阳证,多郁证,以肝气郁结、以肝阳上亢或心肝火旺多见,治疗可疏、可泻、可清;老年人肝血弱,多虚证,多杂证,以肝肾阴虚生热为多,宜补、宜养、宜调、宜清,治伤不离肝,灵活应用治肝方法,注重兼邪,尤其痰与湿,使机体趋阴阳平衡,气血畅和。

疏肝、清肝、泻肝、平肝、镇肝、养肝、柔肝、温肝总称为"治肝八法"。即疏散肝郁、清解肝热、泻除肝火、平息肝风、镇定肝逆、滋养肝阴、柔润肝气、温补肝阳,权衡证象真假,辨别病理虚实,使肝之功能条达,气血筋骨和顺。

疏肝法临床应用颇多。石印玉教授认为肝性喜调达,忌压制,以疏为健;其内存相火若过旺则易伤阴。然临证多见肝郁和相火过旺伤阴而变生它证,最多见的如患者多因肝气郁滞,甚者横逆,肝气犯胃,应尽早以疏肝为主。临证兼杂痰、湿、瘀血,治疗或辅健脾胃,或化瘀血,祛痰化湿等法,方如柴胡疏肝散,逍遥散之类加减化裁。但疏肝时忌讳久用破肝气之药,因其香燥之性久用必伤脾胃;肝郁化火扰心,兼有痰湿,出现阴阳不调,睡眠障碍者,无论年纪,用柴胡龙骨牡蛎汤加减,效果极佳。石印玉教授临证常用张锡纯之"升降汤"化裁治疗肝郁脾弱,胸胁胀满,不能饮食者。张锡纯言"盖人之元气,根生于肾,萌芽于肝,培养于脾,积贮于胸中为大气,以瀚旋全身",因而用药若过多开破肝气,易损伤元气。张锡纯在阐述"培脾疏肝汤"时言"桂枝,柴胡与麦芽皆为疏肝之妙物"。石印玉教授临证用药亦多疏肝,且药性轻灵,兼护脾胃,常以柴胡、茵陈、生麦芽相伍,共疏肝气健脾胃。

二 临证验案

笔者有幸跟随石印玉教授临诊,学习石氏伤科理论,通过门诊抄方学习获益匪浅。石印玉教授临证从肝论治伤科疾患之病案多如星海浩瀚,限于篇幅,不一一枚举,今择石印玉教授在石氏伤科理论指导下,临证从肝论治且采用疏肝法论治伤科疾患的几则验案,以飨同道。

病案一:患者,女,61岁,2013年7月26日就诊,主诉腰膝疼痛,间或臀部、腿及腘窝有麻木数月,睡眠差,口干不多饮,饮食二便正常,舌微红,脉沉细。X线片及MRI片均显示相应骨性关节炎,椎间盘突出,骨质疏松的改变征象。以柴胡龙骨牡蛎汤加减。柴胡加龙骨牡蛎汤加减,药用柴胡9克、黄芩9克、半夏9克、甘草9克、生龙骨30克先煎、生牡蛎30克先煎、党参9克、茯神15克、赤芍9克、白芍9克、丹皮6克、秦艽6克、山茱萸15克、锁阳9克、土鳖虫6克、黄芪30克、石斛15克、骨碎补9克、鸡血藤15克、怀牛膝15克(原文去制大黄、桂枝、干姜,加丹皮6克)。

患者服药1帖后睡眠障碍即有明显改善,疼痛减缓,2周后,疼痛消失,麻木症状减轻,步履有力,口干明显改善。后继服药调理。

按语:患者情志不畅,肝气易郁,且固有肝肾虚弱,易生寒,兼之阴液不足则易化生内热,郁热之邪上扰心神,痰湿凝滞经络,当以疏肝气,益肝肾,清虚热,化痰湿,消瘀血,使气血通和,病症消散。此方药味较多,采用常用药物剂量,遣方全面顾及,对于腰椎间盘突出症兼骨关节病者,通过2周治疗能改善患者麻木症状疗效尚令人满意。后续治疗予以原方出入,希望通过较长疗程,巩固疗效,以求"不在当下之效,而在持久之力。"

张锡纯在《医学衷中参西录》中言:"龙骨、牡蛎能宁心固肾,安神清热。"陈修园《神农本草经读》则曰:"痰,水也,随火而生,龙骨能引逆上之火,泛滥之水而归其宅。若与牡蛎同用,为治痰之神品。今人只知其涩以止脱,何其浅也。"可见龙骨、牡蛎可化肥膏厚脂之痰湿，有安神定志之功效。临床巧用龙骨、牡蛎不仅可以镇静，敛汗，而且可以调节心肝肾的功能，提高机体的免疫力。现代医药中龙牡壮骨颗粒用来治疗小儿盗汗、五迟、五软，治疗和预防小儿佝偻并软骨病；对小儿多汗、夜惊、发育迟缓等也有治疗作用，此皆是对龙骨牡蛎性能功用的很好阐释。

石印玉教授临证用此柴胡龙骨牡蛎方加减治疗，案例颇多，不拘骨关节病，不拘颈腰椎病等骨伤科一类疾患，但凡中老年女性或中青年肝经有郁，肾火上溢，兼痰湿凝滞，出现睡眠差，或有抑郁化火，急躁易怒，或时有筋脉拘紧者有效，对更年期女性有关节筋膜肌肉疼痛不适者用之更是疗效极佳，值得临床大为推广。

病案二：患者，女，33 岁，于 2011 年 2 月 18 日就诊，扭伤腰部 4 个月余，腰部疼痛，肌肉僵紧，常有凉感，腰部右侧深压痛，时有月经提前，MRI 示 L_3～L_4、L_4～L_5 椎间盘膨出，X 线片示 L_4、L_5 棘突均右偏。舌苔淡白、质润，脉紧。处方：柴胡 9 克、制香附 9 克、郁金 9 克、小茴香 3 克、鹿角片 9 克^{先煎}、怀牛膝 12 克、当归 9 克、续断 9 克、土鳖虫 6 克、赤芍 9 克、炒白芍 9 克、徐长卿 9 克^{后下}、甘草 9 克、淡附块 6 克、黄芪 30 克、地黄 15 克、桂枝 6 克、天花粉 15 克、六神曲 9 克。

患者服药后 3 日病情大减，2 周后痊愈。

按语：患者扭伤腰部致肝气受损郁滞，瘀血内生，应疏肝气，化瘀血；然历时已久，气血受阻，久病入络，损伤脏腑，"腰为肾之府"，瘀邪阻络，督脉受损，经脉有寒，当温补肝肾之阳，益气化瘀通经脉。程门雪老先生常用盐茴香、炙甲片、鹿角片来疏肝气，温肝阳，养肾精，通督脉；经疏肝气温补肝肾之阳，畅通督脉，治疗腰痛劳损之证。"他山之石可以攻玉"，石印玉教授临证常用经方，也灵活应用时方验方，信手拈来，每每获效。

病案三：冯某，女，56 岁，于 2011 年 3 月 4 日就诊，以碰伤后胸痛近 1 周就诊，呼吸咳嗽时胸部有疼痛加重，咳痰白色，右侧胸部有瘀血斑，局部叩击痛，胸廓挤压征阴性，X 线片示无骨折征象。舌苔白，舌底暗有瘀斑，脉沉紧。处方：柴胡 9 克、前胡 12 克、浙贝母 9 克、郁金 9 克、三七粉 2 克^{冲服}、延胡索 15 克、土鳖虫 9 克、当归 9 克、丹参 15 克、泽兰 9 克、杏仁 9 克^{后下}、甘草 9 克。

病案四：钱某，女，45 岁，2012 年 6 月 1 日就诊，诉摔伤后右侧腰部疼痛 5 日，L3 横突压痛明显，腰部屈伸活动微受限，髋及下肢无异常，心情易烦躁，心脏偶有早搏，且子宫有肌瘤多个，时有不规则慢性出血，舌质红，苔少，脉弦细。X 线片示 L3 横突有小骨折片。药用柴胡 8 克、香附 10 克、元胡 10 克、川楝子 10 克、地鳖虫 6 克、桃仁 10 克、红花 8 克、三七 5 克、赤芍 10 克、生地黄 12 克、天花粉 12 克、牛膝 15 克、郁金 10 克、六神曲 10 克。

上述病案，均为骨折病，虽均有肝经受损，气血瘀滞，然不能按其一统而论。因患者年龄,体质,受伤部位,受损经络,兼证与并证,以及伤后患者变生的它证,均有不同,治疗亦应有别,宜辨证论治。冯某案有肝经受损,气郁血阻,且有痰生于肺,肝肺二者同治,疏肝气化痰湿,兼活血化瘀。服药1周患处疼痛、咳嗽均消散。钱某案有肝郁化火及血瘀生热伤营之象,宜疏肝泻火,活血凉血散瘀,且于疏肝理气活血中加花粉滋阴活血凉血,加六神曲以防香燥理气活血药伤胃。该案也可用理气活血之方加减,但应顾护兼证。

病案五:患者,女,37岁,腰背及骶部时有疼痛近2年,遇劳加重,面色暗黄,易怒,月事稍提前,量多,色暗红。舌淡苔白,脉微弦。处方:黄芪120克、玫瑰花12克、石斛60克、大枣30克、玄参12克、赤芍30克、甘草15克。

共熬煎汁液做茶分多次饮服。杯盏之间,精神平和,面色明润,腰背及妇科疾患皆有明显改观。

按语:"百病由气生""气郁皆从火化",朱丹溪说"阳常有余,阴常不足",阴虚易生内热,而肝调畅气机,治疗当疏肝散郁清热以防微杜渐。临证中,肝气虚伴有郁证者多见。有肝气郁且未成火气之候者,石印玉教授常以"生黄芪、玫瑰花、大枣、陈皮、石斛"做保健茶饮,经补肝疏肝,健脾温中,兼滋阴清热祛痰,对时下由"不良之风,浮躁之气"而致的郁闷,心烦气躁,多有效验,且对女性尚有祛斑美容,防治妇科疾患之功用。

三 体会

石氏伤科在总结前人的基础上形成自己独特的"十三科一理贯之""理伤独重痰湿"和"兼邪理论",在其指导下,石印玉教授临证从肝论治伤科多种疾患。临证时善用经方,不薄时方验方,兼通诸家,并撷其长。于一方之中,常多法兼用,"见肝之病,知肝传脾",常于疏肝之中不忘清肝健脾,补肝之中不忘清热,理气之中不忘活血,疏风之中兼顾养阴,温阳之中兼顾痰湿等等不一而足。其药方组成,由繁执简,独具匠心。石印玉教授常言:"临证之时,既见病,又见证,不可见病治病,头疼医头,脚疼医脚,当统观治之。辨病与辨证相结合。有是证,用是药"。临床之中"不用桂附,不一定不为温阳;不用硝黄,不一定不为通下";然世俗所见,以至于"参芪杀人无过,硝黄救人无功"。所以为医者临证用药,当知药之四维,辨证之真假,熟知药性;遣方组药,犹如帅将遣兵,集团作战或是单打独斗,唯知病之所在,药之所长,方可"知彼知己,百战不殆"。天地人皆有变数,气血痰湿瘀也可互为化生;唯人之气血畅通,阴阳平和,才可益寿延年。

(付香莲　石玎　庄璘)

第二十一节　石印玉运用经方辨治
伤科疾病经验

《伤寒杂病论》被历代医家奉为"医门之圭臬，医家之圣书"。石印玉教授学识渊博，为石氏伤科第四代传人。在长期的临床诊治实践中一直秉承石氏伤科倡导的"十三科一理贯之"、注重整体观念、强调气血兼顾、内外结合的学术思想，擅长运用经方加味治疗骨伤疑难杂症。笔者跟师多年，收获颇丰，现将有关经验总结如下，以飨同道。

一　葛根汤、桂枝加葛根汤加味治疗颈椎病

葛根汤、桂枝加葛根汤为石印玉教授临床用于治疗颈椎病的常用方剂。

《伤寒论》"辨太阳病脉证病治"云："太阳病，项背强几几，反汗出恶风者，桂枝加葛根汤主之……太阳病，项背强几几，无汗恶风者，葛根汤主之。"

桂枝加葛根汤证与葛根汤证，二者均有项背强几几，不同之处为桂枝加葛根汤证治疗有汗者，属表虚而兼经气不利；而葛根汤证无汗，属表实而兼经气不利。桂枝加葛根汤由桂枝、芍药、生姜、甘草、大枣、葛根组成，葛根汤由葛根、麻黄、桂枝、生姜、芍药、甘草、大枣组成。二方差别在于葛根汤中有麻黄，用于无汗；二方与桂枝汤、麻黄汤均治疗太阳病，但差别在于此二方证见"项背强几几"。

病案一：黄某，女，57岁。初诊日期：2013年10月7日。

患者颈项掣挛板滞，右上肢麻木2个月；时有眩晕，潮热多汗；舌苔薄白，脉偏细。体格检查：颈活动稍差，棘旁广泛压痛。

诊断：颈椎病（颈痹）。治法：祛风通络，行气活血。方以桂枝加葛根汤合玉真散加减。处方：葛根15克，桂枝15克，白芍10克，干姜3克，生甘草6克，防风10克，胆南星10克，羌活10克，白芷10克，川芎10克，生白术30克，鸡血藤15克，土鳖虫6克，全蝎3克。

二诊：10月21日。稍有眩晕，麻木减轻；颈活动稍差，软组织压痛，肌力好；舌苔薄，脉细。患者体态稍丰满，肥人多痰湿，故增牛蒡子汤。上方加牛蒡子10克、炙僵蚕10克、蒺藜10克、半夏10克、秦艽10克、三七粉2克冲服。

三诊：11月4日。颈臂掣挛板滞、指麻明显减轻，已无明显不适。

按语：本案患者处于更年期，潮热多汗。患者有汗，故用桂枝加葛根汤加减治疗。"项背强几几"，此症类似于颈椎病的项背板滞，是颈椎病常见的临床症状。

葛根用于治疗颈椎病的最早文献记载，见于《神农本草经》，其言葛根可治"诸痹"。叶天士也曾言"葛根辛甘和散，气血活，诸痹自愈矣"。因此葛根可通过活血

通络止痛之用,缓解颈椎病的局部症状。对于葛根的活血作用,古代记载较少,而现代研究较多。葛根因其解肌祛邪、生津舒筋、引药上行、活血通络等独特功效,已成为治疗颈椎病的有效药物之一。

此患者颈部不适,头晕手麻,颈活动稍差,压痛明显,诊为颈椎病(颈痹),方用桂枝加葛根汤合玉真散加减有效。

二诊考虑患者体态丰满,肥人多痰湿,故在原方基础上合用牛蒡子汤祛湿化痰以增强疗效。

二 桂枝芍药知母汤加味治疗痹证

桂枝芍药知母汤出自《金匮要略·中风历节病脉证并治》:"诸肢节疼痛,身体尪羸,脚肿如脱,头眩短气,温温欲吐,桂枝芍药知母汤主之。"清代李彣《金匮要略广注》中称赞桂枝芍药知母汤:"此一方而数方俱焉,精义备焉,诚治历节病之圣方。"

该方由桂枝、芍药、炙甘草、麻黄、生姜、白术、知母、防风、制附子组成。此方温经散寒、祛风除湿,表里同治。方中桂枝、芍药、甘草三药取桂枝汤调和一身营卫之意,以治疗历节病营卫不调,扶正以祛邪气;附子可祛一身之寒邪;白术可除一身之湿邪;防风可散一身之风邪;麻黄则取其开腠理;附子、白术、防风、麻黄祛风、散寒、除湿邪;知母除烦,亦有补益脏腑阴气之功。生姜其功有三:一为大剂生姜可宣散风寒水气,与病机相符;二为症状中有"温温欲吐",用之降逆止呕;三为宣畅胃肠之气,以防胃肠寄存宿食。知母、生姜二药皆用以"先安未受邪之地",既病防变。

病案二:陈某,女,35岁。初诊日期:2008年10月5日。

患者背痛、晨僵4月余;服用免疫调节剂、柳氮磺吡啶栓症状缓解,但胃纳欠佳;舌偏红苔薄,脉细。体格检查:右"4"字试验(+)。HLA-B$_{27}$阳性,CT示双侧骶髂关节炎Ⅱ级。

诊断:风湿热痹。辨证:风湿热痹阻,气血不通,筋脉不舒。治法:祛风通络,清热活血。方以桂枝芍药知母汤加减。处方:桂枝80克,白芍80克,知母80克,黄芪200克,生地黄200克,熟地黄100克,白术80克,鹿角50克,龟胶50克,附片80克,白花蛇舌草100克,半枝莲100克,土茯苓100克,防风80克,三七40克,全蝎40克,土鳖虫40克,蜈蚣40克,砂仁40克,山楂80克,六神曲80克。上药共为细末,泛丸如黄豆大,每日服24克(分2~3次)。

2009年7月2日电话随访:晨僵明显减轻,仍有痛感,免疫调剂已停用,每日服用柳氮磺吡啶栓6粒。

按语:桂枝芍药知母汤寒热并用,对风寒湿热痹均有疗效。现代药理研究表明,本方具有调节免疫、抗感染、镇痛的功效。

石印玉教授临床常用本方治疗脊柱关节病、多关节疼痛等,如遇热象明显者常加土茯苓、土牛膝,或白花蛇舌草、半枝莲、连翘等清热解毒中药,可较快解除疼痛;肾虚证者,常加黄芪、熟地黄、山茱萸、肉苁蓉、补骨脂等益气、补肾强筋之品。在应用本方时,可加入祛风除湿之青风藤,以及三七、全蝎、蜈蚣、土鳖虫等活血搜剔经络风邪的药物,以缓解痹痛。

三 柴胡加龙骨牡蛎汤治疗反复腰腿痛

《伤寒论》曰:"伤寒八九日,下之,胸满烦惊,小便不利,谵语,一身尽重、不可转侧者。柴胡加龙骨牡蛎汤主之。"伤寒误下后,邪热内陷少阳,气机郁滞,造成虚实寒热互见的少阳变证,症见胸满心烦。少阳气机不利,邪热较重,三焦决渎失司,水饮内停则致小便不利、一身尽重而不可转侧。阳气内郁,不得宣通,同时热盛伤气,则致烦惊并见,属阴阳错杂、正虚邪实。

方中柴胡、桂枝、黄芩和里解外,以治寒热往来、身重;龙骨、牡蛎、铅丹重镇安神,以治烦躁惊狂;半夏、生姜和胃降逆;大黄泻里热,和胃气;茯苓安心神,利小便;人参、大枣益气养营,扶正祛邪。诸药合用,共奏和少阳、畅三焦、利膀胱、泻阳明、镇心胆、安神志之功效。

病案三:李某,女,43岁。初诊日期:2009年4月18日。

患者左侧腰腿痛缠绵反复2年,难以久行,饮水多,睡眠差;小便不利,大便调;舌苔薄,脉弦。体格检查:颈、腰活动好,软组织压痛,踝反射存在,霍夫曼征左(+);CT显示$L_4 \sim L_5$椎间盘突出。

诊断:腰腿痛。辨证:气血不和。治法:调和气血。方以柴胡加龙骨牡蛎汤加减。处方:柴胡10克,黄芩10克,苍术6克,白术6克,制半夏10克,党参10克,肉桂3克,桂枝3克,制大黄5克,生龙骨30克,生牡蛎30克,白茯苓10克,红枣10克,决明子30克,制香附8克,忍冬藤15克。

二诊:4月25日,症减,效不更方。

1年后复诊,述无腰痛,生活已不受其苦。

按语:患者虽然腰痛2年,缠绵不愈,但局部压痛不甚剧烈,踝反射存在,虽影像学显示腰椎间盘突出,但体征不明显;言语较多,精神紧张,睡眠差;舌苔薄,脉弦。

本案辨证当属三焦气血不和,少阳枢机失畅;予柴胡加龙牡汤加减,以调和气血、通络止痛。虽针对腰痛的对症处理中药不多,仍效如桴鼓。从中也可看出只要把握准病机,处方用药得当,沉疴也能一朝得解。

四 黄芪桂枝五物汤加味治疗腰腿痛肢体麻木

黄芪桂枝五物汤出自《金匮要略》,为治疗血痹专方。血痹病名首见于《灵枢·

九针论》:"邪入于阴,则为血痹。"血痹症状主要以局部肌肉麻木为特征,如受邪严重,亦可有酸痛感。正如《金匮要略》所载:"外证身体不仁,如风痹状。"张仲景对血痹病因作了详细论述:"夫尊荣人,骨弱肌肤盛,重因疲劳汗出,卧不时动摇,加被微风,遂得之。"

血痹多由感受风邪、血行不畅所致。由此可见,凡证属气虚血滞、营卫不和者,皆可选用黄芪桂枝五物汤治疗。方中黄芪益气实卫,桂枝温经通阳,黄芪、桂枝相伍补气通阳;白芍和营养血;生姜、大枣合用既可调营卫,又可健脾和中,重用生姜可助桂枝散风寒、通血脉。全方配伍,既温养卫气营血以扶正,亦散风寒、通血脉、祛邪气。

黄芪桂枝五物汤治疗以麻木为主症的周围神经损伤临床疗效确切,且在实验研究上也得到了许多证实。有学者指出运用此方应注意以下几点:黄芪用量应在60克以上,如用量过少,则疗效不明显;如患者肢端已有麻木热痛感,并见舌红苔黄、脉弦数等热象时,应加用生地黄、金银花等凉血解毒之品,否则效果不佳。

病案四:陈某,女,55 岁。初诊日期:2013 年 9 月 30 日。

患者腰痛、右下肢麻木半年,曾有右侧半身不遂,MRI 示 $L_4 \sim L_5$ 椎间盘后突。咽干,不多饮;舌淡苔薄,脉细。体格检查:腰、膝关节活动好,抬腿好,右踝反射未引出。

诊断:腰腿痛。治法:益气活血,健肾通痹。方以黄芪桂枝五物汤加味。处方:黄柏 10 克,知母 10 克,淫羊藿 15 克,锁阳 10 克,当归 10 克,白芍 10 克,黄芪30 克,胆南星 10 克,土鳖虫 10 克,威灵仙 15 克,桃仁 10 克,红花 10 克,防风 6 克,白术 15 克,桂枝 10 克,生龙骨 15 克,生牡蛎 15 克,牛膝 10 克,川续断 15 克,骨碎补 15 克,枳壳 10 克,玫瑰花 6 克,仙鹤草 15 克,鹿衔草 15 克,地龙 10 克。

二诊:10 月 14 日。症未解,腰关节活动好。腰痛以晨间为主;舌偏红、有小裂纹,脉细。原方黄芪加至 50 克,加附片 10 克、生地黄 15 克、熟地黄 15 克、地骨皮10 克、土茯苓 30 克、忍冬藤 15 克、秦艽 10 克、羌活 6 克、独活 6 克、鸡血藤 15 克、三七 2 克^{冲服}。

三诊:10 月 30 日。仍晨僵,午后痛见缓;舌偏红,脉不数。前方生地黄加量至30 克,减三七粉为 1 克,加黄连 9 克、白花蛇舌草 30 克、半枝莲 15 克。

四诊:11 月 14 日。口干,舌前稍红,脉不数。原方加牡丹皮 30 克、栀子 15 克、石斛 30 克、六神曲 10 克。药后诸症改善。

按语:患者以腰痛、下肢麻木为主症,苔薄、脉细为气虚,故用黄芪、桂枝、白芍。复诊腰痛无改善,晨间明显,活动后改善,舌偏红,提示患者有热象,故黄芪加量至 50 克,并用桂枝芍药知母汤合抗骨质增生汤(院内制剂,由黄芪、当归、忍冬藤等组成)以清热活血。总之,运用本方的主要依据是抓住其主症"周身麻木不仁"与其主要病机之气虚血滞两方面。只要方证对应、证机相符,可获良效。

五　小结

　　石印玉教授在伤科疾病诊治中，注重整体，强调全身气血调和，在治疗损伤疼痛时，不仅强调活血化瘀、祛风散寒，更注重脏腑虚实、调和气血阴阳。正如陆道师在《正体类要》序言中所言："肢体损于外，则气血伤于内，营卫有所不贯，脏腑由之不和，岂可纯任手法，而不求之脉理，审其虚实，以施补泻哉。"

（王建伟　石印玉）